大国医经典医案赏析系列（第二辑）

# 张山雷经典医案赏析

总主编　吴少祯　李家庚
主　编　刘松林　岳滢滢

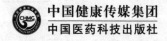

中国健康传媒集团
中国医药科技出版社

# 内 容 提 要

张山雷（1872～1934 年），名寿颐，字山雷，江苏省嘉定（今属上海市）人，清末至民国时期著名中医学家、训诂家、中医教育家。

本书精选张氏医案 275 则，涉及内科、外科、妇科及儿科等 63 个病种，每个医案均详细记载了患者姓名、年龄、就诊日期、症状、舌苔、脉象，并对病案的病因病机、证候、治疗原则、处方用药，进行了详细的评析，理论联系实际，反映了张氏的学术思想和治疗经验，对当今临床诊治具有明确的指导意义与借鉴作用。

## 图书在版编目（CIP）数据

张山雷经典医案赏析 / 刘松林，岳滢滢主编. —北京：中国医药科技出版社，2019.7

（大国医经典医案赏析系列. 第二辑）

ISBN 978-7-5214-1125-6

Ⅰ. ①张…　Ⅱ. ①刘…　②岳…　Ⅲ. ①医案-汇编-中国-近代　Ⅳ. ①R249.5

中国版本图书馆 CIP 数据核字（2019）第 073012 号

**美术编辑**　陈君杞
**版式设计**　易维鑫

出版　**中国健康传媒集团** ｜ 中国医药科技出版社
地址　北京市海淀区文慧园北路甲 22 号
邮编　100082
电话　发行：010-62227427　邮购：010-62236938
网址　www.cmstp.com
规格　710×1000mm　¹⁄₁₆
印张　19½
字数　292 千字
版次　2019 年 7 月第 1 版
印次　2019 年 7 月第 1 次印刷
印刷　三河市万龙印装有限公司
经销　全国各地新华书店
书号　ISBN 978-7-5214-1125-6
定价　45.00 元

获取新书信息、投稿、为图书纠错，请扫码联系我们。

# 编者的话

张山雷（1872～1934年），名寿颐，字山雷，江苏省嘉定（今属上海市）人，清末至民国时期中医学家、训诂家、中医教育家。因母病开始学医，先后随当地老中医俞德琈、侯春林及吴门黄醴泉诸先生学习内科，后又随同邑名医朱阆仙先生学习外科。三载后，先生悬壶济世，医术精湛，为人谦虚，对病人认真负责，不久在嘉定名噪一时，就医者络绎不绝。先生曾自出家资，筹设中医学校于黄墙村家塾。后受聘于浙江兰溪中医专门学校，担任教务主任。在中医教育教学中，先生扶持国学，融训诂、校勘、文、史、哲理、医理、临证于一体，精选教材，逐条笺正，先后完成多部教材及著作。有《中风斠诠》《疡科纲要》《难经汇注笺正》《脏腑药式补正》《沈氏女科辑要笺正》《病理学读本》《本草正义》《小儿药证直诀笺正》《经脉俞穴新考正》《古今医案平议》《脉学正义》《谈医考证集》《籀簃谈医一得集》《读素问识小录》《籀簃医话》《医事蒙求》《合信氏全体新论疏证》等，为中医人才培养作出了贡献。

张山雷潜心于教学与著述，同时亦多应用于临床，勤于笔耕，留下了许多临证原始医案手稿。此外，在他编写的各种医著中，亦收录了不少医案。今对其原始医案手稿及医著中的医案进行收集，并加以注释与赏析，共整理出275则医案，涉及内科、外科、妇科及儿科等63个病种，编写成《张山雷经典医案赏析》。每个医案均详细记载了患者姓名、年龄、就诊日期、症状、舌苔、脉象，并对病案的病因病机、证候、治疗原则、处方用药，进行了详细的评析，理论联系实际，反映了张氏的学术思想和治疗经验，对于现今临床诊治具有明确的指导意义与借鉴作用。

在编写过程中，对于张氏原案，采用原案实录的方式进行编写，对个别医案手稿进行了文字调整，以顺文理；对医案手稿中的药名进行了规范，如将"川斗"规范为"川石斛"，"全覆"规范为"旋覆花"；并对其中的异体字进行了规范；另外，编写时凡医案中全案均未标明剂量者，或者部分药物没有注明剂量者，从其他著作中根据其门人整理及张氏用药习惯，酌情补充标注，以利阅读。赏析部

1

分力求言简意赅，条理清晰，着重阐发病因病机，揭示辨证规律，分析用药特点，深刻阐明医案精髓，充分反映张氏学术思想，高度概括张氏临证经验。

本书可供临床中医师及学习研究中医者参考，由于编者的水平有限，加之时间仓促，本书中不妥之处在所难免。恳请同道专家学者及广大读者不吝赐教，予以指正。

编　者

2018 年 12 月

# 目　录

# 一、感　冒

## 案1　风热袭表，痰浊壅肺

潘幼　新感痰窒，身热夜甚，鼻燥，唇口红赤，苔有白垢。症情颇匪轻渺，姑以宣展，如能应手，庶几有瘳。

白蒺藜一钱五分　青防风四分　杜兜铃六分　广郁金一钱　象贝母一钱五分　制半夏一钱　路路通（去刺）三分　九节菖蒲五分　广皮一钱五分　薄荷三分　胡大海一枚　枳壳四分

【赏析】

患儿感受温邪，病发于表，故曰"新感"；风热袭表，卫阳郁闭而发"身热"；"夜甚"则因痰热郁闭，只需辛凉透表驱邪为治，不可误认为热入营血之里热，而早用"寒凉遏抑，滋腻助痰，必使肺益窒塞"；温邪上受，首先犯肺，肺开窍于鼻，又温为阳邪，最易伤津化燥，故见"鼻燥"；"唇口红赤"亦是热邪为患；"苔有白垢"必有痰郁于里，肺气窒塞，故曰"痰窒"。此案虽是新感，但患者年幼，稚嫩之质，感邪易于传变，况有痰浊壅窒肺气，故张氏认为"症情颇匪轻渺"，急需透泄风热，宣展肺气，泄化痰浊，开郁通窒。

方用白蒺藜、防风、薄荷辛凉解表；马兜铃、路路通、胖大海展布肺气；陈皮、半夏、浙贝母、菖蒲开泄痰浊；枳壳、郁金行气解郁。张氏还指出：白蒺藜是其辛凉解表常用之品。马兜铃"味固稍苦，而气甚清……形质空虚，中虽有实而亦片片如纸，有若木蝴蝶之临风飞扬，故同为宣通肺气，化痰开闭之药"。张氏临证时，宣展肺气常用马兜铃、路路通、胖大海，不仅因其气味轻清，亦因其形质像肺。此案为风温初起，但病情较重。张氏立法，散风热、泄肺郁、化痰窒、通气机面面俱到，选药轻灵活泼、独具特色。因患者年幼，药量较成人更少，"可知弱人治法，用药最贵轻灵"。

## 案 2　外感风热，痰热上扰

蔡麟钧　三月二十五日：凛寒身热，尚在初萌，食后饱闷，头痛，咽燥痛，左项酸，微似有核，脉数，舌红无苔，且有咳嗽。此风热在表，引动肝阳痰热上扰，宜泄风化痰，清燥宽中。

荆芥一钱五分　杏仁三钱　射干一钱五分　翘壳二钱　苦桔梗四分　牛蒡子二钱　贝母三钱　制半夏一钱五分　元参二钱　白蒺藜三钱　枳壳一钱　栀皮一钱五分　薄荷三分

【赏析】

患者"凛寒身热，尚在初萌"，系邪犯卫表；"头痛，咽燥痛"是风热上攻常有之症；肺失宣肃而见"咳嗽"；"左项酸，微似有核"，此为痰核流注经络，"皆肝胆之火，灼痰凝络"而成；"食后饱闷"乃是痰阻气机，中焦运化失司；"脉数"亦是热象。患者可能素体阴虚，稍感热邪，即易化燥，故"舌红无苔"。张氏认为："此风热在表，引动肝阳痰热上扰，宜泄风化痰，清燥宽中"。药用白蒺藜、荆芥、薄荷散风热；浙贝母、杏仁、半夏、射干、牛蒡子化痰核；连翘壳、栀子皮、玄参清燥热；桔梗、枳壳宽中气。其中薄荷、射干、玄参、桔梗、牛蒡子均可利咽喉疗咽痛。张氏治此燥热只用清法，以其邪热去而阴自复，不用甘寒滋腻之品，恐其助痰恋邪碍中，故曰"清燥"而非"润燥"。清热当用寒凉，惟"肤腠未开，最忌寒凉遏抑"。故连翘、栀子皆用皮壳，取其轻清之质；张氏《本草正义》云："玄参禀赋阴寒，能退邪热，而究非滋养之品"，"寒而不峻，润而不腻"，无虑苦寒滋腻伤中之弊。此"外感风热，内引肝气，痰滞络脉不舒，亦非易调之证"。张氏处方熨帖，选药纯粹，不杂一物重浊，最是初写黄庭，恰到好处。

# 二、风 温

## 案1 阳明热盛，痰热动风

尤 五十八岁。三月七日：病起十多日，咳痰不活，昨日大汗，神昏，手舞咬牙，脉中候滑大有力，齿垢舌燥，阳明热盛，将有动风瘛疭之变。大便昨日一解。

瓜蒌皮三钱 瓜蒌子三钱 象贝三钱 郁金一钱五分 黄连八分 生石膏八钱 胆星一钱五分 马兜铃一钱 大力子一钱五分 肥知母三钱 枳实六分 黄芩一钱五分 紫雪四分（吞）

【赏析】

患者"病起十多日"则表证已无，热邪入里，肺胃热盛，阳明证见。"大汗"为热迫津液外出；"神昏"，正缘痰之塞，原非心病，"亦痰热阻塞，蒙蔽性灵之候"，是"阳明热盛时之常态"；痰热生风，则"手舞咬牙"；胃热炽盛伤津，则"齿垢舌燥"；肺热痰室隧络，则"咳痰不活"；"大便昨日一解"则腑气尚通；"脉中候滑大有力"系阳明痰热壅盛之证。综此推断为阳明热盛，将有动风瘛疭之变，治以清泄阳明、化痰息风。方中石膏辛甘大寒，味淡质重，可清泄肺胃之热；复加知母、黄芩、黄连以除动风之本；瓜蒌、浙贝母、胆南星、马兜铃清化热痰；郁金、枳实、牛蒡子降气导滞；紫雪息风。《脏腑药式补正》云牛蒡子"颗粒坚实，则重坠下行，亦顺肺金右降之令，能通大腑，使肺家蕴热下移，从大肠而泄，故大便不实者禁之，而温热感证不忌，以地道既通，即为邪热辟一出路也"。《本草正义》云紫雪"虽曰芳香，专能开闭，究竟全体大用，功在朴、硝……通腑导浊，急下最佳"。此方用之有釜底抽薪之效，使升腾的气火痰热速降而风定神清。本案肺胃痰热炽盛，虽腹不坚满，但脉滑大实，且有动风先兆，则升浮之势焰已张，而又有痰浊蒙蔽，故苦寒泄降的同时轻投下剂，只以破其痰室，俾痰热气火一鼓荡平，使热邪失所凭依，自可迎刃而解，捷奏肤功。

## 案2　热病后期，痰热未尽

张左　昨夜二进白虎大剂加味，今早神志尚未恢复。此刻小溲畅行，渐渐了解人事，语言尚算清晰。曾纳米饮，午后诊脉未免三五不调，顷诊左手弦中带涩，右手尚觉不调，舌苔滑腻，又发身热，但不甚炽，目有赤色，大便未行。拟宜仍守昨意而减其量，参以宽中抑降，再觇进步。

生打石膏六钱　生玄胡索二钱　陈枳壳六分　制半夏一钱五分　生打代赭石二钱　苏木屑二钱　新会皮一钱五分　川古勇四分　淡吴萸二分　白前二钱　广郁金一钱五分　片竹黄一钱五分　干竹茹一钱五分　苦桔梗一钱

二诊：昨夜寐已安澜，稍能进粥。刻诊脉象尚形弦大，左手略小，舌仍白垢，唯小便仅下午一行，大腑未通，而有矢气，身无发热：此宜清降，展肺润肠，庶几二便通调，即是善后之能事。

生打石膏五钱　象贝二钱　怀牛膝一钱五分　杜兜铃八分　九孔子（去刺）四分　枳壳八分　神曲二钱　桔梗一钱五分　生军八分　元明粉七分（冲）　新会皮一钱五分

三诊：昨日眠食均安，大便已行，不甚舒畅，余无所苦，至此可谓已登彼岸矣。诊脉稍带弦搏，舌苔白垢，口有热疡，喉关殷红，蒂丁悬赤。显见阳明痰热未楚，仍清阳明为主。

生石膏六钱　象贝二钱　片竹黄一钱五分　枳壳六分　玄参三钱　黄射干一钱　银花二钱　藏青果五分（打）　竹茹一钱五分　连翘壳二钱　生锦纹六分　元明粉六分　生白芍三钱

【赏析】

患者病情初起在阳明，热盛神昏，服白虎剂后，神志清醒，以方测症，余留中焦纳运失司，升降失调，痰浊中阻，予以清热化痰，宽中抑降之法。二诊，患者纳食转佳，痰热未尽，且大腑未通，转投清热降气，宣肺润肠剂。三诊时，阳明痰热几经清降泄化，邪气已除大半，故脉道通利、眠食均安、大便已通，张氏谓"至此可谓已登彼岸"。但"口有热疡，喉关殷红，蒂丁悬赤，诊脉稍带弦搏"是余热尚炽、气焰嚣张之象；大便虽通，但"不甚舒畅"，且"舌苔白垢"仍是"阳明痰热未楚"，继以"清阳明为主"。药用生石膏、少量芒硝、大黄清泄阳明；金银花、连翘、藏青果、玄参、射干清热解毒、利咽治痹；浙贝母、天竺黄、枳壳、竹茹化痰；白芍"气清味薄"，"虽酸收而实则酸味最薄。但纯阴沉降，能收摄肝脾肺肾涣散之阴气，降逆而固护脏真，厥功殊伟"。此处用之，可收敛余焰、固护真阴而不嫌滋腻酸收恋邪，与呆补滋养之品自是不同。热病后期，虽有阴液耗伤，但痰浊未尽泄化，不可谓其阴虚而乱投甘寒养阴助痰，恐邪热得所依凭，痰热复炽，留恋不去。张氏谓"病势既解，尚须清涤而不可遽补者，正以烈焰初平，真液大耗，骤投补剂，恐无消化之权，适以滞其机轴，则死灰有复燃之虑，此热病善后之最吃紧处，先清余热，继养阴津，两语足以尽之"。

# 三、湿　温

## 案1　痰热中阻

李左　湿温半月，表热稍减，痰湿未开，畏寒未尽，脉涩不爽，胃纳不思，法宜开泄宣络。

炒豆豉一钱五分　瓜蒌皮一钱五分　焦枳实六分　九菖蒲八分　广藿梗一钱五分　莱菔子三钱　炒茅术一钱五分　薤白三钱　广郁金一钱五分　姜汁炒竹茹二钱

二诊：昨授开泄，大便坚矢，而胸脘腹笥尚是闷塞，脉仍涩滞不起，畏寒未除，表热不净，舌边淡而中焦腻，治法尚须宣泄开痰。

炒香豉一钱五分　象贝母三钱　瓜蒌皮二钱　陈胆星一钱五分　炒枳壳八分　炒薤白三钱　广郁金二钱　鲜竹茹一钱五分　佩兰叶一钱五分　台乌药一钱五分　佛手柑一钱五分　楂肉炭二钱　炒莱菔子二钱

三诊：湿温二进开泄，大便再行，胃纳稍思。尚觉畏风，脉犹涩滞，痰涎仍室，舌苔渐化，齿浮，治法尚宜泄痰宣降。

制半夏二钱　郁金一钱五分　豆豉二钱　杏仁三钱　象贝三钱　瓜蒌皮二钱　枳壳八分　胆星八分　怀牛膝八分　炒六曲二钱　炒莱菔子二钱　九菖蒲八分

四诊：湿温叠授泄化，大腑虽行，中脘仍未舒畅，热势夜甚，齿龈浮肿，脉稍弦，舌尖边绛，中心焦腻。痰涎未除，尚是痰湿蕴热，再参泄化阳明。

大豆黄卷二钱　焦三栀三钱　生打石膏四钱　炒枳壳六分　楂肉炭二钱　炒六曲二钱　陈胆星一钱五分　瓜蒌皮一钱五分　宋半夏一钱五分　炒青蒿二钱　九菖蒲八分

【赏析】

湿邪黏腻，与热相合，常留连气分，室碍胸阳，困阻中焦。或是在表失宣，气机阻遏；或是饮停食滞，内外交困；或是肝郁脾虚，清阳不振；或是风热引动肝阳，热盛痰郁，而常有胸满室塞、咳痰黏腻、纳少脘闷等症状，总以胸满未尽舒展，脾湿困阻，枢机不利。张氏认为在取芳香宣化时，应该认清湿温夹痰、夹郁、夹食、肝风等个性特征，注重开降痰浊，畅达气机，用药则酌予栀子、黄芩、杏仁、浙贝母、枳实、竹茹、竹黄、郁金、菖蒲、苍术、瓜蒌、神曲、山楂、牛蒡子、旋覆花等。又需分辨湿热之轻重所偏，若湿重于热，开痰化郁之品则非菖蒲、苍术不能宣展气机；若热重于湿，则多偏取瓜蒌、郁金、枳实、竹茹等清化之品。张氏认为本案病初湿温在表，表热稍减，痰热未开，予以开泄宣络之法。二诊、三诊痰湿中阻症状逐渐明显，病情由表及里，围绕中焦痰浊，予以泄痰和胃，行气宣降法。四诊病位仍以中焦为主，痰湿蕴热，治以清热化痰为要。本案液亏是本，湿浊是标，病在初期，以治标为要，开宣痰浊，正气方能展布。案中从初诊至四诊，用药滋而不腻，燥而不刚，有展布之功而不偏于克削。

## 案 2  痰湿内蕴

包左：湿温晚发，表热虽衰，痰湿尚滞，胸痞呕恶，脉小且涩，舌后半苔黄腻，治法尚须开泄痰浊。

广郁金一钱五分  炒茅术一钱五分  九菖蒲七分  制半夏一钱五分  川连三分同炒淡吴萸四分  旋覆花（包）三钱  生打代赭石三钱  姜汁炒竹茹一钱五分  广藿梗一钱五分  天台乌药一钱五分  带壳春砂仁四分

二诊：湿温表热虽净，痰窒未宣，多升少降，大腑未通，脉迟涩且小，面赤，舌苔较化，仍须开展。

瓜蒌皮三钱  杜兜铃一钱五分  路路通二钱  楂肉炭一钱  六神曲一钱五分  陈胆星八分  火麻仁二钱  广郁金一钱五分  炒枳壳四分  小青皮一钱五分  厚朴花一钱五分

【赏析】

张氏所论湿温病系发于夏季属湿热性质的温病，起病缓慢，初起虽外有表证，但内蕴湿浊而多见脾胃病证，常有身热不扬、表寒不甚、身重疫痛、胸脘痞塞、纳少不饥、四肢不温、咳痰黏腻、二便不利、神疲乏力甚至瞑目神昏等表现，或兼见斑疹、疖疮，面色淡黄、苔腻、脉多濡缓。张氏认为该病的发生与地理气候关系密切：江南地区湿浊弥漫，天多溽暑，地则郁蒸，人在气交之中，脾阳受困，气失展布，症则多见胸脘痞塞，舌苔垢腻，而西北高燥之地则无此病。因湿温病初起内外交困，湿热窒塞，故治法上主张芳香化湿以宣通气分，多取用藿香、牛蒡子、豆豉、桑叶、葱白、淡竹叶、白蒺藜、陈皮、杏仁、豆蔻、薏苡仁等芬芳之品。

张氏认为此案可作为湿温初起而表寒未罢，里热已结之一定法。故初诊取用郁金、炒苍术、菖蒲、制半夏、川黄连、吴茱萸、旋覆花、代赭石、姜竹茹、藿梗、乌药、砂仁等芬芳之品振动清阳透达在表气机，又助脾健运以燥湿困；对于湿温表热虽净，痰窒未宣，大腑未通，可知热结于里，故二诊以瓜蒌皮、杜兜铃、楂肉炭、六神曲、胆南星、郁金、炒枳壳、青皮等开泄中土之窒塞，佐路路通、火麻仁、厚朴花淡渗分利。

## 案 3    湿困中焦

胡左    湿温经旬，表已淡而里亦不热，前昨大腑溏泻，嗳气泛恶，明是中洲尚未舒展，脉右软、左较数，舌苔薄腻。虽有盗汗，未可投补，仍宜开展宣化。

藿梗一钱五分　郁金一钱五分　枳壳四分　菖蒲四分　乌药一钱五分　佩兰一钱五分　带皮苓三钱　象贝三钱　沉香曲一钱　苏半夏一钱五分　益元散三钱　旋覆花（包）三钱

【赏析】

湿为土之气，同类相召，故湿温之病机变化常以脾胃为中心。该案患者湿温经旬，病湿热既合，湿之不去，热难透达，热既不透，则湿亦难化，纠缠交混，朋比为奸，往往历经波折。畅汗之后，伏热透发殆尽，湿无所恋，势必随苓、滑之淡渗而自寻出路。湿热得分消，则清浊之升降自如而中洲得展，气血之运行无阻而身体舒和。湿浊化而溏泻止，胃气和而嗳气泛恶除也。藿梗、枳壳、郁金、菖蒲、乌药、佩兰、象贝母、沉香曲温中化湿行气化痰以廓清余热；益元散、茯苓之味淡，用以渗利余湿也。

## 案 4　湿热蕴毒

某右　年约三十岁。十月三十日：旧染恶疾（梅毒），湿火素盛，近日新感，寒热不扬，咽喉燥痛。盖冬阳燥烈，非伏毒也。颐初授一方辛凉轻疏以解外感，参以化痰泄降以清内热。病本不重，原无藉于过事辛散，服后已寒解热清，但喉燥未复。适有某医过之，知为湿火上扰，而用药乃葛根二钱，大力子二钱，蔓荆子二钱，羌活八分，猛剂升扬，正以挑拨火焰，助其上炎。服后只三四点钟，环口大肿，下唇尤甚，浮皮尽腐，痛不可言。盖煽动胃家湿火，顷刻焚如。就诊于余，见其肿硬势炽，几如翻唇疔，乃亟投清胃解毒。

羚角片六分　鲜生地五钱　生石膏八钱　知母四钱　象贝四钱　子芩二钱　焦栀三钱　连翘三钱　银花四钱　怀牛膝三钱　丹皮二钱

是方两服，肿腐渐退，势如茧唇，去羚角片，再服而安。

按某医者自幼日课医经，《内经》《伤寒》具能背诵如流，惜乎不能以阅历佐证经验。是证纵使湿毒上蒸，止宜泄化清降，安有焰其火上扬之理？其误在葛根之上升胃火，所以毒结唇口，药物之捷效有如此者，可不慎乎？

【赏析】

患者湿火素盛，新感温邪，湿与温和，湿热交蒸，热势渐盛，酝酿成毒，弥漫上下，充斥气分。湿热郁蒸，则寒热不扬；热毒伤津，则咽喉干燥；热毒上壅，则咽喉疼痛。本为湿热蕴结、气分热盛，应清气分之湿热。误用葛根、大力子、蔓荆子、羌活等猛剂升扬，则劫灼胃津，煽动胃家湿火而生他变。皆湿热之邪，心肝之火，搏结于胸膈之间，阳明之分，气机被阻，阴液暗耗，其所以渴不喜饮者，挟痰湿故也。势恐肝阳化风，有痉厥昏蒙之变。与羚角、鲜生地、生石膏、知母、象贝、黄芩、焦栀、连翘、银花、怀牛膝、丹皮等以泻胸膈之邪热，清心肝之火。邪热得泻，湿去气通，布津于外，则寒解热清。

### 案5　湿热酿痰，蒙蔽心包

王右　三十七岁。辛酉十二月二十四日：病起前月廿九，大寒大热，继至渴饮舌黑，曾服大柴胡加味，大便已通，嗣后每餐食粥碗许，外热渐淡，舌焦亦化。又延十二天，大府不行，渴喜热饮，忽于昨午呓语不知人，彻夜不眠，口无停嚣。诊脉两寸不起，两关尺沉而涩滞，目赤颧红，牙关紧闭，撬开分许见舌胖而尖边不红，中心白腻甚厚，齿干唇燥。昨医用牛黄丸石菖蒲等不应，询其夫手按腹部并不坚硬，然能食而不能便，积滞可知。且转气频仍，燥矢确证，经期适已匝月未见，症情危急，非急下何以存阴，爰议桃仁承气。

萎皮三钱　桃仁三钱　生军二钱　延胡一钱五分　归尾一钱五分　青皮一钱五分　枳实八分　槟榔一钱　胆星一钱五分　元明粉一钱五分（冲）

二十五日复诊：昨方服后，居然安睡两度，呓语顿已，但人事昏沉，不动不言。诊脉涩滞顿起，颇见滑大，但两寸仍不起，腹中漉漉有声，矢气更多，此机栝已动，但未水到渠成耳。两目直瞪，面目俱赤，有升无降，苟得地道一通，当有转泰之象。

全瓜萎四钱　桃仁三钱　生军三钱　枳实一钱　六曲三钱　槟榔一钱五分　乌药一钱五分　厚朴八分　元明粉一钱五分（冲）　郁金一钱五分　象贝母三钱　陈皮一钱五分

二十六日三诊：昨方一服，神识稍醒而不清楚，饲以粥饮亦能受。昨夜二鼓服二煎，自知欲解，即出燥矢，干结深黑者五枚，且无溏粪，继之乃言语清明，手颤已定，面赤亦减，今晨得睡。午后一时诊脉，六部滑利，大而有力，重按不挠，则燥矢未尽，始见阳明大实之脉。牙关尚紧，两颊车不利，舌不能全见，而前半白腻颇厚，并不燥，边尖亦不红绛。知痰热互因，尚在阻塞之候，仍以前方小减其制。叶派治此，惟有甘寒滋润，岂不助痰增壅。

萎皮三钱　象贝二钱　生军一钱五分　杏仁泥三钱　胆星一钱五分　枳实一钱　元明粉一钱（冲）　郁金一钱五分　青陈皮各一钱五分　六曲三钱　炙鸡金一钱五分　知母二钱

【赏析】

本证为气分湿热郁而不解，湿热酿蒸成痰，痰浊蒙蔽心包络所致。心包为湿热痰浊所蒙，心神受其蔽扰，故神识昏蒙，似清似昧或时清时昧，甚则呓语不知人，彻夜不眠，口无停暑等。湿热邪气常流连气分，但若素体阴虚而热势弥盛或病程日久迁延不愈，则可入于营血，在治疗上张氏主张治分气血，以桃仁承气加蒌皮、延胡索、归尾、青皮、枳实、槟榔、胆南星行气化痰、急下存阴；入营方可清营，但总以疏达通闭为用。此案由营转气，二诊、三诊用药均遵疏达通闭之意。叶天士提出"通阳不在温，而在利小便"，即是将二便之通畅作为三焦气机畅达的凭据。张氏亦重视二便状况，但其不泥于叶天士所举淡渗利湿之法，取疏达通闭之意，灵活化裁。如本案大便未通时不予利小便，以防淡渗伤液，益令大便难下，此法与仲景少阴病篇急下存阴遥相呼应，而较之势缓又偏于宣畅气机，不专清热养阴而阴固热退，于湿温病中又无苦寒内陷之弊。

本案湿热酿痰、蒙蔽心包的神志异常，与热入营血、内闭心包出现舌绛、神昏谵语甚或昏聩不语之证有别；亦与阳明腑实引起的昏谵伴见腹满痛、便秘、舌苔厚燥裂者不同，临床应注意鉴别。

# 四、热病伤阴

## 案　热病后期，肝肾阴虚

李　六岁。三月二十四日：热病月余，热解后阴伤未复，头痛足软，无力不能任身，胃纳如常，精神萎靡，左目青盲，小溲滴沥，时复瘼疭，无一非阴虚见象，脉虚大无力，宜滋肝肾之阴。

川楝子三钱　南沙参二钱　北沙参三钱　杞子三钱　牡蛎五钱　怀牛膝二钱　巨胜子三钱　川柏一钱五分　元地三钱　青皮八分　陈皮八分　炙甘草五分　全当归一钱五分　天麻二钱　川断二钱　杜仲二钱　独活八分

【赏析】

热病日久伤耗阴液，肝肾阴液不足，失去濡润，阴不制阳，虚热内扰，水不涵木，而见头痛足软乏力，精神萎靡，左目青盲，小溲滴沥，时复瘼疭等肝肾阴虚之象。治当以滋养肝肾之阴为主，方用一贯煎加味。患者病发于春三月，肝在时应春，肝之气化行于人身之左，肝阴虚气弱则至春当其令时而生化乏源，升发无力，则觉全身酸软、乏力，左目青盲。一贯煎系清代名医魏玉璜所创，首见于《续名医类案》，由当归、生地、枸杞子、沙参、麦冬、川楝子组成，功能滋阴疏肝，临床可用治阴虚肝郁所致的各种疾病，方中用当归、生地、枸杞子滋肾水、补肝血，沙参、麦冬清肺益胃，肺主一身之气，肺气清肃，则治节有权，诸脏皆得其灌溉，而且养金即能制木，以平其木气之威；胃为阳土，本受木克，但土旺而不受其乘，故用沙参、麦冬清肺益胃，此防肝乘；妙在一味川楝子，配入大队甘凉濡润、滋阴养血药中，以养肝气兼和肝用，从而使滋阴不遏气机，疏肝不耗阴血，更加天麻、独活、巨胜子、黄柏、牡蛎合化以滋水涵木、疏土生金，凡肝阴亏虚、肝气不舒所涉之地皆得顾护。本方在滋补柔润中兼以疏达，避免香燥行气之品耗伤肝阴，为治肝肾阴虚开创另一法门，正如张氏所言："乃养阴方中之别出机抒者。"

# 五、痰　饮

## 案 1　脾阳虚弱，水饮内停

应　五十五岁。三月七日：痰饮喘嗽，脉右滑左细。五十始衰，正气已馁，舌根腻。宗仲景法温药和之。

茯苓　桂枝　白芍　白术　郁金　瓜蒌皮　旋覆花　代赭石　菖蒲　远志　紫菀　砂仁　海浮石　橘红

【赏析】

《素问·阴阳应象大论》云："年四十，而阴气自半，起居衰矣。"患者年逾五旬，正气已馁。脏腑阳气衰微，水液运化输布失常，脾运失司首当其冲，脾阳虚则上不能输精以养肺，水液不归正化反为痰饮积于肺；下不能助肾以制水，水寒之气反伤肾阳，由此必致水液内停中焦，波及五脏。《诸病源候论·痰饮门》指出："痰饮者，由气脉闭塞，津液不通，水饮气停胸府，结而成痰。"故总以阳虚水泛，肺气失宣为其病机关键。因此治疗上，采用温阳宣肺化饮之法。痰饮为阴，遇寒凝聚，得温则化，而温药者，振奋阳气，开达腠理，通调水道，阳气来复则阴翳得开，腠理开泄，饮随汗解，水道通畅，痰随水利。邪之去路，总以温化为旨，湿去则绝其生痰之源，痰饮自除。于此案可深刻领会仲景"病痰饮者，当以温药和之"之精神。

本案之痰饮喘嗽，脉右滑左细，舌根腻，为脾阳虚弱、水饮内停、痰饮内盛之证。以脾阳虚衰，水湿过盛，水饮停聚为主要病理，以舌苔白滑，脉弦滑或沉细为辨证要点。当温阳以治本，化饮以治标。治法如《金匮要略·痰饮咳嗽病脉证并治》所言"病痰饮者，当以温药和之"，痰饮得以祛除，故返固其本，以茯苓、桂枝、白术健脾利湿、温运化饮；瓜蒌皮辛温通阳，开闭散结；橘红燥湿化痰；旋覆花、代赭石、海浮石泻肺祛痰、行水消肿；菖蒲、远志、紫菀、砂仁芳香化湿祛痰，以升清阳；郁金理气祛痰；白芍活血通经、祛风除湿，给水邪以出路，达到行散水邪之目的。

## 案2　寒饮弥漫，肺气窒塞

邵左　寒饮弥漫，肺气窒塞，咳嗽不扬，脘闷气促，畏风凛凛，脉右小涩，左手弦搏，舌白垢满布。法先宣展肺金，泄化痰饮。

陈麻黄（去节）四分同打生甘草四分　制半夏一钱五分　光杏仁三钱　杜兜铃一钱五分　淡干姜三分　北细辛三分　北五味十四粒　路路通（去刺）二钱　生打代赭石三钱　生打紫石英三钱　胡大海四枚　生牡蛎四钱　苦桔梗一钱五分　广郁金一钱五分

二诊：寒饮喘促，昨授小青龙加味，其势稍平，脉左仍弦，右手稍起，舌白较减。法宜踵前意，添以纳肾。

陈麻黄四分同打生甘草四分　生紫菀四钱　光杏仁四钱　旋覆花（包）三钱　杜兜铃一钱五分　淡干姜四分　北细辛二分　北五味十四粒　炒山萸肉一钱五分　甘杞子二钱　木蝴蝶一钱　广郁金一钱五分　路路通二钱　生牡蛎五钱　代赭石五钱

三诊：寒饮喘促，再授小青龙汤法，喘平胃甦。惟咯痰尚稀，脉左右皆弦数搏指，舌根白垢。拟从张寿甫意，扶土纳气。

贡潞党二钱　炮姜炭六分　山萸肉二钱　大白芍二钱　制半夏二钱　旋覆花（包）三钱　生打代赭石四钱　生打牡蛎六钱　杜兜铃一钱五分　姜炒瓜蒌壳三钱　带壳春砂仁四分（杵）　冬瓜子（打）四钱

## 【赏析】

肺为清虚之脏，不受他邪，旧有宿痰，外感之邪，引动伏痰，导致肺气闭阻，宣泄失常。治当宣展肺金、泄化痰饮。疏开泄法以开其肺气，恢复肺之宣肃功能，祛风除痰，开泄除湿，达热出表，通其肺络。肺主宣发肃降，主一身之治节，治肺不应，可通其腑气，以助肺金之肃降而利治节。小青龙汤系东汉张仲景所创，《金匮要略·痰饮咳嗽病脉证并治》篇曰："咳逆倚息不得卧，小青龙汤主之。"《伤寒论》第40条曰："伤寒表不解，心下有水气，干呕，发热而咳，或渴，或利，或噎，或小便不利，少腹满，或喘，小青龙汤主之。"第41条曰："伤寒心下有水气，咳而微喘，发热不渴，服汤已，渴者，此寒去欲解也，小青龙汤主之。"临证应用必须着眼于"痰饮水气",与该案之病机相符,拟小青龙汤加味。

方中麻黄具有发汗散寒、宣肺行水之效;干姜、细辛、代赭石、紫石英、生牡蛎温肺化饮,使脾散精,上归于肺,肺能通调水道,下输膀胱,故水液能在体内正常运行,以杜其生痰之源;五味子、胖大海、桔梗敛肺止咳,芍药、杜兜铃活血通经利水;半夏、郁金燥湿化痰,治已成之水饮,以上均为佐药;甘草调和诸药,以缓和麻、辛、姜辛温刚烈之性。诸药合用,共奏解表散寒、温肺化饮之功。

患者咳嗽日久,久病及肾,肾气亏损,纳气不及,失于潜藏,虚火上逆,与痰浊互阻,气机不得肃降。《难经·四难》指出:"呼出心与肺,吸入肾与肝",直接提出了肾与吸气相关。《类证治裁》曰:"肺为气之主,肾为气之根,肺主出气,肾主纳气……斯喘作焉。"肾主纳气,与肺气的肃降相关,开泄除痰,中焦气机不壅,上气得以肃降,下气得以上承,故二诊以干姜、细辛、五味子、山萸肉、枸杞子收纳肾气,以降虚逆,泄痰通经,三焦气机调畅,辅以和胃降逆、收纳元气之法。

脾主运化,久病脾胃亏虚,运化不及,精微不生而生痰湿,即"脾为生痰之源",且"肺手太阴之脉,起于中焦,下络大肠,环循胃口,上膈属肺"。《素问·咳论》中载:"此皆聚于胃,关于肺",说明咳嗽与肺、胃关系密切。陈士铎《石室秘录·正医法》中载:"治肺之法,正治甚难,当转治以脾,脾气有养,则土自生金。"肺金之气得脾阳滋养,脾阳不足,则肺气虚损,治节无权,肺气郁闭。《脾胃论·脾胃盛衰论》有言:"肺金受邪,由脾胃虚弱不能生肺,乃所生受病也",生动地叙述了脾肺母子相及,脾为肺母,脾失健运,则肺金受病。故三诊拟开泄之法以疏土德,健脾化痰,燥湿理气,升散脾阳,清阳得升,温暖大地,可宣化痰湿,通络祛邪。开土气,醒中宫,化脾津,生气血,以杜生痰之源。

## 案3 寒邪闭肺,上实下虚

洪右　痰饮气促,虽是宿恙,感寒肺闭,其势愈张,脉细迟实,舌㿠白无苔,胃纳亦呆,宜温和而宣肺闭。

川桂枝四分同炒大白芍一钱五分　北细辛四分　苦桔梗一钱五分　旋覆花三钱(包

煎） 生代赭石五钱 半夏二钱 北五味三分 杜兜铃一钱 姜汁炒竹茹一钱五分 淡炮姜三分 陈橘红八分

二诊：痰饮喘促，前授温和，咳声有时稍松，但仍不得安眠，仅头多汗，下虚上实，气不得藏，舌白腻不厚，脉极细实。仍守温下纳气。

桂枝四分同炒大白芍一钱五分 明附片一钱五分 蛤蚧尾一双 北细辛三分 淡干姜二分 北五味三分 炒山萸肉二钱 生代赭石五钱 宋半夏二钱 陈皮一钱五分 生远志二钱 局方黑锡丹一钱五分（分二次吞）

三诊：连服两方，咳逆俱稍平定，脉迟细，舌色不华，苔有浮黏，皆肝肾虚寒之象，仍踵前法固摄温纳。

焦远志二钱 宋半夏三钱 淡附片二钱 北细辛三分 干姜捣五味子七分 炒枸杞子三钱 煅磁石五钱 当归二钱 青盐陈皮二钱 蛤蚧尾一对（炙研末吞） 黄芪三钱 黑锡丹二钱（分两次吞）

**【赏析】**

《难经·四十九难》载："形寒饮冷则伤肺。"《素问·咳论》篇更为明确提出："其寒饮食入胃，从肺脉上至于肺，则肺寒，肺寒则内外合邪，因而客之为肺咳。"本案之痰饮咳嗽，其本在胃，其标在肺，临床主要表现为咳嗽，气促，咯吐清水痰涎，纳呆，畏寒肢冷，舌㿠白无苔，脉沉细或沉迟。故治从温胃宣肺散寒为主，本寒得除，标寒亦解。方以小青龙汤化裁温和而宣肺痹。方中桂枝温化阳气以解表；旋覆花、代赭石、姜汁炒竹茹温胃散寒；炮姜、细辛温肺化饮，使脾散精，上归于肺，肺能通调水道，下输膀胱，故水液能在体内正常运行，以杜其生痰之源；五味子敛肺止咳，芍药和营养血，二药与辛散之品相配，一散一收，既可增强止咳平喘之功，又防肺气耗散太过之弊；苦枯梗、杜兜铃宣肺化痰；陈橘红、半夏燥湿化痰，治已成之水饮。诸药合用，共奏温胃散寒、温肺化饮之功。

痰饮患者，饮邪充斥，掩蔽阳气，以致阳不卫外，无能御邪，所以只要稍一触冒风寒，即可引动伏饮，挟感而发。若久发不止，正气溃散，精气内伤，肾之真元损伤，根本不固，则非一般宣肺化痰之药所能胜任。仲景治支饮，拟小青龙汤散寒解表，温肺化饮，实为饮病挟感而设。然小青龙汤毕竟为宣散之剂，温阳之力尚嫌不足，惟有加入附子一味，温扶阳气，使邪正对峙之局得以改观，庶可克敌。该患者上实下虚，饮病气短，腰膝酸楚，肢体浮肿，喘促倚息者，肝肾虚寒之象明显，故二诊、三诊加附片、山萸肉、黑锡丹、煅磁石、蛤蚧以峻补下元，扶元镇固，标本兼治，以冀转危为安。

## 案4 肺气郁滞，肾失摄纳

程左　二十岁。五月二十五日：痰饮三年，气促涎多，甚则作吐，不能安枕，喉燥胁痛，脉弦不细，舌无腻苔。虽畏风肢冷，不能拘守古圣温和一法，宜摄纳泄降为先。

瓜蒌皮一钱五分　牡蛎五钱　丝瓜络一钱五分　丝瓜仁三钱　旋覆花（包）三钱　宋半夏二钱五分　代赭石五钱　郁金二钱　枳壳一钱　牛膝二钱　白芥子一钱　陈皮一钱五分　射干一钱五分　局方黑锡丹一钱五分

【赏析】

李中梓《医宗必读·痰饮》云："脾为生痰之源，肺为贮痰之器"。初病未愈，邪伏于内，脾虚痰饮阻肺，又为外寒触发，故见诸症。患者肺气郁滞，脾失健运，津液不归正化而成，渐因肺虚不能布津，脾虚不能转输，肾虚不能蒸化摄纳，故痰浊潴留益甚，气促涎多持续难已。痰、饮、湿、浊同属津液停积而成。痰饮水浊潴留，其病理是滞塞气机，阻塞气道，肺不能吸清呼浊，清气不足而浊气有余，肺气胀满不能敛降，故喉燥胁痛、脉弦不细、畏风肢冷。痰浊水饮亦可损伤正气和妨碍血脉运行。气虚气滞的形成，因气根于肾，主于肺，本已年少体弱，先天禀赋不足，下元虚惫，加之喘咳日久，积年不愈，必伤肺气，反复发作，由肺及肾，必致肺肾俱虚。肺不主气而气滞，肾不纳气而气逆，气机当升不升，当降不降，肺肾之气不能交相贯通，以致清气难入，浊气难出，滞于胸中，症见气短喘促、痰涎壅盛、甚则作吐、端坐呼吸、不能安枕。临证不能拘守古圣温和一法，宜摄纳泄降为先。方中牡蛎、旋覆花、代赭石、局方黑锡丹摄纳下元、补气固脱；牛膝化瘀行水；瓜蒌皮、丝瓜络、丝瓜仁、半夏、郁金、枳壳、白芥子、陈皮、射干行气消痰、降逆平喘。

## 案5　痰浊内蕴，肺肾两虚

赵左　无端喘促痰升，或旬日或半月一发，发则必昼夜而自止，五旬以来，历验不爽，脉左细右弦大混浊，舌白垢浊腻，明是痰浊蒙蔽，近如梦泄，亦痰之征也，虽曰正虚，先宜开泄，未可滋腻。

蒌皮二钱　白芥子三钱　石菖蒲一钱五分　炒黑常山一钱五分　胆星二钱　薤白三钱　旋覆花二钱（包）　煅磁石二钱　代赭石三钱　莱菔子三钱　川柏一钱五分　丝瓜络一钱五分　射干一钱五分　礞石滚痰丸三钱（包煎）

二诊：服后大腑行而不爽，脉右亦弱，舌白腻。中虚饮积，再为暂通。

法半夏一钱五分　旋覆花三钱（包）　茯苓三钱　磁石二钱　苍白术各一钱五分　山栀三钱　车前子三钱　川柏二钱　大腹皮二钱　槟榔八分　青陈皮各一钱五分　射干一钱五分　礞石滚痰丸二钱（包煎）

【赏析】

患者脾失健运，湿浊不化，痰浊内蕴，肺气受阻，气津失布，津凝痰生，上郁于肺，阻遏气道，气机不利，肃降失常，故咳嗽喘促痰多，时发时止，舌白垢浊腻。患者久病迁延，由肺及肾，肺脾之气阴亏耗，不能下荫于肾，肾之真元损伤，根本不固，故梦泄不止；肾虚不能助肺纳气，气失摄纳，上出于肺，故喘促痰升，缠绵难愈。虽正虚之象明显，不宜滋腻之药峻补，当开泄为先，以免闭门留寇。方中白芥子、常山、胆南星、煅磁石、代赭石、礞石滚痰丸涤痰除壅，以开泄肺气。蒌皮、石菖蒲、薤白、旋覆花、莱菔子、丝瓜络宣肺利气以化痰；黄柏一味，泻下焦隐伏之火，安上焦虚哕之喘。诊后患者大腑行而不爽，脉右亦弱，舌白腻，乃中虚饮积，治当交通上下。故二诊方中以法半夏、茯苓、苍白术温运中焦、燥湿化痰；旋覆花、山栀、大腹皮、槟榔、青陈皮宣发上焦肺气以散邪；车前子、川黄柏、磁石、射干、礞石滚痰丸镇摄下元以化痰降浊。

## 案 6　肝郁脾虚　痰湿停聚

章　三月十六日：痰饮宿恙，脉细软，时带血，中气虚，肝木上凌。

党参　茯苓　磁石　龙骨　枣仁　黄芪　陈皮　宋半夏　炙甘草　牡蛎　蔻壳　白术　紫石英　丝瓜络　黑锡丹

【赏析】

《类证治裁·肝气》云："凡上升之气自肝而出，肝木性升散，不受遏郁。"脾胃居于中焦，是气机升降的枢纽，但其主要功能的正常与否，取决于肝的升发、肺的肃降。《素问·宝命全形论》云："土得木而达。"《血证论》也云："木之性主于疏泄，食气入胃，全赖肝木之气以疏泄之，而水谷乃化，设肝之清阳不升，则不能疏泄水谷，渗泄中满之征，在所不免。"此乃肝郁气滞导致中土不调、脾胃邪实壅滞气机之痰饮。

肝旺则乘脾，宜用伐肝之药。然克削太过，肝木未平，而脾土先受其害。脾益虚矣。况造物之理，太刚则折。肝气过旺，肝经血热而见痰中带血。肝木上凌，肝亦自伤。不但脾虚，而肝亦虚矣。所以痰饮宿恙日久而肝脾两虚者，宜调脾和肝。水积于阴则为饮，饮凝于阳则为痰，故通阳化饮、调脾和肝，当为治疗肝郁脾虚痰饮之大法。方中半夏、陈皮以燥湿蠲饮；以丝瓜络、蔻壳等理气化饮；以党参、茯苓、黄芪、白术、炙甘草补中益气、健脾化饮；以枣仁益肝补中；患者中阳不足、下元虚寒，正气亏虚，饮邪难化，则用磁石、龙骨、牡蛎、黑锡丹、紫石英以峻补下元，扶元镇固，以防下元失守。使中阳充足，脾胃健运则痰饮得除。

## 案 7　脾胃虚弱，斡旋失司

叶左　病淹许久，变态多端，无非寒饮素积，脾胃消化失职，中阳不司乾运，大气欠于斡旋。近状舌底廉泉多开少合，似呃非呃，总是气少展布。刻按脉望舌无异状，姑先从健脾助运温养以展气机，以观动静，徐商损益。

贡潞党三钱　煨益智一钱五分　丁香柄四只　云苓片三钱　制冬术一钱五分　姜半夏七分　干柿蒂三枚　广藿梗一钱五分　乌药一钱五分　旋覆花三钱（布包）　白蔻壳五分　姜汁炒竹茹一钱五分　玫瑰花三朵

二诊：寒饮久渍，总缘脾阳失于输布，消化器官力疲。近喜食芳香，确是脾运不及之征。脉左右亦和，尚不迟缓，舌虽不腻，而望之未免有一层浊气，于理中外实无新奇可言，但久病气疲，则亦难有近效耳。

贡潞党四钱　炒茅术二钱　法夏二钱　广木香八分　广藿梗一钱五分　干姜六分　白芥子一钱（研）　沉香曲一钱五分　生鸡金二钱　生远志肉三钱　酒炒薤白头一钱五分　细桂枝五分

【赏析】

"脾为生痰之源，肺为贮痰之器"。脾阳虚弱，饮停于胃，脾胃运化失职，清阳不升，中阳不司乾运，大气欠于斡旋。廉泉乃任脉气血在此冷缩而降；舌底廉泉多开少合，似呃非呃，乃气血衰少不得展布所致。治当温脾化饮。以党参、益智、丁香、云苓、冬术、姜半夏、柿蒂、藿梗、乌药、旋覆花、白蔻壳、姜汁炒竹茹、玫瑰花等健脾助运温养以展气机。无奈寒饮久渍，脾阳失于输布，水饮内阻，寒凝气滞，清气不升，仍当斡旋中州，升清降浊。二诊以党参、炒苍术、法夏、广木香、广藿梗、干姜、白芥子、沉香曲、生鸡金、远志肉、酒炒薤白头、桂枝等健脾燥湿、温中升阳，则痰饮自消。

## 案8　肺脾两虚，痰饮凝聚

陈右　肺气上逆，呕吐涎沫，胃纳呆纯，入暮倦怠，体肥积湿，脉濡胸闷，咳嗽不松，舌苔根腻，小溲短少，法宜宣展降逆。

制半夏一钱五分　九菖蒲五分　姜炒竹茹一钱五分　广陈皮一钱五分　橘络一钱　炒枳壳一钱五分　白蔻仁二粒（打，后入）　淡吴萸七粒川黄连三分同炒　干佩兰一钱五分　云茯苓二钱　生紫菀二钱

【赏析】

张氏谓："肺家实邪，痰饮最多。"（《脏腑药式补正·卷上·肺》）患者咳嗽即

是痰饮为病。其素体脾虚，失于健运，而致痰湿内生，故见体肥积湿；脾主肌肉，主四肢，痰湿困脾，清阳不升，故入暮倦怠； 痰饮阻肺，肺气上逆而见胸闷，咳嗽不松；饮停中脘，脾失运化，胃失和降，故见胃纳呆钝，呕吐涎沫；小溲短少因"肺气不利，则水道失其故常"（《脏腑药式补正·卷上·肺》）；脉濡，舌苔根腻，皆痰湿之象。"停痰聚饮，其标虽在于肺，其本实源于脾，健运失司……大气失于斡旋，则胃中水谷，不得及时消化，常留腐败积壅，熏蒸于肺。因而遇热则灼烁成痰，遇寒则凝聚为饮，因此治疗上当"宣展降逆"，恢复脾胃升降之常。方用二陈汤健脾和胃化湿，以治生痰之源，"此方为痰饮家通用之主方，凡治一切痰病，无不本此。"（《重订中风斠诠·卷之三·化痰之方》）配以九节菖蒲、佩兰、白豆蔻芳香化湿助脾运，紫菀、橘络宣肺化痰止咳嗽，吴茱萸、黄连、橘皮、竹茹和胃降逆止呕吐。药虽平淡无奇，确能切中病机。

## 案9 脾虚肝旺，痰瘀阻肺

陈右 饮积成癖，食入即吐，纳谷则倾囊而出，白沫黏稠，脉弦搏上溢，左手尤甚，嗳气频频，舌苔薄白滑垢，质则殷红。此肝阳挟饮邪蟠踞，已成窠囊，甚非易疗。姑先抑肝涤饮，以觇进退。

淡吴萸三分同炒川黄连四分　红芽大戟一钱五分　制甘遂五分　制半夏二钱　广郁金二钱　旋覆花（包）三钱　白芥子（打）五分　苏木屑一钱五分　川椒红（去目炒出汗）十四粒　生玄胡二钱　五谷虫五分　杜苏子一钱五分　生研代赭石末五钱（布包先煎）

二诊：饮癖成囊，倾吐则快，昨授泄饮，尚无动静。脉左手弦搏，抑且上溢，右则细实，舌尚不腻。仍须开泄抑降。

淡吴萸四分　广郁金二钱　半夏二钱　五灵脂二钱五分　苏方木一钱五分　干蟮虫五个　藏红花三分　苦葶苈二钱　白芥子二钱　当归尾一钱五分　桃仁泥三钱　另控涎丹一钱五分（分两次吞服）

【赏析】

患者食入即吐，纳谷则倾囊而出，白沫黏稠乃胃气虚弱、痰浊内阻、气逆不降之证。胃气虚弱，直接累及脾虚，脾虚肝旺，脾虚不能化湿，则湿化为痰而湿痰壅阻为患，肝阳挟饮邪蟠踞而成窠囊。方中旋覆花消痰化饮、降逆止呕；代赭石平冲降逆，和胃而兼抑肝阳；半夏燥湿化痰、降逆止呕；淡吴萸、川黄连乃取左金丸疏肝和胃之意；川椒、五谷虫温中健脾；苏木、玄胡疏肝活血；苏子降气化痰；红芽大戟、制甘遂、白芥子乃陈无择治痰饮之专方控涎丹。诸药合用，方虽合拍，无奈病重药轻，治疗仍须开泄抑降。二诊遂加干蟅虫、藏红花、苦葶苈、白芥子、当归尾、桃仁泥等通络化痰。

# 六、咳 喘

## 案 痰热阻肺

孙右 肺失展布，咳嗽痰稠，脉小弦，舌苔薄黄，先以泄化。

瓜蒌皮二钱 广郁金一钱五分 象贝母二钱 杜兜铃一钱五分 生紫菀三钱 胡大海二个 路路通（去刺）二钱 生打代赭石三钱 苏半夏一钱五分 薄荷四分 霜桑叶二钱

二诊：痰热未楚，咳嗽减而未净，姅事逾期，腹筰稍有胀。此气火上行致令经尚未行，舌根黄腻，脉则右弦。是宜柔肝泄降，化滞通经。

生玄胡二钱 四花青皮一钱五分 苏半夏二钱（打） 当归尾一钱五分 生光桃仁（打）三钱 泽兰叶二钱 楂肉炭二钱 生紫菀三钱 杜兜铃一钱五分 炒黑荆芥一钱五分 茺蔚子三钱 瓜蒌皮二钱

三诊：经事未净，腹胀已蠲，胃纳已醒，鼻流浊涕，脉右弦搏，舌心薄黄，是肺有郁热。再以毓阴培本，清肺治标。

炒萸肉一钱五分 甘杞子二钱 厚杜仲二钱 象贝母一钱 杜兜铃一钱 生桑白皮二钱 霜桑叶二钱 鲜竹茹一钱五分 荆芥炭一钱五分 生紫菀二钱 熟女贞子四钱 天台乌药二钱五分 泽兰叶二钱

【赏析】

寒痰宜温，热痰宜清，燥痰宜润，湿痰宜燥，此系一般常法。肺与大肠，互为表里，脏病治腑，通利大肠可收降肺气之功。本案患者系肺失宣降，腑失通畅，肺胃为痰热阻滞，腑行不畅，治疗重在清肺化痰，通利大肠。药用半夏、郁金、贝母、杜兜铃、紫菀、半夏、薄荷、霜桑叶以清肺化痰，瓜蒌、胖大海、路路通、代赭石以理气通利，使热痰得解，腑气得通，肃降之能得以恢复，诸症减轻。二诊入玄胡、青皮、桃仁、楂肉炭、茺蔚子柔肝泄降、化滞通经，再诊加女贞子、山萸肉、枸杞子、鲜竹茹清养肺肾，终得咳喘平而病愈。

# 七、咳 嗽

## 案1 肺肾两虚

程左 病先足肿，继以咳呛，嗳噫，背寒，甚则寐床不暖，近且面浮，脉细气促，色泽萎黄，舌滑无苔。肾虚于下，气逆冲肺，宜温下摄纳，先用肾气法加味。

明附片一钱五分 整段桂枝一钱同炒大白芍一钱五分 姜半夏二钱 生紫菀三钱 北细辛三分 炮姜炭三分同打北五味二十粒 生麻黄四分 炙鸡金一钱五分 大腹皮二钱 干姜衣五分 带皮苓三钱 冬瓜皮三钱 怀牛膝一钱五分 车前三钱 丹溪小温中丸四钱（分二次吞）

【赏析】

《类证治裁》曰："肺为气之主，肾为气之根。肺主出气，肾主纳气。阴阳相交，呼吸乃和。"患者肾阳亏虚，不能温煦，故背寒，甚则寐床不暖；水邪停蓄下焦，肾气不足，摄纳无权，肺气难续，发为咳嗽、嗳噫、脉细气促。肾虚不能传制水液，症见足肿、面浮、舌滑无苔，故用肾气法加味使饮随小便去。下元已固，遂以小青龙汤加附片、丹溪小温中丸温肺化饮；以紫菀化痰止咳；以鸡内金、大腹皮行气除满；以茯苓、冬瓜皮、怀牛膝、车前子利水消肿、去肾之邪水。诸药相协，肺气得以宣畅，下元得以温煦，则饮去、痰消、咳止。

## 案2 肺阴亏耗

苏 三十五岁。四月十三日：先有失血，继则咳嗽痰黏，夜央为甚，脉细，舌白无苔，是宜温摄。

党参三钱 白芍三钱 怀牛膝三钱 丹皮一钱五分 熟地八钱 肉桂四分 炙草八分 茯苓三钱 炮姜八分 附片一钱 阿胶一钱 山药一钱五分

十七日复诊：神情大振，胃纳不减，舌渐有苔，光白尚多，脉少少起色，凛寒潮热如故，咳仍不少。

党参二钱　白芍三钱　怀牛膝二钱　制半夏一钱五分　杞子三钱　旋覆花三钱　冬术一钱五分　橘红一钱五分　海浮石二钱　熟地六钱　肉桂四分　炙草一钱　茯苓三钱　炮姜八分　附片一钱五分　山药一钱五分

【赏析】

患者咳嗽发于失血之后，"脉细，舌白无苔"乃阴血亏虚伤及根本，遂致肾不纳气，虚阳上冲而咳，虽有黏痰，然症情危重，急需滋阴养血、固摄扶元以治本。重用熟地黄，配白芍药、阿胶以补阴血；张山雷尝谓："地黄产于中原土脉最厚之地，色黄而味甘，禀土之正气，质又厚重，味最浓郁，而多脂膏，故为补中补血良剂……凡津枯血少，脱汗失精及大脱血后，产后血虚未复等证，大剂频投，其功甚伟。"（《本草正义·卷之四·地黄》）配党参、山药、炙甘草、茯苓益气健脾，以复气血生化之源；怀牛膝、牡丹皮活血，使补而不滞；附子、炮姜、肉桂温阳以助阴血生化，所谓"善补阴者，必于阳中求阴，则阴得阳升，而源泉不竭"（《景岳全书·新方八阵略引》）。患者服药后神振，苔生，脉起，故仍守前意，然寒热如故，咳嗽不减，复加旋覆花、海浮石、半夏、橘红化痰泄肺兼以治标。

## 案3　肺脾两虚，痰湿郁肺

郑右　四十九岁。四月二十二日：去年失血，咳嗽不扬，音闪，有时潮热，咳甚则呕，脉细舌腻。此肺邪未泄，宜清泄。

焦蒌皮二钱　茯苓三钱　陈皮二钱　制半夏八分　木蝴蝶二十片　荆芥一钱五分　薤白二钱　白芍三钱　马兜铃一钱　白前三钱　白薇三钱　白术一钱五分　肉桂四分　石决明二钱　胖大海三枚

【赏析】

血为阴液，失血则伤阴，肺阴不足每致阴虚火旺，灼液为痰，肺失濡润，肃降无权，气不化津，气逆于上，而致咳嗽不扬，音闪；《素问·咳论》曰："五脏六腑皆令人咳，非独肺也。""脾咳不已，则胃受之；胃咳之状，咳而呕……"胃气上逆，故见咳甚则呕；肺脾两虚，气不化津，则痰浊更易滋生，此即"脾为生痰之源，肺为贮痰之器"的道理。痰湿蕴肺，郁而化热，则时有潮热。治宜清肺化痰、和胃降逆。以焦蒌皮、木蝴蝶、荆芥、胖大海、白前、马兜铃轻清宣透，散燥热，清肺化痰；以茯苓、白术、陈皮、制半夏健脾燥湿化痰；白薇、石决明以清虚热；白芍滋阴养血，肉桂一味温阳以助阴血生化。

## 案4 肺阴亏耗，湿热下注

舟人 五月二日：夜热，咳嗽月余，大便赤白不爽，脉弦劲。

花槟榔一钱　桑白皮三钱　旋覆花三钱　郁金一钱五分　小川连四分　制半夏三钱　紫菀三钱　知母二钱　浙贝三钱　白前三钱　地榆三钱　白薇三钱　白头翁三钱　柏叶炭三钱

【赏析】

肺阴亏耗，每致阴虚火旺，则夜热；肺阴不足，灼津为痰，肺失濡润，则气逆作咳。肺与大肠相表里，肺移热于大肠，湿热下注，邪滞于肠间，湿蒸热郁，气血凝滞腐败，血络受损则大便赤白相间黏滞不爽。脉弦劲，为肝经热邪亢盛之象。治当滋阴润肺、清热利湿。方中桑白皮、紫菀、知母、浙贝、白前、白薇清热滋阴润肺化痰止咳；花槟榔、旋覆花、郁金行气化湿行滞；川黄连、地榆、白头翁、柏叶炭清热解毒凉血止血。

## 案5 痰热壅肺

印 三十四岁。正月十四日：咳少滑，肋痛减，痰如脓，舌薄白浊垢。仍宜清泄。

瓜蒌皮三钱　瓜蒌仁三钱　桃仁二钱　桑白皮四钱　大贝母三钱　射干一钱五分　芦根四钱　马兜铃八分　旋覆花三钱　木蝴蝶二十片　紫菀二钱　淡子芩一钱　地榆三钱　知母二钱

**【赏析】**

咳嗽乃常见之疾，无论外感、内伤俱可生肺热，继则煎熬肺津，炼液成痰，痰热壅肺，肺之宣肃失常以为咳。患者"咳少滑，肋痛减"，张寿颐谓："咳而膺痛，则咳必不爽，痰滞隧络也"（《古今医案平议·第一种之第一卷·感冒》）；"痰如脓"者，系因热盛肉腐，可知肺热之甚。张氏治以"清泄"，毋庸置疑。方用桑白皮、芦根、知母、黄芩清泄肺热，瓜蒌、浙贝母、紫菀、射干、旋覆花泄化痰浊，以马兜铃、木蝴蝶宣展肺气，寓宣于降，使寒而不凝，凉而不遏，又以地榆清热凉血，桃仁活血通络。"地榆苦寒，为凉血之专剂"（《本草正义·卷之一·地榆》），且"沉坠直降，故多主下焦血证"（《本草正义·卷之一·地榆》），此方用之，一则清热凉血以排脓，一则肺与大肠相表里，清泄下焦肠热有助于肺气肃降。桃仁"主咳逆上气"（《名医别录》），张氏按："草木之实皆坚重，入药多含下降性质。而核中之仁，尤其坚者，更无一非下行为用。桃仁……质又多脂，流通润泽，助血运行，初非一往无前，峻削无度者可比。"（《脏腑药式补正·卷下·肝》）此案用以下气止咳，通行肺中隧络，最为合辙。

## 案6　外寒束肺，郁而化热

叶幼　四岁。九月二十九日：病将两旬，起先身热，继则咳嗽不爽，纳饮纳谷不多，食即吐，带有黏痰。昨服柿蒂，吐止而咳仍不滑，看其烦闷情形，中宫必不舒畅，今日自服附片泡汤加生姜汁，觉烦闷少见，咳亦少，自谓此是寒饮。然视之唇色鲜明，指纹粗色深紫，两手透过气关，脉滑大，舌薄白。此外寒束肺，失于开泄，郁久内热，故咯痰黏稠。其所以服附片姜汁而松动者，姜附本开痰饮，不可谓是寒痰确据。虽此时不必用凉药，然温药亦非所宜，拟开泄中宫，疏通肺气。

瓜蒌壳　薤白头　黄郁金　象贝　甜光杏　陈皮　宋半夏　白前　白薇　路路通　杜兜铃　前胡　生紫菀　姜竹茹

**【赏析】**

肺为娇脏，位居上焦，感邪首当其冲。小儿肺常不足，卫外失固，易于复感外邪，肺失宣降，致咳嗽痰窒。治宜疏散外邪，宣肺祛痰为要。

《医学正传》云："欲治咳嗽者，当以治痰为先。"盖因小儿感冒易于夹痰。小儿肝（阳）常有余，易趋化热，痰热相结，肺失宣肃，则见咳嗽痰多，痰黏难以咳吐；患儿指纹粗色深紫，透过气关，为热邪郁滞，痰热郁而化火，致咳嗽身热、烦闷。治宜开泄中宫，疏通肺气。故以杜兜铃解表清热、解毒利咽；象贝母、制半夏、姜竹茹清热化痰；杏仁、白前、前胡、紫菀祛痰止咳；小儿稚阴稚阳，以少量白薇滋阴涵阳；以路路通、薤白宣肺开窍。治痰主在治脾，盖因"脾为生痰之源，肺为贮痰之器"故也。处方制半夏、陈皮乃二陈汤之主药，正如《丹溪心法附余》所言：半夏豁痰燥湿，陈皮消痰利气。更辅以瓜蒌壳、郁金等理气运脾之品，此亦符合"治痰必先理气，气顺则痰消"之古训。

## 案7　肺胃阴伤

叶　三月六日：病起酒后，大吐，阴液受戕，先则足痿，继则骨节痠楚，燥咳痰浓，潮热有汗，脉细舌燥，渴饮，唇赤齿浮。肺胃皆燥，先以清泄而退阴分之热。

生桑白皮　银柴胡　杏仁　川断　旋覆花　元参　青蒿珠　当归　瓜蒌皮子（各）　霜桑叶　象贝　白芍　丝瓜络

【赏析】

"吐下之余，定无完气"。患者酒后大吐，津液亏虚，因津能载气，大吐之后，胃失和降，胃阴受戕，津不上承，则舌燥，渴饮，唇赤齿浮；正气不足，胃阴虚及肺，肺虚液少，燥邪伤肺，肺阴不足每致阴虚火旺，症见潮热有汗；灼津为痰，肺失濡润，气逆作咳而咯浓痰。《金匮翼·燥咳》："肺燥者，肺虚液少而燥气乘之也。其状咳甚而少涎沫，咽喉干，气哽不利。子和云：燥乘肺者，气壅不利，百节内痛，皮肤干燥，大便秘涩，涕唾稠黏。"方中以杏仁、川断、旋覆花、玄参、当归、瓜蒌皮子、白芍滋肺胃之阴；以生桑白皮、银柴胡、青蒿珠、霜桑叶、象贝、丝瓜络清泄阴分之热。

## 案8　太少两感，痰湿内蕴

毛左　延病三月，现上午有寒，下午有热，寅卯咳痰浓厚。胃纳甚少，抑且味苦，脉数，舌苔后半白腻，无汗。治法尚须开泄痰湿，参以疏解。

川桂枝五分　炒大白芍一钱五分　炒柴胡五分　炒豆豉一钱五分　生远志三钱　姜半夏一钱五分　广藿梗一钱五分　炒常山二钱　广皮一钱五分　建曲一钱五分　干佩兰一钱五分　姜竹茹一钱五分　九菖蒲六分

二诊：前进疏解开泄，凛寒已蠲，咳痰较少。惟午后腹笥觉热，频泛涎沫，脉数且搏，舌苔根腻。仍是湿阴未化，再踵前方出入。

制半夏二钱　新会皮一钱五分　炒枳壳一钱　苏梗一钱五分　藿香一钱五分　制川朴五分　白蔻仁（打）三粒　九菖蒲三分　绿萼梅一钱五分　大腹皮（酒洗）一钱五分　小青皮一钱　炒茅术四分

【赏析】

患者咳嗽、咳痰为痰湿蕴肺；上午有寒、下午有热、口苦、抑郁，为邪入少阳，胆气内郁所致；其纳差、苔白腻，为木不疏土，痰湿中阻之候，故治当疏解开泄。方中柴胡、桂枝、淡豆豉、炒白芍疏郁散寒；藿香梗、佩兰、竹茹、半夏、常山、石菖蒲、远志芳香燥湿，化痰醒神；陈皮、神曲健脾消食和胃。

二诊之时，患者咳痰减轻，表证已解；其午后腹部热感，泛吐痰涎，苔腻，为痰湿内阻，蕴而化热之象。治当理气和胃，燥湿化痰。守上方，去柴胡、桂枝、白芍、豆豉、桔梗等表药，加用藿香、苏梗、厚朴、大腹皮、枳壳、小青皮等药，理气燥湿；白术、绿萼梅健脾消食，疏肝解郁。

## 案9　阴虚火旺，上逆侮肺

叶左　气火未戢，早则咳仍不免，咳痰颇浓，咳声尚爽，脉弦大搏指，右手为甚，纳谷消化尤迟，舌根尚有腻苔。总之阴虚有素，还须涵阳毓养，纳气化痰。

大白芍二钱　山萸肉二钱　生紫菀三钱　款冬花三钱　生鸡内金一钱五分　瓜蒌皮三

钱　天台乌药一钱五分　旋覆花（包）三钱　甘杞子二钱　砂仁壳五分　杜兜铃一钱五分

二诊：气不摄纳，上凌肺金则为咳，授摄纳宣展，尚属相安。脉涩而弦，阴虚有火。舌滑少苔，素有梦泄。法宜踵步滋潜摄纳火气，参以封固真元，可多服也。

生紫菀三钱　桑白皮三钱　杜兜铃一钱五分　旋覆花（包）三钱　款冬花三钱　川柏皮一钱五分　山萸肉四钱　大白芍二钱　熟女贞子四钱　枣杞子二钱　金樱子膏五钱　另生打牡蛎八钱　生打苍龙齿二钱　生打鳖甲五钱（三物先煎）

**【赏析】**

患者咳嗽痰稠，平素阴虚有热，虚火上炎，灼伤肺金，炼液为痰；其纳差、舌根腻苔，为脾虚有痰所致；治疗当滋阴润肺，降气化痰。《素问·藏气法时论》中提到"肝苦急，急食甘以缓之"，"肝欲散，急食辛以散之，以辛补之，以酸泻之"。方用山茱萸、枸杞子、白芍、乌药滋阴疏肝，温肾行气。肝病当甘缓，辛散，酸泻。紫菀、款冬花、旋覆花、马兜铃、瓜蒌皮降气化痰；砂仁壳、鸡内金化湿和胃，健脾消食。

二诊患者仍有咳嗽，舌体光滑少苔，脉弦涩，平素有遗精病史，为肝肾阴亏，虚火上凌，肺失宣肃所致。治疗当滋阴潜阳，润肺止咳。二诊方去辛香温燥之乌药、砂仁；患者腻苔已去，舌红少苔，去瓜蒌，加用桑白皮、黄柏皮清退虚火，金樱子、女贞子、牡蛎、龙齿、鳖甲滋阴潜阳，以摄纳火气，封固真元。

## 案10　阴弱阳浮，肝火挟痰

祝翁　七十二岁。四月四日：高年阴弱阳浮，肝火挟痰热内扰，咳嗽胸痞，胃呆无味，左腹角隐隐作痛，大便燥结不畅，小溲短涩，脉弦劲有力，舌根腻而前半无苔。宜疏肝化痰为先，须俟胃气来复，然后滋养。

旋覆花三钱（包）　薤白二钱　蒌皮二钱　香附二钱　炮姜四分　青皮二钱五分　乌药一钱五分　杏仁三钱　大贝母三钱　郁李仁一钱　枳实导滞丸三钱（包煎）

四月初六二诊：前方二服，大腑畅解，腹角隐痛已除，脉之弦劲得和。自觉火热上腾熏灼顶巅，高年阴弱阳浮，宜潜藏不宜凉降。胃纳未甦，夜少熟寐，舌质光滑黯白无苔，胃阴伤矣，是宜养液潜阳。

　　原金石斛三钱　北沙参三钱　大麦冬三钱　鳖甲三钱　龟板三钱　首乌藤三钱　枣仁三钱　杞子三钱　白芍三钱　归身一钱五分　川楝子三钱　橘红一钱　蔻壳四分　远志一钱五分

　　初十日三诊：胃纳渐好，大腑调，舌光渐好，足软无力，却是湿热内阻，脉重按有力。前方减滋腻厚味，加入清利之品。

　　北沙参三钱　大麦冬三钱　金石斛三钱　白芍三钱　杞子三钱　枣仁三钱　蔻壳四分　远志一钱五分　苍术一钱五分　川柏一钱　米仁三钱　姜皮一钱五分

　　十七日四诊：据述燥咳，守原方出入。

　　北沙参三钱　大麦冬三钱　金石斛三钱　旋覆花三钱（包）　黑锡丹八分　紫石英四钱　磁石三钱　白芍三钱　杞子三钱　枣仁三钱　蔻壳四分　远志一钱五分　苡仁三钱　瓜蒌皮一钱五分

　　二十五日五诊：脉左寸关弦劲，舌光而殷，燥咳无痰，心中懊恼。

　　川楝子　山栀皮　甘杞子　紫菀　夜交藤　大白芍　浙贝母　川贝母　知母　前胡　金石斛　姜半夏　北沙参　白薇

**【赏析】**

　　患者为七十二岁老年男性，咳嗽胸痞，左腹角隐隐作痛，胃呆无味，大便燥结不畅，小溲短涩，舌根腻而前半无苔，脉弦劲有力。"左腹"为肝胆经循行必过之所，其年高体弱，舌前无苔，知是阴虚火旺之象；其咳嗽胸痞，舌根腻，大便燥结，小便短涩，为痰火内结之征。故咳嗽之证可辨为阴弱阳浮，肝火挟痰。患者胃呆无味，舌前无苔，大便燥结，滋阴潜阳之药多滋腻碍胃，急则治标，当先疏肝化痰，通腑导滞。方以旋覆花、香附、青皮、乌药以降气化痰，舒郁宽胸；瓜蒌皮、薤白、大贝母豁痰利气，通阳宣痹；杏仁、郁李仁合枳实导滞丸润肺通腑，行气导滞；炮姜少许，稍佐清热化痰药，以温化痰饮。方以旋覆花汤、瓜蒌薤白白酒汤、枳实导滞丸三方相合，共奏疏肝化痰，通腑导滞之功。

　　二诊，患者大腑畅解，腹角隐痛已除，脉之弦劲得和，腻苔已去，为肝经郁滞已除，痰热得化之象。然其自觉火热上腾熏灼巅顶，夜少熟寐，胃纳未甦，舌质光滑黯白无苔，为胃阴亏虚，虚火上冲之象。其胃阴亏虚，虽有虚火内扰之象，不宜苦寒清热复伤阳气，当以养液潜阳，阴液得复，虚火自除。方以一贯煎为主方，去生地之滋腻，加麦冬，以甘寒养胃，滋阴疏肝；鳖甲、龟板滋阴潜阳；枣仁、首乌藤、远志养心安神；橘红、蔻壳理气健脾。

三诊，患者胃纳渐好，大腑调，舌光渐好，胃阴渐复；但觉足软无力，脉重按有力，为湿热中阻，流注下焦所致。效不更方，去血肉滋腻之鳖甲、龟板，加用二妙散、薏苡仁清利湿热，健脾舒筋；瓜蒌皮宽胸化痰。

四诊，患者肢软好转，仍诉燥咳，去二妙散，加用黑锡丹、紫石英、磁石镇潜元阳，纳气平喘。五诊，患者脉左寸关弦劲，舌光而红，燥咳无痰，心中懊恼，为心肝火旺，肺阴亏虚之证。方以北沙参、石斛、大白芍、枸杞子、白薇、山栀皮、知母养阴清热；紫菀、浙贝母、川贝母、前胡、姜半夏润肺化痰止咳；川楝子、夜交藤疏肝解郁，养心安神。

## 案11 肝肾阴虚

钟右 阴虚于下，气火不戢，上升为咳，胁内隐痛，经络不舒，脉颇滑数，舌不腻，所喜胃纳如恒，法当填阴纳气，当可渐就范围。

大生地三钱 砂仁末四分（同打） 生紫菀三钱 制香附一钱五分 甘杞子二钱 杜兜铃一钱五分 炒萸肉一钱五分 旋覆花三钱（布包） 大白芍三钱 白前薇各二钱 旱莲草三钱 熟女贞子四钱 广橘络一钱五分

另生淡鳖甲五钱 生龟板四钱 生打代赭石四钱（三物先煎）

【赏析】

张氏认为："咳嗽气逆，故多肺病，而亦有肾虚不纳气，浮阳上冲一证，其源虽不在肺，然气火上冲，扰及肺络，然后作咳。"（《脏腑药式补正·卷上·肺》）患者"阴虚于下，气火不戢，上升为咳"；肝经络脉不舒，故"胁内隐痛"；所喜舌尚不腻，知痰湿未盛，其"胃纳如恒"，乃"用滋腻药之秘钥"（《古今医案平议·第二种之第一卷·昏愦》），故治以"填阴纳气"，用女贞子、墨旱莲、白芍药、枸杞子、山茱萸、生地黄、白薇滋阴涵阳，摄敛气火，治咳之源；"咳嗽虽各有其源，而皆以肺为总路"(《脏腑药式补正·卷上·肺》)，故以紫菀、白前、马兜铃、橘络宣肺化痰，为疗嗽之器；又以旋覆花、香附疏肝理气通络止痛。代赭石平肝降逆，鳖甲、龟板滋肝肾之阴。全方标本兼顾，相济功成。

## 案12　肾虚不纳，痰湿蕴肺

胡右　咳久不爽，鼻塞带多，脉小极，舌薄黄，法宜肃降。

杜兜铃一钱五分　路路通一钱五分（去刺）　大象贝二钱　萸肉一钱五分　藿梗二钱　佩兰一钱　沉香曲一钱五分　代赭石三钱　紫菀三钱　杜仲三钱　核桃肉二钱　半夏二钱

二诊：前授清金纳肾，咳则稍舒，带脉稍固，胃纳亦进，月经逾期，是其常态。脉已起色，颇见弦象，舌则黄糙，自知引饮。治法仍踵前意，参以行滞填阴。

萸肉二钱　杜仲二钱　杞子二钱　藿梗二钱　佩兰一钱五分　泽兰一钱五分　补骨脂二钱　沙参二钱　杜兜铃一钱五分　茺蔚子一钱五分　紫菀一钱五分　鸡内金一钱五分　楂肉一钱五分　胡桃肉三个　青皮一钱五分　桑叶一钱五分

【赏析】

患者久咳，咳声不爽，为痰湿内蕴，肾虚不纳，肺失肃降所致；其白带量多，月经愆期，脉细弱，考虑为肾虚不固，带脉失约所致。治疗当温肾纳气，肃肺止咳。方中藿梗、佩兰芳香化湿；杜兜铃、大象贝、半夏清热化痰；沉香曲、代赭石、杜仲、核桃肉、紫菀温肾纳气，平喘止咳；从二诊中可知，患者平素月经愆期，故稍加路路通利水通经。

二诊，病患咳嗽、带多等症缓解，效不更方，继续温肾肃肺；然舌黄燥，口干欲饮，故用药须顾其阴液；其仍诉月经逾期，脉弦，考虑为肝肾阴亏，瘀阻冲任所致，治疗当行滞填阴。方中杜兜铃、紫菀、杜仲、补骨脂、胡桃肉温肾肃肺止咳；加桑叶、沙参养阴清肺，润燥止咳；山萸肉、枸杞子、茺蔚子、泽兰、青皮滋补肝肾，活血调经；鸡内金、山楂肉健胃消食导滞。

## 案 13  肺热内壅，气结不舒

陈  八月十六日：肺气失清肃之令，内热壅遏，气结不舒，于今半载，脉左弦。

旋覆花  紫石英  瓜蒌  紫菀  代赭石  白前  浙贝  竹茹  制半夏  萸肉  陈皮  局方黑锡丹

二十一日：上方去紫石英、瓜蒌、紫菀、白前，加薤白、党参、白术、磁石、郁金、肉桂、白芍、砂仁。

二十七日：述初方稍佳，脉右弦劲有力，舌红润光滑，溲赤，大腑间日不畅，宜肃肺清宣，疏通地道。

桑皮四钱  瓜蒌皮二钱  芦根三钱  大贝母三钱  元明粉一钱  白前三钱  旋覆花三钱  冬瓜子三钱  柏子仁二钱  紫菀三钱  代赭石八钱  射干一钱五分  杏仁四钱  桑叶三钱

【赏析】

阴历八月十六日为夏末，初秋之时，燥邪当令，患者外感燥邪，伤及肺脏，邪热内壅，肺失宣降，气结不舒，发为咳嗽。治疗当清热化痰，温肾止咳。方中旋覆花、白前、紫菀、浙贝、瓜蒌、竹茹、制半夏、陈皮清热化痰，理气宽胸；病患咳嗽迁延，予山萸肉、代赭石、紫石英、局方黑锡丹收敛肺气，摄纳元阳。

二诊，按原方去紫石英、瓜蒌、紫菀、白前，加薤白、郁金、白芍、磁石、肉桂、党参、白术、砂仁。以方测证，患者当有咳嗽缓解，胃纳欠佳之症，故去紫石英、瓜蒌、紫菀、白前，加郁金、白芍清热敛肝；磁石、肉桂温肾降逆；党参、白术、砂仁健脾益气，化湿和胃。

三诊，患者咳嗽缓解，然舌红润光滑，溲赤，大腑间日不畅，脉右弦劲有力，为肺热壅盛，肺气不降，肠腑不通所致，治疗当肃肺清宣，疏通地道。方中桑叶、桑白皮清肺润燥，泻肺平喘；杏仁、白前、大贝母、瓜蒌皮、芦根、冬瓜子、紫菀润肺止咳，清热化痰；旋覆花、代赭石、柏子仁、元明粉，为旋覆代赭汤之意，降逆止呃，润燥通腑；射干清热解毒利咽。

### 案 14　中气久伤，痰热内郁

张　二月二十八日：中气久伤，痰热内郁，咳呛气促，痰黏，夜不成寐，脉弦滑，舌尖光根腻，先清泄而顾胃津。

川石斛　旋覆花　枳壳　紫石英　沙参　磁石　代赭石　橘红　瓜蒌皮　竹沥半夏　杏仁　牡蛎　局方黑锡丹

二十九日：连服二剂，夜寐安，脉弦减，舌尖亦薄白，是虚火潜降，胃纳尚可，参以扶土。

昨方去沙参加西党参，牡蛎换龙骨。

【赏析】

患者咳呛气促，痰黏，舌根腻，脉弦滑，为痰热郁肺之象；其夜不成寐，舌尖光滑少苔，为胃津亏虚，虚火扰心所致。治疗当清热化痰，兼养胃阴。方中，竹沥半夏、瓜蒌皮、枳壳、橘红、杏仁、旋覆花清热化痰，降气止咳；代赭石、磁石、牡蛎、紫石英、局方黑锡丹重镇降逆，纳气平喘；沙参、川石斛清养胃阴，除烦安神。方中理气化痰药与清养胃阴药相合，理气化痰而不伤阴，清养胃阴而不滋腻。

服上方二剂后，夜寐安，脉弦减，舌尖亦薄白，是虚火潜降，胃阴得复，养阴药当减以防生痰，故去沙参，加党参益气健脾，以绝生痰之源，龙骨换牡蛎，以增其镇惊安神之力。

### 案 15　脾肾阳虚

老太　三月廿六日：痰饮咳嗽，脉细弱，舌白，畏风，咳则冷汗，头面畏冷。

桂枝四分　姜半夏二钱　陈皮一钱五分　白术一钱五分　磁石二钱　附子一钱　白芍二钱　丝瓜络一钱五分　茯苓三钱　旋覆花三钱　杏仁三钱　牡蛎六钱　黑锡丹一钱五分

**【赏析】**

患者"痰饮咳嗽"系"肾气不摄，浮阳冲激而作咳，真水泛溢以为痰"（《脏腑药式补正·卷上·肺》），"咳则冷汗，畏风，头面畏冷，脉细弱，舌白"，乃一派虚寒之象。张氏治以温肾纳气，温阳化饮，用真武汤和黑锡丹加减。方中牡蛎"气味俱清，不碍痰浊"（《重订中风斠诠·卷之一·论张伯龙之类中秘旨》），"滋填摄纳，断推无上妙品"（《脏腑药式补正·卷上·肺》），"但味酸（咸）寒，虚寒之证，必兼用温药辅之"（《脏腑药式补正·卷上·大肠》）。磁石"质重，而具有吸引之性，能入肝肾血分，收摄上浮之气焰"（《脏腑药式补正·卷上·肺》），"附子辛温刚烈，直入肾脏，固护元阳，即以白术实脾隄水，而又重任芍药，作阴分之向导，以收摄其散漫之阴气。乃佐以茯苓，渗泄下趋，导之去路，则水归其壑，而肾阳复辟，锡玄圭以告厥成功"（《沈氏女科辑要笺正卷下·诸方》），旋覆花、橘皮、姜半夏、丝瓜络、杏仁化痰肃肺治其标；同服黑锡丹温肾纳气以固本，"是方治肾气不摄，群阴用事，寒水上凌，几欲汨没微阳者。其证则水泛为痰，阴霾逆涌，喘促气急，坐卧不安。故以黑铅之重，合硫黄纯阳之精，直入肾家，收摄涣散之元阳，引归其宅"（《沈氏女科辑要笺正卷下·诸方》），"此纳气定逆，镇阴回阳之无上神丹也"（《重订中风斠诠·卷之三·固脱之方》）。该案汤剂与丸剂同用，是张氏临床常用之法，取急中有缓、标本兼顾之意。

## 案16　脾虚痰湿

芸翁令坦　四月十六日：酒客，脾不健运，少降多升，寅卯喘嗽，呕吐痰水。前授镇摄，少瘥数天。脉浊舌腻。

茅术　代赭石　桑白皮　二陈　菖蒲　旋覆花　磁石　紫菀　藿香　光杏仁　紫石英　枳椇子　牡蛎

**【赏析】**

"酒客湿胜"、"酒客中虚"、"酒肉之湿助热，内蒸酿痰"。嗜酒之人，痰湿为甚，湿困脾阳，脾主运化，脾阳虚则运化失职，不能升清。脾不升则胃不降，故少降多升。痰湿犯肺，水谷不能化为精微上输以养肺，反而聚为痰浊，上贮于肺，肺气壅塞，上逆为咳，发为喘嗽，甚则呕吐痰水。寅时为肺经当令，卯时为大肠经当令，因"肺与大肠相表里"，寅卯喘嗽乃肺经病变所致。"脾为生痰之源，肺为贮痰之器"，因脾虚不运，水湿不化，聚而成痰，故呕吐痰水，脉浊舌腻。可见该案之病机为脾虚痰湿。方中苍术、二陈燥湿化痰、理气和中；代赭石、旋覆花、磁石、光杏仁、紫石英、枳椇子、牡蛎镇摄下元，降气化痰；桑白皮、菖蒲、紫菀、藿香宣肺行气、止咳化痰。

## 案 17　肾虚不纳，痰饮上泛

应　六十。元月十四日：高年真气不纳，喘嗽气怯，脉右滑左小，舌中光，胸痞，经络不舒，足冷。

瓜蒌　陈皮　紫石英　代赭石　制半夏　黑锡丹　薤白　旋覆花　紫菀　党参　磁石　当归　川断

【赏析】

患者高龄，喘嗽气怯，胸痞，足冷，为肾虚不纳，痰饮上泛，壅阻心肺，气机不畅所致；其脉右滑左小，为气血亏虚，痰饮内盛之象；气血亏虚，经脉失养则经络不舒。治疗当通阳宣痹，豁痰利气。

方以瓜蒌薤白半夏汤合旋覆代赭汤为基本方，瓜蒌、薤白、制半夏、陈皮、紫菀，旋覆花通阳宣痹，豁痰利气；代赭石、紫石英、黑锡丹、磁石潜降元阳，纳气定喘；党参、当归、川断益气补血，培补肝肾。

## 案 18　肝肾阴虚，脾胃不和

祝右　肝肾真阴久亏，气不摄纳上冲，咳嗽无痰，甚则呕吐。脉小已极，头痛眩晕，舌滑根有薄苔，纳谷碍化。宜泄肝纳气，和胃健脾。

生打石决明八钱　生研代赭石四钱（包煎）　炒山萸肉一钱五分　生紫菀四钱　紫石英三钱　杜兜铃一钱五分　广郁金一钱五分　生鸡内金一钱五分　制女贞子四钱　潼蒺藜三钱　制半夏一钱五分　旋覆花（包）三钱　款冬花三钱　枇杷叶二片（刷净毛包煎）

二诊：肝脾肾三阴久亏，纳食不思，眩晕气促，心中懊恼，咳嗽甚则干呕，脉细已极，舌根薄黄。姑再养胃阴，以潜气火。

东洋参 钱　北沙参二钱　原枝金石斛三钱（三物先煎）　广郁金一钱五分 制半夏一钱五分　大白芍一钱五分　生鸡内金一钱五分　广藿梗一钱五分　生山萸肉一钱五分　丝瓜络一钱五分　生紫菀二钱　熟女贞子三钱　枣仁泥三钱

**【赏析】**

"肝肾虚而气冲之咳，其源初不在肺，唯冲至上焦，不得不以肺为出路，作咳一声，借以稍舒其闭。试问病人咳呛时之情状，当亦知气从下上，塞在喉间，咽关作痒，不得不咳，则其理易明"（《病理学读本·卷一·徐灵胎吐血不死咳嗽必死论》）。此患者肝肾阴虚于下，肝阳亢逆、上冲肺金而为咳嗽气促；上扰清窍则见头痛眩晕；横逆犯胃而为呕吐；胃阴亏虚、脾失健运，故不思饮食，纳谷碍化。张氏先治以泄肝纳气，和胃健脾。方用石决明、代赭石、紫石英重镇沉降以平肝阳，女贞子、沙苑子、山茱萸毓阴滋液以补肾水，紫菀、款冬花、马兜铃、枇杷叶开宣展布以通肺气，旋覆花、半夏、郁金、鸡内金和胃健脾以助运化。患者服药后，症未见轻，张氏去重坠、宣肺之品，因"脉细已极"，其垂绝真阴，所存无几，而千钧一发，暴绝堪虞，故需滋填，然胃纳未复，只宜清养，姑以石斛、北沙参、东洋参、白芍药、酸枣仁等"养胃阴，以潜气火"。"东洋参出日本东倭地，其参外皮糙中油，熟蒸之，亦清香与辽参味同，微带羊膻气，入口后微辣，为各别耳。然性温平，与西洋佛兰参性寒平者又别，此参近日颇行，无力之家，以之代辽参用亦有效"（《本草纲目拾遗·卷三·草部上》）。

## 案19　肝肾亏虚，水饮上逆

陈左　周甲又五六龄，脾肾本亏，肝木不靖，腹胀足肿气喘，脉浮而细软，沉分弦搏，舌红苔白腻，根本大衰，甚非轻渺。姑先降逆，宗肾气丸出入，冀能应手，庶可扶持。

明附片一钱　车前子三钱　生磁石二钱　旋覆花（包）二钱　大白芍一钱五分　大腹皮三钱　怀牛膝一钱五分　炒山萸肉一钱五分　巴戟肉一钱五分　生紫菀三钱　杜兜铃

一钱　生打代赭石五钱　冬瓜子三钱　丹溪小温中九三钱（分两次吞服）

【赏析】

　　患者陈左，腹部胀满，足肿，咳嗽气喘，苔白腻，为痰饮壅盛之征象；然其高龄，脉浮而细软，为脾肾亏虚之象；其脉沉取弦硬搏指，为脾肾亏虚，水不涵木，肝气上逆之脉。治疗当温肾养肝，降逆平喘，利水消胀。

　　方中小温中丸出自《丹溪心法·卷三·疸三十七》，原方组成为苍术、川芎、香附、神曲、针砂（醋炒红）。主治黄疸及积聚痞块之属于湿热壅积者。本方用之，与附子、巴戟天、山萸肉、白芍、怀牛膝、车前子、大腹皮，仿金匮肾气丸之意，取温肾养肝，行气利水之用；生紫菀、杜兜铃、冬瓜子、旋覆花、代赭石、生磁石降气止咳，纳气平喘。

## 案20　中气亏虚，痰浊郁肺

　　霁翁　三月二日：函述早晨仍有微汗，头面为多，总以咯痰不活，气急闭窒之故，眠睡中呼吸不爽，神情更疲，苔前半仍光，后半微白。大腑畅解之后，气急上奔竟似欲脱，急拟扶中固表，开胸痹而宣通肺气，化痰涎以养育胃津，兼摄纳真元以定喘。

　　炒潞党三钱　生芪皮三钱　蒌皮二钱　炒薤白一钱五分　郁金一钱五分　路路通一钱五分　马兜铃七分　毛橘红八分　石菖蒲一钱五分　远志一钱五分　金石斛三钱　春砂仁十粒　龙骨三钱　煅牡蛎三钱　旋覆花三钱（包）　代赭石三钱　桑白皮三钱　款冬花二钱　象贝二钱　紫菀二钱　局方黑锡丹一钱

【赏析】

　　患者大便后，气急欲脱，神疲乏力，晨起头部微微汗出，为中气亏虚，卫表不固所致；其咯痰不爽，眠睡中呼吸不爽，苔后半微白，为痰浊内阻，肺气郁闭，痰蒙心包之征象。然其舌前半光滑无苔，为胃阴亏虚之象。治疗当益气固表，宣肺化痰，摄纳真元。

　　方中党参、黄芪皮健脾益气，益卫固表；桑白皮、瓜蒌皮、薤白、橘红、紫菀、款冬花、象贝、石斛宣肺化痰，润肺止咳；马兜铃、旋覆花、代赭石、龙骨、煅牡蛎、黑锡丹摄纳真元，降气定喘；石菖蒲、郁金、路路通、远志开窍化痰，安神定智；砂仁化湿和胃，稍佐介石类药，防止质重碍胃。全方选药独具特色，黄芪皮益气固表，以皮达皮；石斛养育胃中津液，以利于肺中痰涎的消退，使化痰而不伤阴，养阴而不敛邪；喜用代赭石、龙骨、煅牡蛎、黑锡丹等介石药，摄纳真元，降气定喘。

## 案21 阴虚内热，痰火扰心

吴右 六月十九日：汛本无恒，前月底月事太多，色且晦黯，以后连朝发热，热势甚炽，口燥舌干，气喘痰鸣，夜不成寐，脉数八九至。真阴匮乏，孤阳飞腾，其象可畏，涵阳养阴，应手则吉。

北沙参三钱 杞子二钱 霍斗石斛三钱 青蒿一钱五分 鳖甲三钱 银柴胡一钱五分 牡蛎八钱 龙齿三钱 乌药二钱 陈皮一钱五分 夜交藤三钱 枣仁三钱 代赭石二钱

二诊：一服寐安热减，二服胃甦，余症皆减。脉静，咳而有痰，此肾虚水泛气冲也。

北沙参三钱 杞子二钱 大生地三钱 萸肉三钱 当归一钱五分 白芍二钱 紫石英二钱 乌贼骨三钱 牡蛎八钱 龙齿三钱 茯苓三钱 半夏二钱 陈皮一钱五分 枣仁三钱 夜交藤三钱

【赏析】

患者吴某，平素月经不规律，末次月经，量多，色暗，清晨发热，口燥咽干，脉数，均为阴虚火热之象；虚火灼肺，炼液成痰则气喘痰鸣；火热内扰心神则夜不成寐。治疗当养阴退热，养心安神。方以清骨散加减，青蒿、鳖甲、银柴胡、北沙参、石斛、枸杞养阴退热；代赭石、牡蛎、龙齿、夜交藤、枣仁重镇降逆，养心安神；陈皮、乌药理气健脾，燥湿化痰。患者真阴匮乏，阴不敛阳，虚阳浮越，治以滋阴潜阳。

二诊，诸症缓解，寐安热减，纳食渐增，惟咳嗽，咳痰，为真阴亏虚，阳气衰微，水气上冲，发为咳嗽。治疗当滋补肝肾，降气化痰。方以一贯煎去川楝子，加山茱萸、白芍滋补肝肾；紫石英、牡蛎、龙齿、乌贼骨镇潜元阳，纳气平喘；

半夏、陈皮、茯苓燥湿化痰，健脾利水；枣仁、夜交藤养心安神。

## 案 22　胃阳久伤，复感风邪

徐左　气喘呕吐，胸痞胁痛，背疼头汗，病经多医，神色异常萎顿，舌淡白，脉反浮数，皮肤兼顾不仁。素耽于酒，胃阳久伤，酒后复感风邪所致。酒客少有宜桂枝汤者，此君可加减用之，姑为温中疏风并进。惟脉近离根，而气又喘促，宜慎之。

桂枝尖八分　酒白芍一钱五分　淡吴萸八分　姜半夏二钱　秦艽一钱　炙甘草八分
新会皮六分　煨生姜三薄片　红枣三枚

【赏析】

患者徐左，其气喘呕吐，为肺失宣降，胃气上逆之象；胸痞胁痛，背疼头汗，神色萎顿，舌淡白，脉浮数无根，为肝胃阳虚，风邪袭扰所致。治疗当暖肝温胃，化痰祛风。

方以桂枝汤合吴茱萸汤加减。桂枝汤加秦艽，解肌疏风；吴茱萸汤去人参，温肝暖胃，降逆止呕；姜半夏、新会皮燥湿化痰，理气健脾。《伤寒论》第 17 条中所言，"若酒客病，不可与桂枝汤，得之则呕，以酒客不喜甘故也"。因嗜酒之人，常多湿热内蕴。桂枝汤为辛甘温剂，辛温助热，味甘助湿，故里蕴湿热之人，虽患太阳中风证，当禁用之。患者徐某虽为酒客，病经多医，其舌淡白，脉浮数，却无湿热内结之象，只见中阳不足，风寒袭扰，辨证施治，当温中疏风并进，故仍可使用桂枝汤。其脉浮数无根，气喘而促，不宜发汗过度复伤其阳气，故桂枝量少于芍药，加秦艽润而不燥，祛风宣痹。吴茱萸汤去人参者，以本病为胃阳亏虚，胃气上逆而无脾气亏虚之象，故去人参。

## 案 23　肝气上逆，痰热扰肺

何　五十三岁。壬戌正月二十五日：肝阳挟痰热上扰，气促音嘶，已历一年，于今为甚，嗌燥且痛，而不嗜饮，脉细左尤甚，纳食时吐，舌无腻苔，不能嗜饮，二便俱涩，先以泄降。

瓜蒌皮二钱　代赭石四钱　郁金一钱五分　射干一钱五分　旋覆花三钱　牡蛎五钱
大贝母三钱　飞中白一钱五分（包）　宋半夏一钱五分　乌药一钱五分　桑白皮三钱　黑锡
丹一钱

【赏析】

患者何某，咳嗽气促，咽痛声嘶，二便涩滞不畅，为肝气上逆，肺气不降，腑气不通所致；患者咽干痛，不欲饮，虽无腻苔，为痰热内结，气机不畅，津液不化之症；其病已一年，脉细，左侧明显，为肝肾亏虚之象。病患咳嗽气急明显，急则治标，当先泻肺平肝。

方中桑白皮、瓜蒌皮、半夏、大贝母、射干，泻肺化痰，解毒利咽喉；旋覆花、代赭石、飞中白、牡蛎、黑锡丹、乌药、郁金重镇降逆，理气疏肝。

## 案 24　痰浊阻肺，郁而化热

某　五旬。六月初四：心中懊憹，先前呕吐，误服补中参术，懑闷更盛，咯痰浓厚，脉弦舌浊，大府不爽，溲赤涩，是宜泄化。

瓜蒌皮　川连　杏仁　陈皮　薤白　石菖蒲　浙贝母　白芍　莱菔子　制半
夏　礞石滚痰丸

【赏析】

患者心中懊恼，呕吐，为痰热扰心，胃失和降所致，前医误以为中虚不纳，投补中参术之类助湿生热，患者胸中胀闷加重，咳痰浓厚，舌苔厚浊，尿黄，大便不爽，为痰浊壅肺，郁而化热之证，治疗当清热化痰，理气通腑。

方以小陷胸汤合瓜蒌薤白半夏汤，清热化痰，通阳宣痹；陈皮、浙贝母、礞石滚痰丸燥湿化痰，坠痰下气；莱菔子、杏仁、白芍、石菖蒲宣肺通腑，化痰醒神。肺与大肠相表里，杏仁肃肺止咳，润肠通便。

## 案 25　阴虚内热，痰浊阻肺

某　五月二十九日：咳不扬，咯不滑，五心烦热，畏寒无汗，胁痛胃呆。

瓜蒌皮　紫菀　制半夏　枳壳　薤白　白前　陈皮　豆卷　桑叶　白薇　象贝　丝瓜络　石菖蒲

【赏析】

患者咳不扬，咳痰质黏不滑，伴见五心烦热，为阴虚内热，痰浊阻肺之证；阴损及阳，中气亏虚，卫外不固则恶寒；其胁痛胃呆，为夏季暑湿当令，脾为湿困，土壅木郁所致。治疗当理气化痰，润肺止咳。

方以瓜蒌薤白半夏汤为主方，加陈皮、枳壳理气宽胸，燥湿化痰；桑叶、紫菀、白前、象贝、丝瓜络宣肺清热，化痰通络；豆卷、石菖蒲化湿和胃，开窍化痰；白薇清退虚热。

## 案 26　体虚痰实，攻补碍投

邵益斋，四月二十日：痰嗽宿恙，三月间咯血甚多，继以喘咳肋骨大痛，瘦削异常，四日来不能就枕，危坐假寐，惊惕心跃，经掣瘕疬，咯痰浓厚，渴不能饮。脉左细数，右关尺稍大而滑，舌无厚腻之苔。体虚痰实，攻补碍投。

瓜蒌皮三钱　薤白二钱　半夏二钱　白薇三钱　磁石三钱　石英四钱　胆星三钱　郁金一钱五分　旋覆花三钱（包）　新绛一钱　枳壳六分　竹茹一握　菖蒲一钱五分　紫菀三钱　白前三钱　黑锡丹一钱五分

【赏析】

患者长期嗽痰，三月来间有咯血，近几日咳嗽加剧，咳浓痰，量多，喘憋不能平卧，伴见胁肋疼痛，消瘦，心慌惊剔，闭目懒睁，渴不能饮。其咳嗽浓痰，喘憋胸闷为痰浊壅肺，肺失宣降所致；胁肋疼痛，为肝经气滞血瘀，不通则痛；

消瘦，心慌惊惕，闭目懒睁，脉左细数，为气血亏虚之象；渴不能饮，为痰浊内阻，津不上承所致。察其脉，右关尺稍大而滑，为痰湿内盛之象；其病机为体虚痰实。攻之恐伤其正气，补之恐助湿生痰，攻补碍投之际，急则治标，当以祛邪为主，稍扶正气。

方中瓜蒌皮、薤白、半夏、枳壳、竹茹、紫菀、白前通阳散结，祛痰宽胸；磁石、石英、黑锡丹镇潜元阳，纳气定喘；旋覆花、新绛、旋覆花汤疏肝理气，活血止痛；菖蒲、郁金、胆星、白薇涤痰开窍，清营透热。方以瓜蒌薤白半夏汤、旋复代赭汤、旋覆花汤、菖蒲郁金汤、导痰汤等方相合，配伍严谨，组方精当。

## 案 27 肾阳亏虚，痰饮上泛

姚左 四十九岁。四月十一出诊：素有痰嗽，冬令则发。去冬灵雨既零，痰喘逆盛，入春少瘥，又感新风，气促渐剧，近加足肿，喘促夜甚。脉中按虽弦劲，沉尺皆软，舌淡白光滑，并不嗜饮，正合八味证治。大便干结不软，小溲不多，然不甚赤，拟肾气合槟苏真武合法。

炮姜六分　肉桂六分　附片一钱五分　车前子三钱　怀牛膝二钱　于术一钱五分　白芍三钱　槟榔一钱五分　苏梗三钱　大腹皮三钱　紫菀四钱　桑白皮四钱　黄肉一钱五分　山药二钱　茯苓皮三钱

另用冬瓜皮五钱、散通草五钱、煎汤代水。

十二日：加黑锡丹二钱。

十三日：加熟地八钱。

【赏析】

患者姚某，平素间有咳嗽咳痰，每于冬季发病，属阳虚之体；患者去年冬日淋雨后，咳嗽再发，咳嗽咳痰，喘憋，入春后，天气渐暖，症状稍愈，复感风邪，喘促逐渐加重，足肿，夜间喘促明显。患者素体阳虚，夜间阳气潜藏，痰饮上凌心肺，肺失宣降故喘促夜甚；其脉沉取尺脉皆软，为肾阳亏虚之象；其舌淡白光滑，不渴，脉中按虽弦劲，为痰饮壅盛之证；阳虚肠道失温，大便干结难出；肾阳虚衰，水泛周身，则下肢浮肿、小便难出。治疗当温肾暖脾，行气利水。

方以肾气丸合槟苏真武汤加减。方中肉桂、附子、山茱萸、山药、炮姜、白术、茯苓皮、白芍、车前子、怀牛膝温肾暖脾，利水消肿；槟榔、大腹皮、苏梗行气利水，气行则水行；桑白皮、紫菀泻肺平喘，止咳化痰。方中肾气丸去滋腻碍胃之熟地，减寒凉之丹皮、泽泻，加炮姜以增强其温肾暖脾之力；桑白皮开鬼门，泻肺平喘，利水消肿。另加冬瓜皮、通草煎汤代水，倍增其利水消肿之功。以方测证，服药一剂后诸症当缓解，加黑锡丹以镇潜元阳，坠痰下气；服药二剂后，当有舌苔转薄，加大量熟地，补肾填精，肾精得填则肾阳气化有源，阳得阴助则变化无穷。

## 案 28　脾肾两虚

包　六十五岁。五月二十七日：脾肾两亏，气不摄纳，喘促多痰，脉细舌白，是宜温摄。

焦葽壳二钱　旋覆花三钱　象贝三钱　远志二钱　薤白头一钱五分　磁石二钱　橘红八分　石菖蒲一钱　紫菀三钱　紫石英三钱　桔梗八分　白前三钱　宋半夏一钱五分　局方黑锡丹八分　牡蛎四钱

【赏析】

《素问·上古天真论篇》曰："丈夫八岁……八八齿发去。肾者主水，受五脏六腑之精而藏之，故五脏盛乃能泻。今五脏皆衰，筋骨解堕，天癸尽矣。"患者年逾花甲，五脏皆衰，脾肾两亏。"脾为生痰之源"，脾虚则痰浊饮邪上扰；肾为气之根，与肺同司气体之出纳，肾虚则下元不固，摄纳失常则气不归元，阴阳不相接续，发为喘促，而见痰涎壅盛。治宜温补脾肾、镇摄下元。方中焦葽壳、旋覆花、象贝、远志、薤白头、橘红、石菖蒲、紫菀、桔梗、白前、宋半夏健脾化痰；磁石、紫石英、牡蛎、局方黑锡丹等温肾阳、降逆气、定虚喘。全方脾肾并补，则喘自止、痰自消。

## 案 29  气血亏虚，痰浊阻肺

徐  六十五岁。立夏日：失血后痰咳气喘，寒热往来，脉虚数，舌白腻。正虚邪盛，势本可危，补泻俱难着手，况复胸满纳呆，此症必无佳象。

茯苓、旋覆花各三钱  薤白一钱五分  牡蛎五钱  白前三钱  桂枝一分  瓜蒌皮三钱  磁石三钱  银柴胡二钱  制半夏一钱五分  白术一钱五分  桑白皮四钱  紫石英四钱  鳖甲二钱  黑锡丹六分

【赏析】

患者徐某，失血后出现寒热往来，气喘胸闷，咳痰，苔白腻，为失血后，正气亏虚，外邪袭扰，痰浊阻肺，肺气不利，正邪纷争所致；其胸满为邪盛，脉虚数，为气血大亏之象；然胃纳欠佳，补虚之药难取速效，正虚邪盛，补泻俱难着手，故此症必无佳象。治疗当燥湿化痰，肃肺止咳。

方以瓜蒌薤白半夏汤合苓桂术甘汤加减。方中瓜蒌皮、薤白、半夏通阳散结，行气祛痰；茯苓、桂枝、白术温中化饮；银柴胡、鳖甲、桑白皮清退虚热；旋覆花、白前、牡蛎、磁石、紫石英、黑锡丹摄纳元阳，肃肺止咳。方中取少量桂枝，一则病痰饮者当以温药和之，取其温中化饮之功；二者患者气血亏虚，外邪袭扰，去桂枝以解肌祛风；桂枝用量宜少，以防其辛温助热，耗气动血之弊。患者正虚邪盛，肾不纳气，肺气不降，用磁石、紫石英、黑锡丹等药，重镇降逆，摄纳元阳，肃肺止咳。

## 案 30  中气亏虚，肺失肃降

徐  三月十六日：中气不足，溲便为变，此古语也。述素有痰喘宿恙，却与溲秘迭为消长，须知肺与小溲本有生理上密切关系，嘉言喻氏言之已详，症状虽奇，实有至理。议补中肃肺，以观动静。

潞党参一钱五分  紫菀三钱  桂枝四分  橘红一钱  胖大海两枚  白术一钱五分  白前三钱  杜兜铃一钱  桑白皮三钱  生甘草四分  黄芪一钱五分  法半夏一钱五分  山药

一钱五分　　丝瓜络一钱五分

**【赏析】**

患者徐某，平素咳痰、喘憋，伴有便秘与小便异常。肺与大肠相表里，肺失肃降，肠腑不通则发为便秘。如《素问·经脉别论》云："饮入于胃，游溢精气，上输于脾，脾气散精，上归于肺，通调水道，下输膀胱，水精四布，五经并行"。肺为水之上源，肺气宣发，将津液和水谷精微布散于周身；肺气肃降，可将体内的水液不断地向下输送，经肾和膀胱的气化作用，生成尿液而排出体外。故喻嘉言云："凡禽畜之类，有肺者有尿，无肺者无尿。"故水道不利而成肿满，以清肺为急。治疗当补中益气，肃肺止咳。

方中黄芪、党参、白术、山药、桂枝健脾温中；桑白皮、白前、紫菀、杜兜铃泻肺平喘，降气止咳；法半夏、橘红、丝瓜络、胖大海、生甘草化痰通络，清热利咽。

## 案 31　肾气亏虚，摄纳无权

宋　五月二十九日：哮喘痰饮，今在缓期，尚难净尽。脉两关尺弦动，舌红无苔，明是肾气无摄纳之权，宜治本。

龙骨二钱　牡蛎八钱　萸肉三钱　巴戟肉一钱　磁石三钱　熟地五钱　紫石英三钱
远志二钱　橘红络各一钱　姜竹茹二钱　细辛三分　五味四分　砂仁二粒

**【赏析】**

患者宋某，舌红无苔，脉两关尺弦动，为肾虚阴亏之象；肾主纳气，摄纳无权，则发为喘憋；治疗当滋阴潜阳，化痰平喘。

方中紫石英、磁石、龙骨、牡蛎镇潜元阳；熟地、山萸肉、巴戟天补肾填精，温肾纳气；姜竹茹、橘红、橘络、远志、细辛、五味子、砂仁燥湿化痰，温肺化饮。方中细辛温肺散饮，五味子敛肺止咳，散敛并用；熟地、山萸肉，配巴戟天，补肾填精，温肾化气，阳中求阴，阴得阳升而泉源不竭。

**哮时治标方（备用）：**

麻黄四分　桂枝一钱五分　甘草四分　宋半夏二钱　杏仁四钱　干姜六分　细辛三分　五味子四分　瓜蒌皮三钱　薤白二钱　射干一钱五分　陈皮一钱　杜兜铃二钱　九孔决明三钱

**【赏析】**

哮病急性发作时，多由痰伏于肺，外邪相饮而导致痰壅气道，肺失宣降等病症。发时治标，当宣肺散寒，化痰平喘。方以射干麻黄汤、小青龙汤、瓜蒌薤白半夏汤加减。射干、麻黄、桂枝、半夏、杏仁、干姜、细辛、五味子、甘草宣肺平喘，温肺化饮；瓜蒌皮、薤白、陈皮理气化痰，通阳散结；杜兜铃、石决明降气平肝，肃肺止咳。

# 八、肺 痿

## 案1 肺胃阴虚

陈妪 三月六日：肺热叶焦，久咳，不时失血，脉细舌燥，潮热渴饮，此肺痿。

北沙参 杞子 桑白皮 川贝母 浙贝母 橘红 冬瓜子 玄参 瓜蒌皮 天花粉 紫石英 芦根 天冬

【赏析】

《素问·痿论》云："五脏因肺热叶焦，发为痿躄。"《诸病源候论·脾胃病诸候·肺痿候》云："肺主气，为五脏上盖。"肺痿多因上焦阴虚内热，肺失濡润而成。其病机不外虚热及虚寒两端，但多本虚而标实，肺脾肾气阴亏虚为本，痰浊、瘀血、燥热为标，病久者可见阴阳两虚，寒热错杂成上盛下虚之肺痿重证。治则方面，总以补肺生津为原则，宜缓而图之，固本扶正兼顾祛邪治标。如喻嘉言《医门法律·肺痈肺痿门》所论"大要缓而图之，生胃津，润肺燥，下逆气，开积痰，止浊唾，补真气以通肺之小管，散火热以复肺之清肃……"。

本案起于热病之后，热病虽愈，肺胃之阴伤而未复，渐成肺痿，肺阴伤则咳血，肺不布津液于全身，致舌燥、潮热渴饮。治当"清治阳明之火，大补肺经之气"。方中以北沙参、枸杞子、玄参、芦根、天冬滋肺阴生津，以桑白皮、川贝母、浙贝母、橘红、冬瓜子、瓜蒌皮、天花粉、紫石英清热化痰、润肺生津，则肺痿可愈。亦是"治痿者，独取阳明"的体现。

## 案2 肺阴亏耗

江 二十岁。四月十五日：干咳起于疹后，两足痛少力，喉燥，脉细，夜热，舌不腻，大腑燥。

北沙参三钱　紫菀二钱　当归一钱五分　首乌三钱　橘红一钱　天冬一钱五分　白前三钱　大白芍二钱　地骨皮二钱　柿霜二钱　桑白皮三钱　杞子三钱　栀子三钱　知母二钱　川贝母一钱五分

十八日：诸恙相安，加南沙参三钱，麦冬三钱，女贞子三钱。

## 【赏析】

陆子贤谓"斑为阳明热毒，疹为太阴风热"。《临证指南医案·肺痿》曰："肺痿一症，概属津枯液燥，多由汗下伤正所致。夫痿者，萎也，如草木之萎而不荣，为津亡而气竭也。"本证为肺经气分热邪波及营络而发疹，疹后干咳、喉燥、脉细、夜热为热邪伤及肺阴及营血所致；肺与大肠相表里，肺阴虚，阴液不足而不能润大肠则大便干结。治当滋养肺胃、清降虚火。方中以北沙参、紫菀、当归、首乌、橘红、天冬、白前、白芍、地骨皮、柿霜、桑白皮、枸杞子、栀子、知母、川贝滋阴清热、润肺止咳。二诊加南沙参、麦冬、女贞子增强滋阴润肺之力。

# 九、胃脘痛

## 案1 肝郁脾虚

章左　胃脘当心而痛，入春则发，入暮则剧，肝气为应，大气不司旋运。脉小迟而弦，舌根垢腻，胃纳呆滞，大腑不行。法宜温养泄化，行气滞而柔肝和脾。

金铃子二钱　乌药一钱五分　天仙藤一钱五分　煅瓦楞子五钱　广木香七分　北细辛二分　姜半夏一钱五分　炒瓜蒌一钱五分　玄胡索二钱　枳壳炭五分　楂肉炭一钱五分　青陈皮各一钱五分　带壳砂仁二粒

【赏析】

缘肝气旺于春，故"入春则发"，"脉小迟"，中土健运不力也，张氏断为土虚木乘，遂以金铃子、延胡索、木香、瓜蒌、枳壳炭、青陈皮、半夏、天仙藤、煅瓦楞子、山楂泻肝理气，细辛、乌药、砂仁温中健运。肝和脾运，胃气降和，气机顺畅，则胃痛自除。

## 案2 肝胃气滞

汪右　肝胃气滞，向有脘痛，今胃纳仅粥饮而已，中气素弱，脉热细软，舌薄白，宜和胃。

金铃子二钱　台乌药一钱五分　广木香五分　黄郁金一钱五分　焦谷芽一钱五分　陈香橼一钱五分　炒茅术八分　九节菖蒲八分　青陈皮各一钱五分　煅瓦楞子四钱　生玄胡索一钱五分

二诊：脾气稍健，胃纳渐甦，中气不滞，胸脘亦疏，脉细而弦，舌苔薄白，虽宜清养，尤贵灵通。

瓜蒌皮一钱五分　川楝子三钱　乌药一钱五分　炒党参一钱五分　广木香六分　炒竹茹一钱五分　春砂仁二粒　青陈皮各一钱五分　茅术八分　九节菖蒲六分　玄胡一钱五分

制香附一钱五分

三诊：连授调和肝脾，胃纳已醒，腹胀不作，胸脘舒适，适逢经汛，腰脊瘦疼，脉弱已极，舌腻尽化，宜踵滋养。

炒潞党一钱五分　炒冬术一钱五分　炒杜仲二钱　全当归二钱　炒阿胶珠一钱　蕲艾炭五分　天台乌药一钱五分　金铃肉三钱　广木香五分　生玄胡二钱　青陈皮各一钱五分　带壳春砂仁二粒

**【赏析】**

胃脘痛的病变部位在胃，但与肝、脾的关系极为密切。肝与胃是木土乘克的关系。若忧思恼怒，气郁伤肝，肝气横逆，势必克脾犯胃，致气机阻滞，胃失和降而为痛。肝气久郁，既可出现化火伤阴，又能导致瘀血内结，病情至此，则胃痛加重，每每缠绵难愈。治疗以疏肝理气，和胃止痛为要。该案之胃脘痛，张氏断为"肝胃气滞，中气素弱"，初诊以延胡索散、左金丸调肝和胃，二诊即加入党参、白术健运中州。三诊适逢经汛，腰酸痛甚，遂又入杜仲、当归、阿胶珠、蕲艾补肾养血调经。如此，温运柔养相合，疏通补益并行，先标后本，井然有序。胃气得降，疼痛自止，即"治肝可以安胃"之意。

## 案3　肝胃不和，脾阳失运

严右　脾阳欠运，实缘阴液亦薄，肝气来侮，胃痛频仍。昨拟疏化和肝，痛势减而不能遽止。脉细实，舌滑少苔。胃纳不能爽健，补阴尚宜缓商，仍以和调肝脾，运行气滞，冀日纳谷加餐，然后徐图滋养。

炒瓜蒌皮一钱五分　汤泡淡吴萸三分　川连三分　金铃子三钱　玄胡索一钱五分　制香附二钱　北细辛一钱五分　广郁金一钱五分　天仙藤一钱五分　台乌药一钱五分　藏红花四分　甘杞子一钱五分　北沙参一钱五分　广木香六分　沉香曲一钱五分

**【赏析】**

张氏认为，脾失健运，可缘于阴液不足，阴液不足可由于脾阳欠运；阴液不足，肝体失柔，则肝气失疏，势必招致木气侮土，胃脘疼痛。脾胃不健，又可影响肝之疏泄。故治疗过程中既要重视运脾，又要重柔肝，该案中，张氏分析其病机称："脾阳欠运，实缓阴液亦薄"，以至肝体失柔，疏泄失度，肇成"肝气来侮，胃痛频频"。究其病标乃肝气郁滞，胃失和降，病本乃脾阳不运，阴液不足，招致木气乘土，故用《证治准绳》延胡索散，《韩氏医通》青囊丸，《丹溪心法》左金丸等方化裁以疏肝理脾，和胃止痛，并稍参沙参、枸杞滋液柔肝。

## 案4　土虚木壅

章左　中土阳衰，肝木来侮，胃痛呕吐，甚则有形，脉颇弦搏，舌腻已化，质淡白少华再拟温化柔肝。

广郁金一钱五分　山萸肉一钱五分　淡吴萸四分川连二分同炒　广木香八分　炮姜六分　生打赭石二钱　生玄胡二钱　大白芍一钱五分　北细辛三分　乌药一钱五分　炒黑小茴四分

二诊：当脘结塞，痛势虽减，而嗳腐未已，脉涩，舌㿠白而滑。肝木侮土，消化力疲，久恙之虚，诚难近效，再蹈温养扶土柔肝，助健运以行气滞。

米炒贡潞一钱五分　大白芍二钱　炮姜炭五分　明附片一钱　鸡内金一钱五分　广郁金一钱五分　生元胡二钱　藏红花二分　炙五谷虫八分　小茴香（炒焦）四分　代代花四分　广木香七分　白蔻末（打）四分　砂仁壳四分

【赏析】

此乃土虚木乘之胃痛。"木乃土之殖，土乃木之疏"。木土护济，则肝疏有章，脾升有节，胃降有常。《临证指南医案·卷三·脾胃门》谓："肝为起病之源，脾为传病之所"，"肝病必犯土，是侮其所胜也"，"肝木肆横，胃土必伤"。《沈氏尊生书·胃痛》也说："胃痛，邪干胃脘病也……唯肝气相乘为尤甚，以木性暴，是正克也。"这些都说明，胃痛由肝乘所肇居多，病本当责于肝。而张氏不囿前人所说，独有见地，他认为中州脾胃，乃人体气机升降之枢，"内伤脾胃，百病由生"，"脾之不健，何有不影响肝之疏泄调达"。肝失疏泄，则木土不济，胃失和降，胃痛遂作。故张氏结论为"土虚为本，木乘为标"。该案中张氏断为"中土阳衰，肝木来侮"。初诊用左金丸、郁金、木香、玄胡、代赭石、乌药疏肝和胃，细辛、炮姜、小茴香温运中州，稍佐白芍、山萸肉滋液柔肝。效转复诊，又加入附子、干姜、党参增强温养扶土之力，以固根本。

## 案5　肝郁气滞，脾胃阴虚

吴左　胃脘当心而痛，呕吐酸水，痛已多年，今已匝月，纳胀，脉弦数，肝木甚旺，络脉不舒，舌滑无苔，真阴已薄。先以和肝行气，暂平其标，须得痛减，再商清养。

川楝子三钱　淡吴萸四分同炒川黄连三分　生玄胡一钱五分　乌药一钱五分　北细辛四分　黄郁金一钱五分　青陈皮各一钱五分　炒枳壳六分　炒竹茹一钱五分　煅瓦楞子四钱　苦桔梗一钱五分

二诊：胃脘疼痛稍减，呕恶已定，大便不畅，脉弦有力，肝气不疏，舌无腻苔，再疏厥阴之络。

金铃子三钱　生玄胡二钱　黄郁金一钱五分　炮姜四分　细辛三分　川连三分同炒淡吴萸三分　台乌药一钱五分　广木香六分　陈皮一钱五分　九痛丸十粒　带壳紫蔻仁二粒

三诊：胃脘痛再议和肝行滞，时止时痛，其势较松，大腑不畅，纳谷尚少，舌滑无苔，痛已有年，元阴受伤，再蹑前意参酌。

金铃子三钱　玄胡索三钱　吴萸四分　细辛四分　川连四分　川椒红十粒　乌梅三分　杞子一钱五分　陈皮一钱五分　木香六分　北沙参一钱五分　乌药一钱五分　香橼皮一钱五分　带皮紫蔻仁二粒（杵，后入）　九痛丸十四粒（吞）

四诊：脘痛再议温养运化，痛势步减，胃纳有加，而大腑五日不行，矢气自转，此阴液不充，阳明燥结，所以脉细带弦，舌前半滑而色淡。大气久弱，脾胃阴阳两虚，再参滋养，并通地道，俟其大腑畅行更商。

北沙参二钱　当归参一钱五分　大白芍二钱　金铃子二钱　炮姜四分　炒冬术一钱五分　北细辛四分　生玄胡二钱　台乌药一钱　广木香六分　青陈皮各一钱五分　沉香曲一钱五分　带壳春砂仁二粒　半硫丸一钱五分（分吞）

五诊：脘痛屡授温养，痛已大减，前因大便闭结，用半硫丸已得畅行。脉仍细弦，舌滑无苔，䀨淡不红。少年阴液已伤，是宜滋养真阴，斡旋大气。

炒贡潞一钱五分　炮姜炭四分　广木香四分　台乌药一钱五分　北沙参二钱　甘杞

子一钱五分　北细辛三分　青陈皮各一钱五分　当归身一钱五分　大白芍二钱　川楝子二钱
郁金二钱　丝瓜络一钱五分　枳壳九分　带壳春砂仁二粒（杵，后入）

【赏析】

该案患者"胃脘当心痛，呕吐酸水。纳胀，呕恶，脉弦数，舌滑无苔"，张氏断为"肝木甚旺，真阴已薄"，对其治疗"先以和肝行气，暂平其标，须得痛减，再商清养"。一二诊用金铃子散，左金丸合郁金、乌药、青陈皮、枳壳、桔梗、细辛、竹茹、煅瓦楞子、木香、蔻仁、九痛丸等和肝行滞。三诊"痛势见松"，即参入北沙参、枸杞、乌梅等滋液柔肝，以致"痛势步减，胃纳有加"。四五诊时，张氏考虑扶土运中为顾本之治，于是又加入温养助运之党参、白术、炮姜。本案充分反映出张氏治疗胃脘痛十分重视"柔肝"及"助运"之总体治法。

## 案6　肝火犯胃

某左　阴液久薄，胃脘当心结痛，呕吐不撤，阳亦惫矣。脉细软已甚，左手隐隐带弦，舌苔白而滑。胃纳方呆，不得遽投滋填，先以调和中土。

黄连三分淡吴萸四分同炒　天仙藤二钱　台乌药一钱五分　广郁金一钱五分　乌梅肉炭一钱　生玄胡二钱　金铃子一钱五分　制半夏一钱　小青皮八分　佛手花一钱　绿萼梅八分　沉香曲四分

二诊：肝胃不和，总是液虚为本，气滞为标，治痛之方脱不了香燥行气，然非培本久服之法。此其弊陆氏《冷庐医话》言之最透。兹贵恙痛犹不剧，胃纳尚佳，脉稍带弦，舌色不腻，拟用标本两顾，或尚可以多服少弊。

益智仁一钱五分　炒萸肉二钱　大元地三钱　台乌药一钱五分　淡吴萸三分　生淮山药三钱　甘杞子二钱　生玄胡一钱五分　广木香七分　炮姜炭四分　北细辛二分　乌梅肉炭一钱　砂仁七分

【赏析】

该案患者或热病伤阴，或胃热火郁，灼伤胃阴，或久服香燥理气之品，耗伤胃阴，阴液久薄，胃失濡润，而至胃脘当心结痛。张氏强调："肝胃不和总是液虚为本，气滞为标，治痛之方脱不了香燥行气，然非培本久服之法。"滋液柔肝才是治本之图。液虚包括肝肾阴精和脾胃阴液之不足 。《素问·阴阳应象大论》云："阴在内，阳之守也，阳在外，阴之使也"，张氏认为："人身阳气的运用，必以阴精作为物质基础。"阴液亏损，无以养肝，则疏泄条达失常，气滞表现于外。对液虚气滞的治疗，张氏总是先标后本或标本同治。

## 案7　寒凝气滞

吴　扬州人，三十六岁。三月二十九日：胃痛宿恙，今年又发，痛则头汗，呕吐苦水，四肢冷。脉细弱异常，舌淡白根腻。

炮姜五钱　瓜蒌一钱五分　细辛三分　川楝子三钱　制香附三钱　高良姜五钱　薤白三钱　郁金一钱五分　炒枣仁一钱五分　蔻仁一粒　姜半夏一钱五分　木香七分　枳壳八分　元胡一钱

【赏析】

胃脘痛，又称胃痛，是以上腹胃脘部近心窝处疼痛为主症的病证。《素问·举痛论》曰："寒气客于胃肠之间，膜原之下，血不能散，小络引急，故痛。"患者素有胃痛，可知平素脾胃虚弱，今年又发，结合发病时间，可知为外感寒邪，引发宿疾，内客于胃，寒凝气滞，致胃脘气机阻滞，不通则痛。气机壅塞，胃失和降，胃气上逆，故致呕吐；肝寒犯胃，胆汁随胃气上逆，则呕吐苦水；脾胃主肌肉四肢，寒凝经脉，温煦失司，不达四末故四肢冷；脉细弱反映患者素体脾胃虚弱，舌淡白根腻则表明脾胃虚寒，内生痰湿之兆。

遂以良附丸、金铃子散合瓜蒌薤白半夏汤温胃散寒、理气止痛。方中制香附、高良姜相配，合为良附丸，温中散寒，行气止痛；同时，重用炮姜与高良姜配为二姜丸，加强温中止痛之功，以治寒凝胃脘痛；瓜蒌、薤白、半夏相合，寓瓜蒌薤白半夏汤之意，通阳散寒，祛痰散结，另半夏姜制可加强和胃降逆止呕之功；川楝子苦寒，本不宜于寒证，但与辛温细辛相配可制其苦寒之性，增其行气止痛之力；患者舌淡白根腻为寒湿凝滞，故加蔻仁、木香、枳壳温中化湿，行气止痛；胃不和则卧不安，遂以炒枣仁补虚以安神。全方温胃不忘疏肝，行气不忘燥湿，共奏温胃散寒，行气止痛之效。

胃脘痛与胃、肝、脾关系最为密切，初起病位主要在胃，间可旁及于肝；病久则影响及脾，或脾胃同病，或肝胃不和。即肝气郁结，横逆犯胃，气机阻滞；胃病延久，内传于脾，运化无权，酿生痰湿，虚中夹实。因此，在辨治胃痛时，除以理气和胃止痛为原则外，需注意配合疏肝理气，健脾化湿之法。

## 案 8  脾肾两虚，寒凝血瘀

邓右  三十四岁。四月十二日：胃脘当心痛，心腹胀，呕吐，脉细弦，经水适来，外感畏寒微热，腰脊痠软。

桑叶三钱  制半夏二钱  柴胡三分  桃仁八分  郁金一钱五分  吴萸三分  大白芍三钱  茯苓三钱  薤白三钱  细辛三分  川连四分  当归一钱五分  青陈皮各三钱  炮姜五分  木香五分  丁香四粒

十三日：身热已止，呕吐少衰，去桑叶、柴胡、桃仁、郁金、茯苓、薤白、丁香，加杜仲、狗脊、乌药。

十六日：痛止胃加，脉右弦。再去乌药，加甘杞、川楝子、龙眼肉、远志。

【赏析】

患者经水适来，外感寒邪，脘腹受凉，寒邪客于胃，故胃脘当心痛，心腹胀，呕吐，腰脊软，脉细弦。《素问·举痛论》曰："寒气客于肠胃之间，膜原之下，血不得散，小络急引，故痛。"方中桑叶疏散风寒，制半夏，茯苓健脾和胃；柴胡、郁金、青陈皮、薤白、木香行气止痛；当归、桃仁、白芍活血通络缓急止痛；炮姜、吴茱萸、细辛、丁香温里散寒。二诊、三诊患者表寒已解，则重于温里散寒、健脾和胃。

## 案 9  寒凝肝脉，脾胃阳虚

严右  八月二十一日：胃脘当心而痛，脉迟，舌㿠白，泛恶清水，痛甚汗流肢冷，时且呕紫血。

郁金一钱五分  桃仁十粒  血余炭八分  川椒十粒  青陈皮各二钱  川楝子三钱
乌梅四分  乌药一钱五分  黄连四分  肉桂四分  白芍二钱  吴茱萸四分  玄胡一钱  细辛四分  木香八分  当归尾一钱五分

【赏析】

治疗胃脘痛，张氏力主通补并用，肝脾胃并调。补以温运健脾，滋养柔肝为主，通以疏肝理气，通降胃气为主。缘脾主升清，胃主降浊，脾以健运为用，胃以通降为顺，脾气升，胃气降，升降协调，则脾运胃和，肝气机畅达。肝藏血，主疏泄其体阴而用阳，液充血足，肝体才能得以柔养。肝体得柔，方能疏泄有度，而有助于脾运胃和，气机顺达。方中郁金、桃仁、血余炭、青陈皮、川楝子、延胡索、木香、当归尾化瘀通络、行气止痛；乌梅、白芍养血柔肝止痛；川椒、乌药、肉桂温里散寒止痛；黄连、吴茱萸清肝降逆、和胃止痛。

## 案 10  脾虚肝旺

洪  三十四岁。三月十二日：脘痛五年，脉左弦大有力，右稍软，舌光红，大腑燥结。此肝旺乘脾，以宜忌温辛，然不渴不引饮，非辛不开。

川楝子  陈皮  制半夏  黄郁金  杞子  当归  白芍  蔻仁  延胡  青皮
细辛  菖蒲  乌药

【赏析】

胃在中土，功当通降，赖肝气之疏泄，而肝为刚脏，性喜条达而恶抑郁，若肝气郁结，疏泄失司，易于横逆，侮脾犯胃，气机升降不利，乃作胃脘疼痛。此脾虚肝旺之胃脘痛，土虚木壅，肝旺乘脾，肝气犯胃而致胃痛缠绵、经年不愈。扶土抑木、疏肝理气、和胃止痛乃其正治也，然患者不渴不引饮，可知脾虚有痰湿，亦当健脾化痰。方中青皮、郁金疏肝理气；陈皮、制半夏健脾燥湿以化痰；枸杞子、当归、白芍养血柔肝、缓急止痛；川楝子、郁金、延胡索理气止痛；细辛、乌药温里散寒止痛。诸药相协，共奏扶土抑木、疏肝理气、和胃止痛之功。

## 案 11　脾阳亏虚，气滞于中

唐　三十岁。三月十二日：中脘痛十年，有形，脉迟，舌薄白。

高良姜　干姜　黄郁金　白豆蔻　当归　乌药　细辛　潞党参　白术　枳壳　青陈皮　瓦楞壳

【赏析】

胃脘近心之分，而与脾膜相连，故其疼也，俗指为心，而古则称脾耳，盖脾之脉贯于胃，而为之行其津液，故犯贼风虚邪者，阳受之，饮食不节，起居不时者，阴受之，于是发为中脘痛。《医学刍言》："膺胸之下，即为中脘。中脘痛，手不可近，寒痰积气为多。"《此事难知》："中脘痛，太阴也，……"中脘部疼痛，胸膺之下为中脘。患者中脘痛十年，气滞于中，故触之有形；脾阳亏虚，故脉迟，舌薄白。治当理气消胀、温脾止痛。方中黄郁金、枳壳、青陈皮、潞党参、白豆蔻、瓦楞壳、白术行气健脾；高良姜、干姜、当归、乌药、细辛温暖脾阳。

## 案 12　脾虚肝旺，痰湿中阻

王　三十九岁。三月六日：春深木旺，清明后气升，脘痛亦已有年，逢时必发，脉右紧弦，左细弦，舌心光根白腻，大腑不爽。

瓜蒌　郁金　青陈皮　菖蒲　苁蓉　薤白　乌药　当归　白芍　玄胡　柏子仁　川楝子　木香　远志　玄明粉　全当归

【赏析】

春深木旺，厥阴之气上升，阳明之气失降，即指出了肝胃之气不顺、肝木犯胃的病因病机。脾虚肝旺，肝阳夹痰湿阻滞中焦气机，而见脘痛，大腑不爽。治宜柔肝补脾为主，扶脾抑肝，肝胃同治。方中瓜蒌、郁金、青陈皮、菖蒲、薤白、延胡索、川楝子、木香、玄明粉调畅气机，行气通腑；肉苁蓉、乌药、当归、白芍、柏子仁、远志、全当归养血柔肝、缓急止痛。

## 案 13　脾阳亏虚，肝寒犯胃

何右　五月初十日：脾虚不运，前授温养尚合，向有肝胃痛，脉细舌白，再以芳香振动脾阳。

茅术　白术　炮姜　炙草　带壳蔻仁　藿香　青陈皮　木香　细辛　佩兰　旋覆花　菖蒲

【赏析】

该案乃脾阳亏虚、肝寒犯胃之胃痛，病变涉及肝、脾、胃等脏腑，当肝、脾、胃同治。治宜温肝散寒，和胃降逆，使肝寒得散，胃气得顺。方中苍术、白术、炮姜、炙甘草温中健脾；旋覆花、青陈皮、木香、细辛疏肝理气、和胃止痛；带壳蔻仁、藿香、菖蒲、佩兰芳香化湿、振奋脾阳。

## 案 14　肝火犯胃，寒热互结

某　五十二岁。四月初三：胃脘当心而痛，脉细，舌淡白无苔。

党参二钱五分　枳壳四分　郁金一钱　沉香曲一钱　炮姜六分　白术一钱五分　木香八分　吴萸二十粒　高良姜六分　北细辛三分　薤白三钱　川连三分　川楝子三钱　象贝三钱　蔻仁一粒　杞子一钱五分

【赏析】

《素问·六元正纪大论》曰："木郁之发，……民病胃脘当心而痛。"《证治准绳·心痛胃脘痛》有云："或问丹溪言心痛即胃脘痛，然乎？曰心与胃各一脏，其病形不同，因胃脘痛处在心下，故有当心而痛之名。"此案胃脘当心而痛见脉细、舌淡白无苔，乃肝火犯胃所致，同时兼有泛恶、脘闷、嗳气、大便不调等症。泻火、疏肝、和胃、止痛乃其正治之法也。方中黄连苦寒泻火，佐以辛热之吴茱萸、炮姜、高良姜、北细辛、沉香曲疏肝解郁、降逆和胃；党参、白术、枳壳、郁金、蔻仁健脾和胃；川楝子、浙贝母、枸杞子滋养肝阴、行气止痛。全方辛开苦降，清温并用，共奏清肝降逆、行气止痛之效。

# 十、腹　痛

## 案　肝郁脾虚

章右　脾运久衰，肝木来侮，腹痛䐜胀，兼以郁结。先前崩中，元阴大惫，色萎神疲，脉小，苔薄而燥。症情不善，姑先运脾和肝。

金铃子一钱五分　生玄胡一钱五分　四花青皮一钱五分　金钗斛三钱　炒萸肉一钱五分　大白芍一钱五分　生鸡内金一钱五分　甘杞子一钱五分　苏半夏一钱五分　广藿梗一钱五分　带壳春砂仁三分（打）　天台乌药一钱五分

二诊：脾虚腹痛䐜胀，元阴大亏，肝木来侮，脉小已极，舌淡白无苔。再以扶土柔木，助消化而大气。

炒贡潞一钱五分　山萸肉二钱　甘杞子一钱五分　四花青皮一钱五分　广藿梗一钱五分　炮姜炭五分　生玄胡一钱五分　生鸡内金一钱五分　炙五谷虫四分　代代花十朵　带壳春砂仁四分（杵）

三诊：脾运失司，腹疼䐜胀，再授和调，幸已梓应。脉小数，舌已生苔，胃纳未爽，仍守前法，不可早与滋补。

炒贡潞一钱五分　山萸肉一钱五分　甘杞子二钱　天台乌药一钱五分　四花青皮一钱五分　广藿梗四分　生玄胡二钱　制香附一钱五分　生鸡内金一钱五分　炙五谷虫六分　广木香七分　全当归一钱五分　炮姜炭四分　生厚牡蛎五钱

【赏析】

肝属木，脾属土，肝气疏泄太过，横逆冲犯脾胃，脾运久衰，肝木来侮，腹痛䐜胀，兼以郁结。肾居下焦，内舍元阴元阳；心居上焦，主血脉、通神明；肝为刚脏，喜调达而恶抑郁；脾为后天之本，是气血之大源。先前崩中，致元阴大亏，而见色萎神疲，脉小。因症情复杂，姑且先以运脾和肝为要。该案症见有"腹痛胀，色萎神疲，脉小舌燥"。乃为肾阴惫，脾阳亏为本，肝气郁结乘侮为标，先后使用党参、半夏、砂仁、藿梗、炮姜、鸡内金、五谷虫通补中州，左金丸、乌药、青皮、牡蛎、代代花、延胡索开泄厥阴，艾肉、枸杞、当归、白芍滋肾柔肝。二诊、三诊仍扶土柔木，以冀阴阳调和，气机顺达。

# 十一、反　胃

## 案1　脾土火衰，胃气上逆

王左　朝食暮吐是为反胃，王太仆所谓无火者是也。脉小且迟，舌滑无苔，姑先温运。

酒炒薤白头一钱　姜汁炒瓜蒌皮一钱五分　炮姜炭五分　玄胡索二钱　丁香柄四只　荜拨四分　淡吴萸四分　川连二分同炒　广郁金一钱五分　生鸡金一钱五分　五灵脂一钱五分　苏木一钱五分　家韭子二钱

二诊：反胃授剂，幸已不吐，但上脘微痛，则气尚泄也。脉细已甚，舌无腻苔，再以理气而助健运。

薤白头二钱　山萸肉一钱五分　生鸡内金一钱五分　沉香曲一钱五分　制半夏一钱五分　生玄胡一钱五分　枳壳四分　淡吴萸二分　炮姜炭五分　甘杞子一钱五分　五灵脂一钱　乌药一钱五分

【赏析】

《金匮要略·呕吐哕下利病脉证并治》曰："朝食暮吐，暮食朝吐，宿谷不化，名曰胃反"。唐代王冰在《素问》注文中认为此病的病机是无火，使脾胃无以腐熟水谷。元代朱丹溪在《丹溪心法》中认为反胃的病机为血虚、气虚、有热、有痰。明代张景岳在《景岳全书》中的补命门火之说，是对此病治疗的重要补充。

本案王左朝食暮吐，表现为典型的反胃症状；脉小且迟，舌滑无苔，为脾土火衰，运化不利，气滞湿停所致。《金匮要略·痰饮咳嗽病脉证治》云："病痰饮者，当以温药和之"，治疗之法以温阳健脾为主，兼以行气化湿。方用辛温之丁香、薤白、荜拨、吴茱萸、炮姜温中暖土，降逆止呕；延胡索、广郁金、苏木行气止痛，化湿和中；佐鸡内金健脾开胃，调理后天之本，使脾复健运，清阳得升，胃气得降。全方共奏温阳健脾、行气化湿，降逆止呕之效。因脾喜燥而恶湿，痰饮以温药得化，故组方以辛温药物为主，少佐行气化湿、健脾开胃之药，标本兼治，故效如桴鼓。二诊时反胃症状缓解，但上脘微痛，则是湿气得化，脾胃气滞所致。故续方以健脾理气为主，方中去郁金、苏木等以防耗气，加半夏、枳壳等健脾燥湿，行气和胃。

## 案2　脾阳虚衰，肝气郁结

老妪　脾阳欠运，反胃有年。近则少腹滞坠，脉小而涩，舌㿠白薄腻，议温养行气。

川椒红（去目炒出汗）十粒　乌梅炭四分　北细辛四分　淡吴萸二十粒　炒白芍一钱五分　炒山萸肉二钱　小青皮一钱五分　制香附二钱　甘杞子二钱　金铃子二钱　玄胡索一钱五分　原枝金石斛（劈开先煎）一钱五分　天仙藤一钱五分

二诊：高年脾肾阴阳两虚，反胃有年，纳食无味，前授温养，气坠已舒。脉右稍弦，左甚小，嗳气频仍，大便后气升不舒，舌㿠白无苔滑润。治法宜运脾阳，舒肝气。

木瓜一钱　白芍一钱五分　草果八分　杞子一钱五分　益智仁一钱　天仙藤一钱五分　细辛三分　郁金一钱　萸肉一钱五分　木香五分　乌梅炭四分　蔻壳花各四分　川椒红七粒　吴萸十四粒

【赏析】

患者久病体虚，中焦失温，脾阳虚衰，火不暖土，胃气上逆，故常年呕吐，为虚证的反胃。《金匮要略·呕吐哕下利病脉证并治》曰："胃反呕吐者，大半夏汤主之。"《千金》云："治胃反，不受食，食入即吐。"《外台》云："治呕，心下痞硬者。"由于胃虚不降，脾虚不升，宿食不得消化，则朝食暮吐，暮食朝吐，病名曰胃反。因其胃气上逆，故扶阳脉浮；脾虚而阴血虚少，故脉来亦涩。治宜大半夏汤补虚温中，降逆止呕。

反胃多由饮食不节、酒色所伤，或长期忧思郁怒，使脾胃功能受损，以致气滞、血瘀、痰凝而成。患者近则少腹滞坠，或由于情绪失调、肝气郁滞所致；脉小而涩，舌㿠白薄腻，为脾胃阳虚、水湿内停之症。治疗当温阳健脾，疏肝理气。

方用辛温之川椒、吴茱萸为君，主温阳助火，健运中焦脾土；乌梅炭、山萸肉、枸杞、白芍酸收敛肝、补益肝血；川楝子、延胡索、郁金疏肝行气止痛。全方温中有补、散中有敛，兼顾肝脾，使脾土健运、水湿消散；肝气舒展、疼痛自除。二诊中考虑患者年高体虚、脾肾阴阳两虚，故辛温之川椒、细辛、吴茱萸减量以防燥热伤阴；肝气郁结、克犯脾胃，胃气上逆，故嗳气频仍，大便后气升不舒，故以"运脾阳、疏肝气"为治法，方加木瓜、草果、木香健脾化湿、疏肝行气。对于脾阳虚衰、肝气郁结之证，张山雷总结"运脾阳、疏肝气"之法，可谓宝贵的临床经验。

## 案3 脾肾阳虚，中焦火衰

吴彬之戚 四月十二日：反胃，脉迟细极软，舌白少苔。

潞党参一钱五分 高良姜四分 旋覆花（包）三钱 椒红七粒 石英四钱 青陈皮各二钱 干姜六分 北细辛二钱 代赭石四钱 淡吴萸十四粒 川连一分八厘 木香一钱五分 白术一钱五分 炙黑草四分 丁香柄七粒 乌梅四分

二十日改方：吐止，大腑溏，腹痛。上方去代赭石、石英、吴萸、川连、丁香，加桂枝八分，白芍三钱，肉豆蔻一钱（煨去油）。

【赏析】

《金匮要略·呕吐哕下利病脉证并治》曰："呕而脉弱，小便复利，身有微热，见厥者，难治。四逆汤主之。"论述了虚寒呕吐的证治，由于脾肾阳虚脉来而弱；阳衰阴盛，胃中阴寒上逆，故见呕吐；脾肾阳虚，气不制水，故小便反多；阳衰不暖四末，故四肢厥冷；阴寒内盛，格阳于外，则身微热。此为阴盛阳衰的危重证，故曰：难治。治宜四逆汤，回阳救逆，祛寒消阴，为后世阴盛阳衰之证辨治提供借鉴。

本案中患者反胃，脉迟细极软，舌白少苔，为脾肾阳虚、中焦火衰的重证，治当温肾助阳、健运脾土、降逆止呕。组方以理中汤加味，加炮姜、椒红、吴茱萸等温补脾肾，加代赭石、石英、川黄连、丁香等降逆止呕，全方以温阳为主，降气为辅，标本兼治。二十日后吐止，脾肾阳气渐复，仍有脾络不和，故便溏、腹痛。治当温肾助阳、健运脾土、和营止痛，改方去代赭石、石英、川黄连、丁香等降逆之品，加桂枝、白芍和营止痛，肉豆蔻温中健脾、化湿止泻。阴盛阳衰之反胃，治疗大法以温阳为主，根据病情轻重可择四逆辈治之。

# 十二、吐 酸

## 案 脾胃阴虚，肝气郁滞

傅右 三十九岁。七月二十八日：上年七月半产，阴虚未复，今夏农忙，遂更萎顿，肝阳上僭，懊恼纳减，吐酸少寐，脉虚而弦，舌心光。

瓜蒌皮二钱 旋覆花三钱 大贝母三钱 狗脊二钱 代赭石八钱 金铃子三钱 椒红十四粒 郁金一钱五分 大白芍二钱 吴茱萸三分 乌梅炭四分 青陈皮各二钱 川连四分

八月五日：吐酸大减，胃渐甦，懊恼未净，脉细，舌全无，苔淡白无华，寐安。上方去知母、金铃子、椒红、郁金、青陈皮、黄连，吴萸减一分，加杞子三钱、当归身一钱五分、砂仁三分、萸肉三钱、木香六分、炮姜三分、原生地三钱。

【赏析】

反酸是指以酸水上泛、口吐吞酸为主症的临床疾病，病位在胃，涉及肝、胆、脾等脏，病因主要有外感寒热、内伤七情、饮食失调、老年体虚等，病机主要是脾胃虚弱，中焦气机升降失常。在临床治疗过程中，应首先辨明其标本虚实，实证者先治其标、虚证者先治其本或标本兼治。

本案中妇人半产后，阴虚未复，气血不足，又经劳作耗伤，故脾胃阴虚更甚，加之情绪懊恼，肝郁气滞，故脾失健运而纳少；胃气上逆而吐酸；气血生化不足，心神失养而少寐；脉虚而弦，舌心光均是脾胃阴虚、肝郁气滞之征。方中用旋覆花、代赭石、白芍滋阴和胃降逆；吴茱萸、川黄连制酸止呕；郁金、川楝子疏肝理气。七日后吐酸大减，效果显著。懊恼未净、夜寐不安，脉细，舌全无，苔淡白无华，为肝脾气血亏虚之症，故去辛温之椒红、青陈皮，吴茱萸减量；加枸杞、当归、生地、山茱萸补血养肝、滋阴健脾；炮姜温中健脾；木香、砂仁行气温中，健运脾胃。全方旨在使肝血归、脾气复、胃气和，则吐酸自愈。

# 十三、痞　胀

## 案1　脾运不及，肝木侮土

汪左　肝木侮土，食后膜胀，难于消化。昨授温运，业已桴应，脉尚弦搏，舌无苔，再拟踵步前法。

炒贡潞二钱　炒干姜四分　生鸡内金一钱五分　广藿梗一钱五分　广木香七分　台乌药一钱五分　炒枳壳四分　建神曲一钱　丁香柄三只　制香附一钱五分　山萸肉二钱　甘杞子二钱　大元地二钱　砂仁末四分同打　小青皮一钱五分

二诊：脾运不及，肝木来凌，中脘膜胀，前拟和调肝脾，稍参益阴，业已相安，惟填补反碍消化，脉乃显弦，舌尤白腻。再以柔肝运滞，先顺气机。

天台乌药一钱五分　广木香八分　广藿香一钱五分　炙五香虫七分　广郁金一钱五分　焦枳实四分　炒沉香曲一钱五分　生玄胡一钱五分　五灵脂一钱五分　苏木一钱五分　生鸡内金一钱五分　干姜皮四分

【赏析】

《素问·阴阳应象大论》云："清气在下，则生飧泄；浊气在上，则生膜胀"，脾主升清，胃主降浊，若脾胃气机的升降失常，升清降浊的功能失司，则会出现便溏、腹泻、呕吐、痞胀等症状。《伤寒论》第149条曰："……但满而不痛者，此为痞，柴胡不中与之，宜半夏泻心汤。"《金匮要略·呕吐哕下利病脉证并治》中论述："呕而肠鸣，心下痞者，半夏泻心汤主之。"提示了痞胀的临床特点是痞满而不痛或痛而不甚，治法当辛开苦降，和胃降逆消痞，代表方是半夏泻心汤，后世辨治痞证多由此发挥而来。

本案中患者脾土不运，肝木乘之，故见食后胀，难以消化，用温阳健脾，消食助运之法，效果比较明显，故效不更方，继续前法治疗。用党参、干姜温阳健脾，木香、乌药行气和中，鸡内金、建神曲消食助运；香附、青皮疏肝理气，山茱萸、枸杞、生地补血养肝，全方共奏抑木扶土、疏肝健脾之功。二诊中用和肝调脾之法，业已相安，症状缓解，脉仍现弦，舌尤白腻，此乃滋腻碍胃，湿气内生所致。故在上方中去山茱萸、枸杞、生地等滋腻之品；在柔肝健脾、消食运滞的基础上，加用五香虫、延胡索、五灵脂等来梳理气机。

## 案2　脾失健运，痰湿内生

童　三十岁。劳伤中气，湿痰凝之，胃脘不舒，上升则胀，胃纳二便如常，脉细濡，舌润根腻，先以温养运化。

苍白术各一钱五分　炮姜四分　郁金一钱五分　陈皮一钱五分　瓜蒌皮二钱　细辛三分　川楝子三钱　木香八分　薤白三钱　枳壳八分　姜半夏二钱　蔻仁一粒

【赏析】

《素问·经脉别论》曰："饮入于胃，游溢精气，上输于脾，脾气散精，上归于肺，通调水道，下输膀胱，水精四布，五经并行。"描述了津液的生成代谢过程，其中突出了脾气主升，脾主升清的生理特点；"诸湿肿满，皆属于脾"，强调了脾运化水湿的功能，故脾有喜燥而恶湿的生理特性。因此，脾失健运，水湿内停，久而化饮生痰，聚于中焦，脾胃气机升降失常，故见胃脘不舒、上升则胀；脉细濡，舌润根腻均为痰湿内生之症。故患者因劳伤中气，脾失健运，痰湿内生而成病。治当温养健脾、燥湿化痰，方用平胃散加减，姜半夏、苍白术、陈皮燥湿化痰；炮姜、木香、枳壳、蔻仁温中健脾化湿；川楝子、郁金行气和胃。

本案针对痞胀的脾虚痰湿证突出了"温阳运化"的治疗特点，注重顺从脾喜燥而恶湿的生理特性，以平胃散加减治疗，可谓得当。

# 十四、泄 泻

## 案1 脾阳不足，运化不利

张左　大少腹时常作响，或悠悠而痛，得冷食辄溏泄，苔薄舌质淡，脉细涩无神。本是劳倦伤脾之人，因痛而脾更伤，当温中扶土，以仿理中法。

潞党参三钱　炙甘草一钱五分　淡干姜七分　炒冬术三钱　淡吴萸四分　白茯苓三钱　煨肉果一钱　炒白扁豆四钱

【赏析】

脾主运化，性喜燥而恶湿，若思虑情志、饮食劳倦伤脾，则脾阳不足，运化不利。本案中患者本是劳倦伤脾之人，脾失健运，气机不畅，故大少腹时常作响；气滞不通则痛，故或悠悠而痛；脾阳不足，运化不利，故得冷食辄溏泄；苔薄舌质淡，脉细涩无神均为脾胃虚弱之症。治疗当温阳健脾，故用理中汤加减，方中以党参、白术、茯苓、白扁豆益气健脾化湿，干姜、吴茱萸、肉豆蔻温补中焦，炙甘草益气健脾、调和诸药。本案理、法、方、药明晰，是治疗泄泻脾阳不足证的经典案例。

## 案2 脾失健运，痰湿蕴肺

杨幼　体质柔弱，脾阳不充，大便不坚，色淡而少秽气，脉细，指纹淡紫，胸脘气闭，咳声不爽，绵延日久。宜养脾阳，疏通气滞，少参化痰。

潞党参一钱五分　甘杞子一钱五分　北沙参一钱五分　瓜蒌皮（炒）一钱五分　旋覆花（包）二钱　杜兜铃一钱五分　青蒿珠二钱　银柴胡一钱五分　台乌药一钱五分　炙干蟾腹一只半　陈皮一钱五分　宋半夏二钱　生紫菀二钱　炒丹皮一钱　春砂仁二钱（杵）

二诊：稚龄脾阳大虚，土不生金，肺气闭窒，便溏日久，气怯洞泄。授剂神气稍振而气促未平，咳嗽不扬，仍宜扶脾肾而开肺气。

炒潞党一钱五分　　生耆皮一钱五分　　清化桂心二分　　生紫菀二钱　　路路通二钱　　甘杞子一钱五分　　南沙参二钱　　炒黄川贝母一钱五分　　象贝母一钱五分　　焦冬术一钱五分　　苦桔梗一钱五分　　生远志肉二钱　　砂仁壳四分　　炙鸡金六分　　炙干蟾皮半只　　带皮苓一钱

**【赏析】**

脾土与肺金在五行中属母子关系，脾失健运，水湿内停，日久生痰，痰湿蕴肺，这是母病及子。本案中患者体质柔弱，脾阳不充，运化不利，故便溏；脾失健运，气血生化乏源，故脉细，指纹淡紫；脾失健运，水湿内停，日久生痰，痰湿蕴肺，故胸脘气闭，咳声不爽。故本案病机为脾失健运，痰湿蕴肺，治疗当温阳健脾，行气化湿，佐以化痰。故方用六君子汤加减，半夏、陈皮、党参、砂仁健脾化湿，枸杞、北沙参、瓜蒌皮滋阴润肺，旋覆花、紫菀祛痰止咳。二诊时考虑幼儿脾阳大虚，土不生金，肺气闭塞，故便溏日久、气怯声低。给予温阳健脾、化湿祛痰方药后，神气有所恢复，但仍咳嗽、气促，故治疗在温补脾肾基础上开宣肺气。方中加白术、茯苓健脾化湿；川贝、远志祛痰止咳；桔梗、枳壳行气止咳等，使脾阳得复，肺气得以宣降，则便溏、咳嗽可愈。

本案举例脾肺同病、母病及子的治疗，以温阳健脾、燥湿化痰为主，宣降肺气、降逆止咳为辅，从而达到了标本兼治的效果。

## 案3　寒湿中阻，脾阳不振

于左　病起冷雨淋身，寒湿不化，驯致萎黄乏力，腹胀脘痛，脉细且迟，大腑溏泻，舌尖白腻。法用东垣意，添理中导湿。

潞党参一钱五分　　生西芪一钱五分　　炒车前三钱　　明附片八分　　炮姜炭四分　　煨升麻四分　　怀牛膝一钱五分　　炒柴胡四分　　焦苍术一钱五分　　生玄胡一钱五分　　带壳砂仁二粒　　小青皮一钱五分　　带皮苓三钱　　天台乌药一钱五分

二诊：脾阳受困，中脘膨胀，两投温养，其势稍松，脉前细迟，今已转弦，舌尖红后半白腻，仍宜温中运脾。

炒西潞一钱五分　　高良姜四分　　煨肉果七分　　炒柴胡四分　　台乌药一钱五分　　煨益智仁一钱五分　　枳实炭七分　　楂肉炭二钱　　金铃子二钱　　玄胡二钱　　九节菖蒲四分　　带

壳白蔻仁二粒　陈皮一钱五分。

三诊：木郁侮土，中脘膜胀，两授温养，痛定而反见水泄，脉右细弦，左手甚软，舌根转黄浮，治宜调和木土。

炒茅术一钱五分　枳实炭四分　炒西潞党一钱五分　煨益智一钱　九节菖蒲七分北细辛三分　高良姜四分　陈皮一钱五分　广木香一钱　带壳紫蔻仁二粒（打入）

【赏析】

脾土易为湿困，若寒湿伤中，损伤脾阳，则脾失健运，亦致溏泻。本案患者病起冷雨淋身，寒湿不化，使脾阳不振，运化失职，气血生化乏源，故见萎黄乏力；脾失健运，大便失常，故见溏泻；中焦为寒湿所困，脾阳不振，气机不通则痛，故见脘腹胀痛。舌尖白腻亦为寒湿内阻、脾阳不振之象。效法东垣用补中益气汤加减，加温中行气化湿之品治之。方中党参、生黄芪、茯苓益气健脾；附片、炮姜温中健脾；升麻、柴胡升阳举陷；延胡索、砂仁、青皮、乌药行气化湿和中；怀牛膝、车前子利水渗湿。二诊，脾阳受困，脘腹胀满，用两次温养之方后，症状缓解。脉象由细迟转弦，舌尖红后半白腻，仍宜温中运脾，故加高良姜、肉豆蔻温中健脾；乌药、益智仁行气化湿。三诊中肝气郁结，克犯脾土，故见脘部胀痛，用两次温养之方后，疼痛消失而出现泄泻，脉右细弦，左手甚软，舌根转黄浮，此为肝木克犯脾土，治法当抑木扶土，调和木土。

本案中患者因脾阳受损出现脘腹胀痛、大便溏泄，治疗中注重温补脾阳，有湿困者可佐以利湿之品；有肝木乘脾者可抑木扶土，当始终注重温补中焦、使脾阳得复，则胀满自除、泄泻自止。

## 案4　脾肾两虚，阳虚厥逆

陈兄　溏泄多时，近则黎明脘痛泛恶，辄至晕厥，冷汗直流，胃纳尚可，脉弦而涩，舌质皑白，暂以温纳为先。

炒贡潞二钱　炒姜炭五分　明附片一钱五分　淡吴萸四分合炒川雅连四分　生打代赭石二钱　制半夏一钱五分　广木香八分　台乌药一钱五分　鸡内金七分　广皮五分　生玄胡一钱五分　生牡蛎六钱　春砂仁四分

二诊：大腑溏泄，中脘结痛，呕吐发厥冷汗，前授温中和肝，其应颇捷，但停药两月，旧恙复然。脉至弦涩，舌苔白，根本大伤，仍守前法。

炒贡潞二钱　生淮山药二钱　炮姜炭六分　广木香八分　台乌药一钱五分　明附片一钱五分　川雅连四分同炒吴萸四分　生玄胡一钱五分　云茯苓一钱五分　制半夏一钱五分　苏木二钱　代赭石三钱　紫石英三钱　净萸肉二钱　广皮一钱五分

**【赏析】**

《金匮要略·呕吐哕下利病脉证并治》曰："下利后脉绝，手足厥冷，晬时脉还，手足温者生，脉不还者死。"即记载了下利后致晕厥的脉症及预后，脾肾阳虚，下利后，耗阴伤阳，阳随阴脱，津液内竭，故无脉，手足厥冷。经过一昼夜，若阳气复回，则脉续出，手足温暖，故为生；如脉不返者，则阴阳不续，故主死。仲景提出急用温灸治之，故师其法，当以温阳固脱为先。

本案患者溏泄日久，脾肾阴阳两虚，阳随阴脱，故致晕厥、冷汗直流；脉弦而涩，舌质㿠白为脾肾两虚之症。治疗当以温补脾肾、益气固脱为要，方用参附汤加味。二诊中，阴寒循肝经上犯，脾胃失和，故呕吐、晕厥。用温中和肝之法，效果较好，但又复发，乃先后天之本俱虚，温补一时难以奏效，故仍守前方，用附子理中汤加减，方中加代赭石、紫石英防阳气暴脱。

笔者在临床中发现，久泻久痢者突然发生晕厥，是一种危急重症，中医学认为下利后，耗阴伤阳，阳随阴脱；西医认为水电解质紊乱，特别是低钾与脱水，导致休克；急则治其标，对于这类患者，应当中西医结合治疗，快速建立静脉通道，大量补液；平时注意查电解质，保持平衡，防止脱水或低钾的发生。

## 案5　命门火衰，阴盛格阳

许左　二十五岁。八月二十四日：纳食即吐，水饮亦然，不纳水谷者十余天，加以水泄日十余度，身热不彻，脉虚数无伦，舌光白无华，亦无苔。明是阴盛于内，格阳于外，姑议附子理中加味。

原附块一钱五分　炮姜八分　川连四分　吴萸八分　炒党参八分　郁金一钱五分　椒红二十三粒　乌梅炭四分　焦橘红一钱　姜夏一钱五分　砂仁壳四分　肉果（去油）五分

二十五日二诊：昨方服后，竟然吐止，且纳粥饮，泄亦减，夜仅二次，今早又一次水泄，脉左静右尚数大，喉舌觉干，舌尖转红，中心白亦化，微露燥象，身热昨夜亦退，今早仍热而势减，恐午后热尚炽也。议转掭，参和胃阴。盖吐泄旬余，中州脾胃阴阳已两惫也。病尚可危，冀能步入佳境为吉。

北沙参二钱　炒党参一钱　明附片一钱　川连四分　吴萸五分　炮姜四分　象贝二钱　仙露夏二钱　带皮苓三钱　原枝金石斛三钱　焦术一钱五分　郁金一钱五分　肉果八分　乌梅炭三分

二十六日三诊：昨日午后及夜泄不再作，今早泄下一次。八时来诊，脉静左右调匀，沉分亦起，外热全退，舌光现红，根仍白腻有燥象，自知燥渴而不能引饮。

党参一钱五分　炮姜四分　冬术一钱五分　炙甘草四分　淡附片六分　杞子二钱　沙参二钱　吴萸三分　川连三分　牡蛎五钱　法半夏一钱五分　肉果六分　原石斛三钱　赤石脂三钱　禹余粮三钱　砂仁壳四分

三十日四诊：耳聋身热是中虚无主，浮阳上升。再进理中加味。

九月初十又来，热较减而未已，胃纳一碗稀饭，脉浮数，重按虚，舌光无苔，少少浮垢，尖边虽红，亦是假热。

党参一钱五分　炮姜六分　冬术一钱五分　藿香一钱五分　佩兰一钱五分　木香五分　谷芽一钱五分　当归二钱　白芍二钱　陈皮一钱五分　砂仁一粒　牡蛎六钱　炙甘草四分

十三日复诊：热净胃加，诸症就绪，仍踵昨方。

此人先病发热，闻医者先投防风、荆芥之类，遂吐不止，继则清热，乃患水泄，犀角大凉皆服过，致身尤热，而吐泄不已，乃来就诊。

## 【赏析】

《金匮要略·呕吐哕下利病脉证并治》曰："下利，脉沉而迟，其人面少赤，身有微热，下利清谷者，必郁冒汗出而解，病人必微厥，所以然者，其面戴阳，下虚故也。"本条论述了脾肾虚寒下利的病机。由于脾肾阳虚，阴寒内盛，故脉沉迟。脾胃虚寒，健运失司，水谷难化，故下利清谷；阴寒内盛，格阳于外，虚阳上浮，故其人面少赤，身有微热。若阳气抗邪，与阴寒相争，阳伸而邪却时，则必见郁冒之征，随之汗出而解。由于阳气本虚，抗邪于外，不能达于四末，故手足厥逆。人面素白少华，突然泛红如妆，此乃戴阳证，是肾虚于下，阴盛格阳所致。

本案中患者命门火衰，难以腐熟水谷，故水谷难进，且水泄日十余度，阴液耗伤，阳随阴脱，故身热不彻，脉虚数无伦，舌光白无华，亦无苔。这是典型的阴盛于内、格阳于外的表现，急当温阳固脱，用附子理中丸加味。二诊时症状大为缓解，可见方证对应，效如桴鼓。吐泄十余日，中焦脾胃阴阳俱虚，故于上方中加北沙参、石斛、乌梅炭等滋阴养胃之品。三诊时，外热全退，舌光现红，根仍白腻有燥象，自知燥渴而不能引饮。患者阴阳之气渐复，于上方中加赤石脂禹余粮汤涩肠止泻。四诊耳聋身热，是中焦脾胃虚弱，清阳不升，浮阳上越所致，故再进理中汤加味。后续复诊可见患者症状逐渐减轻，脾肾阳气渐复，故胃纳一碗稀饭。此时仍有微热，从舌脉来看亦是假热。迫至此，本案完整叙述了一例阴盛格阳患者的辨治。后文又记载了之前他人失治误治的经过，之前发热，有医者误以为外感发热，遂用荆芥、防风祛风散寒之品，遂吐不止，又误以为湿热伤中，故继用犀角等大凉之品清热，则出现了泄泻、身热，遂来就诊。由此可见，医者四诊合参、明辨虚实寒热的重要性，不辨寒热虚实而用药则何异于痴人说梦、瞎子夜行，切莫误人误己也！

## 案6　脾胃虚弱，寒热错杂

吴右　五十岁。六月七日：胃病七八年，近更腹痛胸痞，上吐下泻，脉迟软细弱，舌苔白燥。

干姜八分　椒红十四粒　乌梅四分　细辛四分　郁金一钱五分　宋半夏二钱　蒌皮一钱　高良姜六分　附片一钱　绿芍二钱　苓皮三钱　川连三分　吴萸四分　乌药一钱五分　青陈皮各八分

【赏析】

《伤寒论》第338条曰："蛔厥者，乌梅丸主之。又主久利。"乌梅丸方因其酸甘合则化阴，辛甘合则化阳，酸苦合则泄热，既可清上温下，辛开苦降，又能调和阴阳，扶正祛邪，适应用于寒热错杂之久利。本案中患者胃病七八年，脾胃虚弱，寒热错杂，中焦气机不畅，故腹痛胸痞；脾不升清，胃气不降，故上吐下泻。治当辛开苦降、攻补兼施，方用乌梅丸加味，干姜、椒红、附片、高良姜补火助阳、温中健脾，乌梅、吴茱萸、白芍酸甘收敛，半夏、陈皮、茯苓健脾益气，川黄连清热燥湿止泻。

## 案 7　脾胃虚弱，气血不足

应　三十岁。四月十三日：从前失血，继以痰嗽，前月建中加味，尚属相安，近则赴杭游玩，形瘦肉削，神疲，腹痛，泄泻，盗汗，身热，脉数，舌淡白无华，胃纳锐减，夜不成寐，不可为矣。

砂仁壳四分　潞党参二钱　附片一钱　制首乌三钱　首乌藤三钱　山药三钱　陈皮炭一钱五分　白术一钱五分　炮姜六分　炙草五分　枣仁四钱　牡蛎八钱　鳖甲三钱

【赏析】

气血生化之源，若脾胃素虚，气血生化乏源，又因精神情志、饮食劳倦所伤，则气血亏虚更甚，遂成心脾两虚之证。本案患者从前失血、继以痰嗽，脾胃素虚，气血不足，近来因劳倦所伤，气血阴精亏虚，故见形瘦肉削，神疲，腹痛，泄泻等；气阴不足，故见盗汗、身热等；气血不足，心使所养，故夜不成寐，遂成心脾两虚之证。方用归脾汤加减，加附片助火温阳，加牡蛎、鳖甲平阳潜阴，以防虚阳僭越。

## 案 8　脾肾虚弱，气阴两虚

吴　五岁。四月初七：泄泻四月，腹痛，舌光红，色清面青夜热。

党参、北沙参各三钱　肉果一钱　木香四分　白头翁、白术、炮姜各四分　补骨脂一钱五分　乌药一钱五分　五味子一钱　淡吴萸十粒　炙甘草四分　银柴胡一钱五分

【赏析】

小儿脾常不足，感受外邪，内伤乳食，或脾肾阳虚，均可导致脾胃运化功能

失调而发生泄泻。轻者治疗得当，预后良好。重者泄下过度，易见气阴两伤，甚至阴竭阳脱。久泻迁延不愈者，则易转为疳证或出现慢惊风。其主要病变在脾胃，因胃主受纳腐熟水谷，脾主运化水谷精微，若脾胃受病，则饮食入胃，水谷不化，精微不布，清浊不分，合污而下，致成泄泻。故《幼幼集成·泄泻证治》云："夫泄泻之本，无不由于脾胃。盖胃为水谷之海，而脾主运化，使脾健胃和，则水谷腐化而为气血以行荣卫。若饮食失节，寒温不调，以致脾胃受伤，则水反为湿，谷反为滞，精华之气不能输化，乃致合污而下降，而泄泻作矣。"

小儿脏腑功能尚未健全，脾肾素虚，本案患儿泄泻四月，耗气伤阴，日久伤阳，脾肾两虚，中焦温煦不足，运化不利，故见泄泻、腹痛；气阴耗伤，故见舌光红、夜热等。病机为脾肾虚弱，气阴两虚，治疗当温肾健脾，益气养阴，方用理中汤合四神丸加减，党参、白术、炮姜、炙甘草温中健脾，补骨脂、肉豆蔻、吴茱萸、五味子温肾散寒、涩肠止泻，加用乌药、木香行气止痛，北沙参、银柴胡滋阴泄热。全方以温补脾肾为主，兼顾补益气阴。

## 案9  脾胃虚寒，中气不足

童  二十九岁。元宵日：有年溏泄，腹痛，中脘痞块，脉细，舌无华采，色萎黄，宜温运建中。

党参  炒白术  炮姜  桂枝  白芍  带皮苓  木香  郁金  细辛  青皮  陈皮  乌药  升麻  柴胡  砂仁  炙甘草

【赏析】

中焦脾土为后天之本，依赖其运化水谷精微，生化气血，脾失健运，则气血生化乏源，则脉细、舌无华采、色萎黄；脾胃虚寒，水谷不化，积聚中焦，故溏泄、腹痛、中脘痞块。病机为脾胃虚寒，中气不足，治法当温阳健脾，益气和中，方用补中益气汤加减。方中以党参、炒白术、茯苓健脾益气，炮姜、桂枝、细辛温中通阳，木香、郁金、砂仁、青陈皮理气和胃，柴胡、升麻升阳举陷，炙甘草益气健脾、调和诸药，全方共奏温阳健脾、益气和中之功。

# 十五、痢　疾

### 案1　脾气不足，血失统摄

朱左　病起血痢，今腹不痛而大便未正，时有血水，脉迟细，法宜补中行气。

炒潞党二钱五分　焦冬术一钱五分　广木香六分　台乌药二钱五分　小青皮二钱五分 炒阿胶一钱五分　甘杞子一钱五分　大元地三钱　炒川柏三钱　槐花米二钱五分　带壳砂仁（打）四分

二诊：血痢久缠，昨授补中，胃甦神振。但大便仍带淡红血水，脉迟舌已生苔，中心一路光滑，仍宜补摄。

炒潞党二钱　焦冬术二钱五分　炒阿胶珠一钱五分　砂仁末四分同杵大元地四钱 甘杞子二钱五分　生西芪二钱五分　广木香八分　小青皮一钱五分　台乌药一钱五分　炙甘草四分　炮姜炭三分　煨升麻四分

【赏析】

痢疾是因外感时行疫毒，内伤饮食而致邪蕴肠腑，气血壅滞，传导失司，以腹痛腹泻，里急后重，排赤白脓血便为主要临床表现的具有传染性的外感疾病。由于感邪有湿热、寒湿之异，体质有阴阳盛衰之不同，治疗有正确与否，故临床表现各有差异。病邪以湿热为主，或为阳盛之体受邪，邪从热化则为湿热痢。病邪因疫毒太盛，则为疫毒痢。病邪以寒湿为主，或阳虚之体受邪，邪从寒化则为寒湿痢。热伤阴，寒伤阳，下痢脓血必耗伤正气。寒湿痢日久伤阳，或过用寒凉药物，或阳虚之体再感寒湿之邪，则病虚寒痢。

脾胃为气血生化之源，脾主统血，若脾气不足，血失统摄，溢于大肠可见便血、痢疾带血等。本案患者脾胃虚弱，脾气不足，运化不利，故见腹不痛而大便溏；脾气不足，血失统摄，肠络失和，故见时有血水；脉沉细为脾气不足、气血亏虚之征；故病机为脾气不足，血失统摄，肠络失和。治疗当温阳健脾，补气摄血，行气和络。二诊中脾胃阳气渐复，但大便仍带淡红血水，故仍用温摄之法，方用党参、白术、黄芪健脾益气，阿胶、生地、枸杞补血养血，青皮、乌药、炮姜行气温中，升麻升阳举陷、炙甘草益气健脾、调和诸药，共奏健脾益气，温阳止血之功。

## 案 2  湿热下注，中气已伤

朱右　休息痢于今四年，腹尚作痛，仍有里急后重，而肛门紧窄，是湿热下注，且有内痔。脉沉分弦劲，舌根腻尖滑质淡，中气已伤，虚实兼证，用药分寸，最宜斟酌。拟先和中行气，并泄直肠余蕴。

炒潞党一钱五分　炒冬术一钱五分　台乌药一钱五分　广木香六分　小青皮一钱五分　地榆炭二钱　炮姜炭五分　生紫草一钱五分　川柏皮一钱五分　全当归一钱五分　海南槟榔八分　赤芍一钱五分

二诊：昨授和中运滞，胃纳知味，而后重未除。脉沉按固弦，轻按则弱，中虚已露。然舌颇白腻，余湿不化，是脾运不良，法需健脾以化余滞。四年宿恙，诚非仓猝可蠲，惟中州轻健，渐渐能康复矣。

炒潞党一钱五分　炒冬茅术各一钱五分　台乌药一钱五分　广木香六分　炒白芍二钱　海南槟榔一钱五分　全当归二钱　川黄连八分　生紫草一钱五分　小青皮一钱五分　枳实导滞丸四钱（包煎）

【赏析】

体质素虚，或治疗不彻底，或收涩过早，致正虚邪恋，虚实互见，寒热错杂，使病情迁延难愈，为时发时止的休息痢。生理上，中焦脾胃燥湿相济，纳运相助，升降相因，脾胃健运则化湿升清降浊；病理上，脾胃失运则易气滞湿停热郁，湿热下注，迫于大肠，蕴结肠腑，则有腹痛、里急后重；热伤血络，溢于脉外，则可见便血等。

本案患者休息痢已四年，病久正伤，脾气虚弱，邪恋肠腑，传导不利，故腹尚作痛，仍有里急后重；脉沉分弦劲，舌根腻尖滑质淡是中气已伤、湿热下注之征。病势正虚邪恋，治宜攻补兼施，故治以和中行气，泄热止痢。方用党参、白术健脾益气，地榆炭、炮姜炭温中止血，生紫草、川柏皮凉血止血，当归、赤芍养血活血，木香、青皮、槟榔调气化滞。

## 案3 气阴两虚，肝脾不和

章左 休息痢起已两年，劳累复作，腹胀甚剧，红白并见，脉左小数弦搏且浮，右则细软，舌尖红中燥。根本大亏，甚非轻渺，姑与和调木土。

炒贡潞一钱五分 广木香八分 生鸡内金一钱五分 侧柏炭二钱 炒川柏一钱五分 四花青皮一钱五分 绿升麻四分 全当归一钱五分 焦冬术一钱五分 生芪皮一钱五分 海南槟榔七分 大白芍二钱 炒沉香曲一钱五分 另用苦参子仁每十粒作服

二诊：休息痢昨授扶中运化，稍减一筹，脉左弦，右浮按软，重按亦弦，舌薄白不腻，仍守昨意。

炒贡潞二钱 淮山药二钱 生鸡内金二钱 广木香八分 四花青皮一钱五分 炒建曲一钱五分 地榆炭一钱五分 柏叶炭二钱 绿升麻六分 生黄芪一钱五分 大白芍一钱五分 炒山萸肉三钱 春砂仁四分（打） 另服苦参子二钱

【赏析】

中焦脾胃气阴两虚，下痢时发时止，迁延不愈，常因饮食不当、受凉、劳累而发，病久正伤，邪恋肠腑，传导不利，故腹胀；肠络失和，血溢脉外，则红白并见。本案患者后天之本脾胃大虚，肝气乘脾，治当调和脾胃，止血止痢。方用补中益气汤加减，加青皮、沉香、槟榔疏肝理气、调气化滞。二诊时症状缓解，效不更方，稍佐砂仁行气化湿之品，全方攻补兼施，疏肝理脾，调和气血，达到了"调气则后重自除，行血则便脓自愈"的效果。

## 案4 中焦不运，火不暖土

汪左 体息痢缠绵多年，脾气不运可以想见，小溲短数，脉右手重按固弦，左极细实，舌尚浊，纳呆而不化，且泛恶，治法姑先健运行气。

制香附二钱 炙鸡金一钱五分 台乌药一钱五分 半硫丸一钱五分（分两次服） 花槟榔一钱 炒党参一钱五分 丁香柄四只 干柿蒂三钱 生打玄胡索二钱 青陈皮一钱五

分 炒六神曲二钱

吴茱萸三钱与生附子二枚打烂研，布包涂足心。

二诊：休息痢前议和中，滞下固不能即调，而呃逆较轻，脉虽细软，而重按仍弦。有年久恙，仍守通补兼施。

炒党参一钱五分　广木香七分　焦白术一钱五分　台乌药一钱五分　炙鸡金一钱五分　六神曲一钱五分　丁香柄五只　焦茅术一钱五分　佩兰一钱五分　生玄胡二钱　花槟榔八分　小青皮一钱五分　带壳紫蔻仁八分　半硫丸一钱五分（分两次吞）

【赏析】

休息痢是痢疾失治，迁延日久，或者治疗不当，收涩太早、关门留寇，酿成正虚邪恋而致，表现为下痢时发时止，日久难愈，总属本虚标实之证。本案患者休息痢缠绵多年，日久脾阳衰弱，运化不利，故见纳呆而不化；脾失运化，水湿内生，故舌尚浊，且泛恶。治疗健脾益气，行气化湿。方用党参、陈皮健脾益气，香附、乌药、槟榔、延胡索行气温中化湿，丁香、柿蒂行气降逆，鸡内金、神曲健脾和胃。另用吴茱萸、生附子打碎布包涂足心，即涌泉穴。这种内治、外治结合的方法健运中焦之力更强。二诊时仍守通补兼施的治法，加白术、蔻仁健脾温中，加佩兰、木香生气化湿。值得注意的时，两次均用到半硫丸一药，硫磺有补火助阳之功，半硫丸对于脾肾阳虚的痢疾可以起到固本培元、清肠止痢之效。

## 案5　脾肾衰微，气阴大伤

卓翁　素来大肠固涩之体而患滞下，本当大补中气而兼固涩封锁为治，奈参、术频投，始而似应，继则受劫。日来下次转多，挟红挟腻，询得秽气不盛，亦不觉热，腹痛大减，但知膜胀，其非实积已不然。脉沉小左手转实，右关弦劲，此土气柔弱，肝木胜之。舌后半虽有黄苔，前心一路光滑如磨，真阴耗象又是明征。病淹日久，正气日伤，殊虑棘手，况乎胃大呆，中州无健运之权。惟素体如是，除补中兜涩而外似无他技，断不能与寻常实证宜于攻破者作一例观。兹商同吴先生议于补脾之中，稍参行气和肝，固涩下焦关闸，惟冀稍稍相应，方是转泰。希高贤商正。

老山别直参一钱五分（另炖分冲）　制野于术一钱五分　陈枳壳四分　藕粉炒阿胶珠一钱五分　川黄连四分同炒淡吴萸十粒　椿根皮三钱　苦桔梗二钱　赤石脂五钱（包）　白芍炭四钱　广木香八分　金铃子肉二钱　玄胡索八分　贯仲炭一钱五分　煨升麻四分　带壳春砂仁四分（打）　另鸦胆子（去壳）十四粒（桂圆肉包，早、中、晚各吞十四粒）

二诊：函述滞下较减，时如水泻，惟滞犹未净，胃纳渐甦，最为泰境，睡醒喉舌枯涩，明是胃液大耗，舌心中光，亦是明征。前议补中兜涩，似有小效，法应踵步，参以养液，尚希吴先生回商致用。

老山别直参一钱五分（另炖分冲）　生大芪一钱五分　北沙参三钱　制野于术二钱　陈枳壳四分同炒　甘杞子四钱　干藿石斛四钱（先煎）　藕粉炒阿胶珠二钱　赤石脂一两（生打）　禹余粮一两（二味包煎）　煨升麻四分　煨益智仁四分　木香八分　白头翁三钱　炒白芍三钱　炒枳壳五分（后入）　另鸦胆子（仍如前法日服三次）十四粒

## 【赏析】

患痢疾日久损伤脾胃阳气，耗伤气阴，终致先、后天之本不足，脾肾衰微，气阴大伤，而呈现虚脱之势。本案患者久痢，频投人参、白术等补中益气之品，初始有所成效，之后反而下利次数变多，且大便黏腻带血，腹胀。这是因为脾胃素虚，滋补碍胃，反致气机不调，此时脾土虚弱，肝气乘之，故见腹胀、下利次数变多；舌后半虽有黄苔，前心一路光滑如磨，真阴耗象又是明征。因此，病机是脾肾衰弱，运化无权，肝木乘之，为本虚标实之证。治疗当以温补脾阳、健运中州为要，佐以少量疏肝行气之品，固涩收敛之品等。方中以补中益气汤加减，人参、白术、陈皮、砂仁健脾益气，阿胶、白芍、桂圆肉补益气血，木香、川楝子、延胡索行气疏肝，贯众炭、阿胶珠止血和络，升麻升阳举陷，川黄连、鸦胆子清肠止痢。二诊中脾胃转佳，但睡醒喉舌枯涩，明是胃液大耗，舌心中光，亦是明征。前议补中兜涩，似有小效，法应踵步，参以养液，继以益气养阴为要。方中加黄芪、北沙参、枸杞子益气养阴；赤石脂、禹余粮涩肠止泻等。此案中，重在健运中焦、益气养阴，体现了仲景"保胃气、存津液"的辨治思想。

## 案 6 脾阳虚衰，肾阴不足

王 二十九岁。三月四日：休息痢八年，胸痞腹痛，腰酸脊痛，脉弦，舌中光边白，纳食尚可。

潞党参一钱五分 青皮一钱五分 杜仲二钱 槟榔八分 陈皮一钱五分 甘草四分 白术一钱五分 木香六分 狗脊三钱 干姜八分 香附二钱 枳壳六分 乌药一钱五分 白芍二钱 羌活六分 当归一钱五分 独活一钱五分

**【赏析】**

患者患休息痢八年，日久耗伤脾阳，脾不健运，痰湿内生，困阻胸阳，故见胸痞；痰湿内阻，气滞不痛，脾络不和，故见腹痛。久病肾阴虚衰，故见腰酸脊痛；脉弦，舌中光边白均为脾阳虚衰，痰湿内生，肾阴不足之征。治疗当温阳健脾，行气化湿，滋阴补肾，强腰健脊止痛。方用党参、白术、陈皮、干姜温阳健脾益气；青皮、木香、香附、乌药行气化湿；杜仲、狗脊补益肝肾、强腰健脊；羌活、独活祛湿止痛，当归、白芍养血和营。痢疾的治疗，应根据其病证的寒热虚实，而确定治疗原则。热痢清之，寒痢温之，初痢实则通之，久痢虚则补之，寒热错杂者寒温并用，虚实夹杂者攻补兼施。本例是寒温并用、攻补兼施的典型案例。

# 十六、胁 痛

## 案1 肝郁气滞，痰凝胁下

吴 四十多岁。三月十八日：肝络不疏，痰凝气滞，痞块有年，右胁下上升攻痛则泛噁痰涎，脉涩，舌厚腻黄浊。

醋柴胡三分 全瓜蒌四钱 川连四分 枳壳一钱 白芥子三钱 椒红十粒 薤白三钱 淡吴萸十粒 制半夏二钱 木香五分 石菖蒲一钱五分 桂枝八分 郁金一钱五分 青陈皮各一钱五分 炮姜四分 乌梅四分 细辛三分

二十日复诊：脉弦而涩，痛少安，舌黄浊厚腻。上方去枳壳、醋柴胡、椒红、木香、桂枝、炮姜、乌梅、细辛，加丝瓜络、莱菔子、沉香曲、牡蛎。另：鳖甲煎丸一钱五分（分二次服）。

二十三日复诊：痛已止，舌厚化，津亦少脉虚大。再去青、陈、菔子、沉香，仍用炮姜，加白芍、川楝、杞子、冬术。鳖甲煎丸一钱（分两次吞）。

【赏析】

胁下乃肝经循行所过之处，右胁生痞，多考虑肝气不舒，气滞痰凝，结于胁下所致。泛噁痰涎，苔厚腻黄浊，是痰邪为患，郁久化热之象；脉涩，因气机不畅所致。综上，本案乃肝郁气滞，痰凝胁下之证。治当疏肝理气，破气化痰除痞。醋柴胡入肝胆经，能行肝经逆结之气，合枳壳，则一升一降，使肝气条达，气行通畅。青陈皮、木香同用，加强破气除痞之功，此亦"善治痰者，不治痰而治气，气顺则一身之津液亦随气而顺矣"之意。然痞块有年，有形之邪阻滞气机，故用半夏、陈皮、全瓜蒌、白芥子、菖蒲化痰散结，宽胸消痞。仲景云"病痰饮者，当以温药和之"，盖痰饮为阴邪，非阳无以化之，用薤白、吴茱萸，炮姜，椒红，桂枝，细辛辛温宣通，散结宣痹，助阳化阴，则痰饮自除。舌苔已见黄象，恐邪已郁久化热，则用黄连、郁金以清热散结。观全方使用辛散峻烈之药较多，虑其久服则耗阴动阳，故用乌梅酸敛生津相制。

二诊时，疼痛稍缓解，服药已近二十日，恐辛散峻烈之药耗阴动阳，故去一众温药，加丝瓜络、莱菔子、沉香曲、牡蛎、鳖甲煎丸，以增强行气通络化痰，软坚散结消癖之功。三日后复诊，厚苔已化，津少脉虚大，提示温燥之药已伤津液，故去青皮、陈皮、莱菔子、沉香，仍用炮姜温散宣通，加川楝子疏肝泄热散结，加白术、白芍、枸杞子以益气养阴生津。本案治疗痰癖，将行气、化痰、温散宣通三法有机结合，值得临床医生学习。

## 案2  肝脏虚寒，肝气挟痰饮上逆

俞文炳，字燮臣。三月二十二日据函议方：述气逆攻痛，右乳下肋骨尽处尤甚，病起去年，痛则喜按，天寒尤剧，夜间痛作，必坐而假寐，俟其气从下达，痛乃渐平，不言脉象舌苔，症之虚实寒热无从悬惴，姑议和肝泄降，参以温养行气宣络，虽未必中，亦不为害。

旋覆花三钱　瓦楞壳四钱　丝瓜络一钱五分　小茴香三分　金铃子二钱　北细辛三分　制香附一钱五分　炮姜炭四分　生牡蛎四钱　黄郁金一钱五分　台乌药一钱五分　木香六分　蔻仁一粒　法半夏一钱五分

四月二十三日来函：服方痛减其半，操作则气坠小腹胀痛，必下气通而始快，舌苔薄白而滑，饮食喜热，痛时无呕恶，平时胸膈舒泰，此非痰饮可知。再议补中温运，兼养肝肾之阴。上方去瓦楞壳、细辛、牡蛎、木香、蔻仁、法半夏，加潞党参二钱、白术一钱五分、生姜六分、沙参三钱、杞子三钱、肉桂四分、明附片八分、青陈皮各三钱、炙甘草五钱、紫蔻壳三分。

【赏析】

"胆足少阳之脉……其直者，从缺盆下腋，循胸，过季胁……"，右乳下肋骨尽处，气逆攻痛，考虑为病在少阳，肝气上逆所致；痛而喜按，天寒犹剧，夜间作痛，为虚寒之象；患者致函求医，不言舌苔脉象，虚实寒热难以判断，姑且试从肝脏虚寒，肝气挟痰饮上逆考虑。肝气以降为顺，《金匮要略·痰饮咳嗽病脉证并治》云："病痰饮者，当以温药和之"，拟以和肝泄降，温养行气宣络为治法。金铃子行气疏肝泄热，郁金解郁疏肝，加丝瓜络以络走络，使肝气条达，肝络通畅；旋覆花辛咸微温，降气消痰，半夏燥湿化痰；瓦楞壳消痰软坚散结，生牡蛎软坚散结，四者合用以消散内停之痰饮。制香附、台乌药、木香、小茴香、蔻仁温里行气；炮姜炭温中止痛；细辛辛温化饮，通窍止痛。

二诊患者致函来告，服方痛减一半，可知一诊证治相应。患者操作则气坠小腹胀痛，必下通而始快，痛时无呕恶，而无眩晕之感，平时亦胸膈舒泰，且舌苔薄白而滑，考虑兼有脾胃虚弱，而无痰饮为患，故拟治法为补中温运，兼养肝肾之阴。前方去消痰之瓦楞壳、生牡蛎、法半夏，去辛燥之细辛、木香以防止过于辛燥耗伤肝肾之阴。患者脾胃虚弱，故在前方基础上加用潞党参、白术、炙甘草、生姜以温养、健运脾胃；青陈皮、紫蔻壳行脾胃气机之郁滞；明附片、肉桂少量温补肾气，取其"少火生气"，以激发正气御邪；再予沙参、枸杞滋养肝肾之阴；加上前方和肝泄降之品，全方共奏温阳健脾，行气疏肝和胃，滋补肝肾之功。

## 案3　表邪未解，肺络失宣

王　四月二十五日：肋痛畏风，咳不扬，脉细弦，舌腻。昨有衄血。

大力子　杏仁　浙贝　桑白皮　全瓜蒌　玉蝴蝶　白芥子　丝瓜络　丹皮九孔决明　礞石　葶苈子　橘红络　山栀

【赏析】

本案主症为咳嗽、衄血，因伴有畏风，肋痛，考虑既有外感表邪未解，又有肝气失疏，肺络失宣。牛蒡子、杏仁、玉蝴蝶三药同用，轻清宣扬，疏风宣肺止咳，正符"治上焦如羽，非轻不举"。苔腻是痰湿内蕴之象，故用浙贝、全瓜蒌、礞石，清热化痰止咳，合以辛温之白芥子，温肺利气豁痰，通络散结止痛；桑白皮、葶苈子同用以泻肺平喘；丝瓜络、橘红络二药，以络走络，通络止痛。九孔决明是石决明，其性味咸平，入肝经，合礞石，可引诸药入肝经，坠痰平肝，以止肋痛。丹皮凉血活血，合山栀子，清热止血平肝。全方共奏疏风宣肺、化痰止咳、平肝通络止痛之功。

## 案4　气滞津停，痰湿内阻

唐　五十岁。三月六日：先因闪气，胸脘闷塞，两胁支撑，不时举发，脉涩、舌薄腻。

瓜蒌皮　郁金　枳实　当归　薤白　细辛　川楝子　木香　乌药　青陈皮　石菖蒲　蔻仁

【赏析】

本案因闪气而发，是有气机阻滞不畅之因；胸脘阻塞，两胁支撑是气滞不通之象，并提示病位在肝肺。苔腻，因气滞津停，痰湿内阻之故。治当以行气化痰，散结止痛为法。《金匮要略·胸痹心痛短气病脉证并治第九》云："胸痹心中痞，留气结在胸，胸满，胁下逆抢心，枳实薤白桂枝汤主之，人参汤亦主之。"

枳实，薤白，瓜蒌皮三药同用，方含枳实薤白桂枝汤之意，枳实行气导滞，直达下焦而破坚，薤白辛温通阳、散结行气，瓜蒌皮苦寒清热，宽胸涤痰。三药同用以通阳散结，行气化痰。乌药辛温，入厥阴肝经，行气疏肝，散寒止痛；细辛辛温，可温化寒痰，温经止痛；川楝子、青皮、陈皮疏肝理气；木香行气止痛，六药辛温芳香，合而用之，加强行气疏肝止痛之功。舌苔薄腻，则以石菖蒲、蔻仁芳香化浊，醒脾除湿。当归、郁金活血补血，调血以利气，并佐制诸行气药辛温耗气伤阴之弊。

# 十七、癥瘕积聚

## 案　气滞血瘀，痰浊阻滞

张　正月二十三日：脘闷，左胁形块，脉右关弦滑。

瓜蒌皮二钱　瓜蒌子三钱　全当归一钱五分　大贝母三钱　乌药一钱五分　陈皮二钱　川楝子三钱　大腹皮二钱　元胡一钱五分　白芥子二钱　金匮鳖甲煎丸一钱五分　薤白一钱五分　郁金一钱五分　木香六分　细辛三分

【赏析】

癥瘕即积聚之别名也。此证病在于腑。六腑属阳，以转输为常，反之六腑失去推动转输之职，则阴阳失调，寒、食、气、血互为搏结，壅塞不通，则脘闷，左胁形块，脉右关弦滑，为癥瘕积聚之症。《诸病源候论·瘕病候》曰："瘕者皆由寒温不调，饮食不化，与脏气相搏结所化生也……。若病虽有癥结，而可推移者名为瘕者，假也，谓虚假可动也。"

本案患者左胁形块，其病在腑，治疗非通其腑，行其气则壅结之症难易消除，故以瓜蒌皮、瓜蒌子、大腹皮、大贝母以通腑、散结、行气；加陈皮、木香、薤白行气降逆，延胡索、乌药、郁金、当归、细辛活血散瘀止疼，金匮鳖甲煎丸软坚散结。诸药合用，既能疏其气血，调和阴阳，散其癥结，则癥瘕诸症自除。

# 十八、肿 胀

## 案1 脾肾阳虚

方左 三十余岁。三月十四日：去年先泄后肿，病后失调，脾肾两亏，水邪泛溢，足肿腹胀，小溲清利，舌白如纸，明是真阳欲灭，亟投附子理中、金匮肾气合法，以观动静。

原附块一钱五分 油官桂一钱 潞党参一钱五分 干姜六分 生草四分 茅术一钱五分 车前子三钱 牛膝二钱 吴萸一钱 泽泻一钱五分 茯苓皮二钱 紫菀一钱五分 九孔决明二钱

十八日二诊：诸证相安，神情稍振，原法增损。

原附块一钱五分 油官桂一钱 潞党参一钱五分 干姜六分 木瓜三钱 生甘草四分 萸肉二钱 大腹皮三钱 车前子三钱 冬瓜皮三钱 牛膝二钱 茯苓皮二钱 紫菀一钱五分 茵陈三钱 青陈皮各八分

【赏析】

水肿是指因感受外邪，饮食失调，或劳倦过度等，使肺失宣降通调，脾失健运，肾失开合，膀胱气化失常，导致体内水液潴留，泛滥肌肤，以头面、眼睑、四肢、腹背，甚至全身浮肿为临床特征的一类病证。

本案之肿胀为脾肾阳虚所致。《诸病源候论·水肿病诸候》曰："水病者，由肾脾诸虚故也。肾虚不能温通水气，脾虚不能制水，故水气盈溢。"《医宗必读》曰："水虽制于脾，实则统于肾，肾本水脏，元阳寓焉，命门火衰，既不能自制阴寒，又不能温养脾土，则阴不从阳，而精化为水，故水肿之证，多属火衰。"故以附子理中、金匮肾气合法亟投，以复脾肾之阳。方证合拍，二诊继以原方稍事加减，则肿胀可除。

### 案2　脾肾阳虚，水寒内聚

徐右　三十四岁。四月二十日：产后三月，脾肾两亏，水邪泛滥，脚肿猱升，面浮腹膨，气色痿黄，便溏，腹痛，唇舌淡白，脉细，脉症尚合，亟投大剂真武肾气合法，当有转机。

原附块二钱　川桂枝六分　焦冬术一钱五分　带皮苓四钱　炮姜炭一钱　老苏梗三钱　怀山药一钱五分　怀牛膝一钱五分　吴萸四分　车前子三钱　旋覆花三钱（包）　细辛三分　大腹皮三钱　带节麻黄四分　局方黑锡丹一钱

另冬瓜皮一两　散通草五钱　煎汤代水

十九日二诊：诸症略减，胃纳稍加，原法加味。

潞党参一钱　原附块二钱　整段桂枝三钱　焦冬术一钱五分　带皮苓四钱　炮姜炭一钱　怀牛膝一钱五分　吴萸四分　车前子三钱　大腹皮三钱　带节麻黄四分　紫菀三钱　黑锡丹一钱

再用冬瓜皮一两　散通草五钱　煎汤代水

【赏析】

《景岳全书·肿胀》载："凡水肿等证，乃肺、脾、肾三脏相干之病。盖水为至阴，故其本在肾；水化于气，故其标在肺；水唯畏土，故其制在脾。今肺虚则气不化精而化水，脾虚则土不制水而反克，肾虚则水无所主而妄行。"水肿病位在肺、脾、肾，而关键在肾。脾主运化，布散水精；肾主水，水液输化有赖于肾阳的蒸化、开阖作用。

妇女产后，精气耗伤，脾肾两虚，脾失转输，水湿内停，肾失蒸化，开阖不利，水液泛滥肌肤，则为水肿。气色痿黄，便溏，腹痛，唇舌淡白，脉细，是脾肾亏虚，精气血不足之虚证，又有面浮腹膨，是虚中夹实证也。综上，本案为脾肾阳虚，水寒内聚之证，治当补肾健脾，助阳化气，行水消肿。方用真武汤合肾气丸加减。附子、吴茱萸二药，味辛性热，用之温肾健脾助阳，以温运水湿，化气行水。合用牛膝、山药，加强补肾健脾之功，牛膝尚能逐瘀通经，利尿通淋，有利于水湿运化。焦白术健脾燥湿，带皮茯苓、大腹皮、车前子利水渗湿健脾，四药同用使水邪从小便而去。佐以炮姜炭之温散，既助附子温阳散寒，又合苓、术宣散水湿。桂枝为佐，又有五苓散之意，合细辛以助温经散寒、温阳化气行水。麻黄、苏梗、旋覆花入肺经，通调水道，下输膀胱，降气消痰行水。另服黑锡丹以助阳化气行水，冬瓜皮、通草煎汤代水以渗湿利水消肿。

### 案3　脾肾亏虚，气滞水停

某左　脾肾两亏，膨胀起伏，腹鸣便溏，脉迟带弦，舌不甚腻，宜温养柔肝，暂缓进补。

川楝子一钱五分　乌药一钱　藿梗一钱五分　明附片一钱　淡附片五分　淡吴萸四分　制半夏一钱五分　炮姜炭四分　乌梅肉炭一钱五分　炒萸肉二钱　生淮山药三钱　生鸡金二钱　炙干蟾蜍半只　小青皮一钱

二诊：脾虚膜胀，溏泻纳呆，前接温养扶土，便坚胀定，脉本弦涩，今渐流利，舌尚薄白，是当补脾运气，兼以柔肝。

西潞党一钱五分　炒冬术一钱五分　炒萸肉二钱　杞子二钱　乌药一钱五分　生淮山药三钱　广木香八分　生牡蛎三钱　制半夏一钱五分　金铃子一钱五分　广皮一钱　炮姜炭四分　带壳春砂仁（杵）五分

三诊：脾弱膜胀，昨授温运，已见桴应，胃纳亦醒，脉迟而弦，舌滑无苔，宜扶土和水。

炒贡潞一钱五分　台乌药一钱　青陈皮各一钱　炒白芍二钱　炮姜炭四分　生淮山药三钱　净萸肉二钱　炒冬术一钱五分　生鸡内金二钱　半夏一钱五分　广木香八分　淡吴萸四分　生石决明二钱

【赏析】

腹部膨胀起伏，腹鸣便溏，是中焦气滞，脾失健运之象，脉迟带弦，提示病延及肝，此时当温养柔肝为主，用山茱萸、淮山药滋补肝脾肾之阴；明、淡附片，吴茱萸，乌药，炮姜炭同用温养肝脾肾之阳；青皮、川楝子、乌药、藿梗行气疏肝；炙干蟾蜍、半夏、鸡内金行水湿，化痰散结。乌梅酸敛生津，制温燥药升浮伤阴之弊。二诊时以脉象由弦涩变为流利，大便成形，腹胀好转，因前方温养扶土之功也。此时病机偏于脾胃虚弱，治当补脾运气，兼以柔肝。西潞党、炒冬术、生淮山药补益脾胃，炮姜炭温养健脾，广皮、广木香、砂仁、乌药同用加强燥湿健脾、行气助运之功；炒山萸肉，枸杞子滋补肝肾，滋先天以补后天；金铃子疏肝泄热，助肝体以顾肝用；生牡蛎、制半夏化痰散结。

温运之方既授，脾胃得养，故三诊时腹胀、纳呆好转。而舌苔见滑，是水湿之象，治当培土制水；脉迟而弦，仍兼和肝。二诊时守前方温补健运脾胃、燥湿健脾利水、醒脾行气助运之药不变，加淡吴茱萸，生鸡内金，以加强温养脾胃、健运中焦之功；去枸杞子之滋腻，加青皮、炒白芍，破气消痞、滋补肝血，以气血并治，肝体、肝用同调，加生石决明以平肝潜阳。

## 案4　中焦气滞，湿浊蕴脾

丁左　脾阳少斡运之能，中脘膜胀，脉小而弦，舌浊垢，先宜芬芳运滞。

炒茅山术二钱　乌药一钱五分　炒沉香曲一钱五分　生鸡金二钱　炮姜炭四分　广藿梗一钱五分　青皮一钱五分　广木香八分　炙五谷虫六分　陈香橼一钱五分　带壳紫蔻仁四分（杵）　九节菖蒲五分　瓜蒌实三钱

二诊：中阳少运，肝木挟痰热上递，泛恶膜胀，脉颇细实，舌根黄腻，中心独光。再以芳香化浊，调胃和肝。

炒茅术一钱五分　淡吴萸七粒以黄连三分同炒　制半夏一钱五分　广郁金一钱五分　广木香七分　炒枳壳四分　象山贝三钱　瓜蒌皮三钱　青皮四分　九节菖蒲五分　炙五谷虫四分　生鸡金一钱五分

三诊：湿痰郁滞，肝木助虐，中脘膜胀，膨大如鼓，再与和柔，诸症未减，大便粘稠。湿热下行尚为顺境，而腹绷依然，恐成单腹，殊非轻渺。姑进商疏化，冀得应手为吉。

茅术炭三钱　陈枳实五分　九节菖蒲七分　广郁金一钱五分　炒建曲二钱　生鸡金二钱　炙干蟾腹一只　花槟榔一钱　炒莱菔子三钱　广木香八分　陈香橼二钱　青皮一钱五分　炙五谷虫八分　干姜皮五分

丹溪小温中丸，分两次吞。

四诊：湿热痰蟠结不化，气滞不宜，中脘窒塞，腹笥膨隆，脉弦涩，重按甚搏，大腑干结，舌苔黄垢剥落。再和肝木，开结泄痰。

金铃子二钱　生玄胡二钱　油当归二钱　茅术一钱五分　乌药一钱五分　陈胆星一钱五分　建神曲一钱五分　生鸡金二钱　广木香七分　生远志肉二钱　九节菖蒲七分

另枳实导滞丸四钱（布包同煎）

【赏析】

《素问·阴阳应象大论》云："清气在下，则生飧泄，浊气在上，则生䐜胀。"患者中脘膜胀，舌浊垢，脉小而弦，考虑为湿浊之邪郁于脾胃，故初诊治之于芬芳运滞之法。方用炒苍术燥湿健脾；青皮、广木香、陈香橼、炒沉香曲、广盐梗、带壳紫蔻仁等芳香之品健脾行气消积；生鸡金消积化滞；九节菖蒲化湿开胃；瓜蒌实、炙五谷虫化痰，兼清脾胃湿浊郁滞之热；再予以少许炮姜炭温暖中焦，使其运化有力。

二诊时，因其泛恶，舌根黄腻，张氏认为病机为中阳少运，肝木挟痰热上逆，故治之以芳香化浊，调胃和肝。于初诊方中加用金铃子散以疏肝泄热，广郁金疏肝行气解郁，贝母以化痰。其它诸药虽有变动，大致功效不离健脾、化痰、消积、行气，故不赘言。

三诊，患者出现腹大如鼓之症状，《景岳全书·气分诸胀论治》："单腹胀者名鼓胀，以外虽坚满而中空无物，其像如鼓，故名鼓胀。"《医学入门·鼓胀》："凡胀初起是气，久则成水——治胀必补中行湿，兼以消积，更断盐酱。"方用苍术炭健脾，陈枳实、九节菖蒲、炙干蟾腹、广木香、陈香橼行气化痰，广郁金疏肝行气解郁，炒建神曲、生鸡金、炙五谷虫、炒莱菔子消积，干姜皮温中焦脾胃。再辅以小金丸健脾疏肝解郁，清热化湿。四诊时，患者仍腹筒膨隆，又添大腑干结，舌苔黄垢剥落，呈现一派中焦湿热之象。而脉弦涩，重按甚搏，考虑有肝郁乘脾之机。乃治以金铃子散以疏肝泄热；苍术健脾化湿；油当归养肝补血，防止其用阳太过，兼以润肠通便；陈胆星、九节菖蒲、生远志化痰通络；乌药、广木香行气；建神曲、生鸡金消积；另服枳实导滞丸消食导滞，清热祛湿。

此案患者病情逐渐演变，病机有化热入里之趋向，而治法也随证而变，可谓活用仲景"观其脉证，知犯何逆，随证治之"之典范。

### 案5　肝气失疏，肺脾肾虚

孙左　病久气营两亏，咳呛绵延，痰中前曾见血，胃纳无多，近则胁下腹胀，大脐溏薄，且觉腹痛，脉细少神，舌则红而花。正气甚疲，调腹非易，姑先顺气和肝，调中摄纳。

米炒贡潞各一钱五分　天台乌药一钱五分　生紫菀八分　生玄胡一钱五分　广橘络一钱五分　旱莲草二钱　大贝母二钱　带皮苓二钱　广木香四分　旋覆花（包）三钱　川朴花一钱五分　炒山萸肉一钱五分　广藿梗一钱五分　生打代赭石二钱

二诊：腹胀原是脾肾两亏，所以能食而不易化。日来舟居，未免新风外袭，咳呛益甚，络脉激痛，脉小，舌光且滑。培本固元，未易速功，且肺气不展，宜疏新感而两顾之。

炒大力子一钱五分　青防风四分　生紫菀三钱　杜兜铃一钱五分　玄胡二钱　象贝母二钱　台乌药一钱五分　广木香八分　旋覆花（包）三钱　广郁金一钱五分　大腹皮三钱　尖槟榔八分　带壳砂仁四分（杵）

【赏析】

本案患者病腹胀，同时见有咳呛日久，痰中带血，纳少、腹痛、便溏，是肺脾肾亏虚之象。肺肾不足，气之宣降、摄纳失司，则咳呛日久不愈；脉细少神，舌红而花剥，提示阴血不足；脾虚失运，则纳少、腹痛、便溏。近日出现胁下腹胀，考虑病在少阳，肝气不疏。综上，本证病机为肝气不疏，兼有肺脾肾气虚，治当顺气和肝，调中摄纳。党参、带皮茯苓、橘络健脾益气，燥湿行气；木香、厚朴花、藿梗、乌药行气止痛、芳香燥湿、开胃助运，加延胡索，增强行气活血止痛之功；紫菀、浙贝母、旋覆花润肺下气，化痰止咳；旋覆花、代赭石二药合用，降肺、肝之气逆，平喘止咳，平肝降逆。旱莲草、山萸肉滋补肝肾之阴，旱莲草又能凉血止血，以治其痰中带血。二诊时，患者新添外感，治当解表与治里兼顾。牛蒡子、防风、杜兜铃疏风宣肺，清热利咽；紫菀、象贝母、旋覆花，润肺下气，化痰止咳；木香、砂仁、乌药、延胡索、郁金行气活血止痛，宽中消胀；大腹皮、槟榔同用，破气行水，下气消胀。全方共奏疏风利咽，止咳化痰、行气消胀之功。

### 案6 寒湿困脾，水饮内停

荀左 十九岁。五月十九日：单腹肿，病起六七旬。脐几欲突，脉虽弦劲，舌光无苔，足肿大便溏，腹痛，是宜温中。

潞党参一钱 冬术一钱五分 炮姜五分 厚附子八分 甘草四分 官桂八分 鸡内金一钱五分 青皮一钱五分 桂枝一钱五分 干蟾腹一只 紫菀二钱 车前子三钱 冬瓜皮三钱 牛膝二钱 乌药一钱五分 熟地三钱 砂仁八分 小温中丸四分（另吞）

【赏析】

《素问·至真要大论》云："诸湿肿满，皆属于脾。"患者脾失健运，水液运行不利，停聚于腹，故单腹肿，脐几欲突；水湿之邪停聚于足，则足肿大；脾运化不利，不能为胃行其津液，津液偏渗于大肠，故便溏；脾络不和，且停聚之水湿阻滞气血运行，不通则通，故腹痛；经云"年四十而阴气自半也，起居衰矣"。

患者起病六七旬，病程较久，病久延及肾精，阴津失于上承，则舌光无苔；脉弦劲，主寒主水主肝郁也。综上此证病机为寒湿困脾，脾失健运。《素问·汤液醪醴论》："平治于权衡，去菀陈莝……开鬼门，洁净府。"拟从温中健脾，利水消肿而治。方用理中丸温中祛寒，补气健脾；熟地滋补肾精；厚附子、官桂温补肾阳，少火生气；桂枝助阳化气，温通经络，且合理中丸而成桂枝人参汤，增强其温阳健脾之作用；乌药温脾、胃、肾，兼行三者之气机，加强理中丸之功效；青皮疏肝行气，使肝气条达，木不犯土；砂仁温中行气；车前子、冬瓜皮利水消肿；紫菀肃降肺气，以复肺之通调水道之功；干蟾腹解毒利水消肿；鸡内金消积。《血证论·阴阳水火气血论》："瘀血化水亦发水肿，是血病而兼水也。"又"血不利则为水"，故用牛膝活血以利水。张氏匠心独运，恐本方不周全或者药力不到，又用小温中丸消食助运，理气补血。本方辨证准确，考虑周全，值得深思。

### 案7 气滞水停，痰湿瘀阻

张左 单腹胀，形巨为鼓，其势已极，小便不畅，纳食呆化，脉弦搏指，舌则红滑无苔。症入危途，殊难桴应，勉议疏化，以尽人力。

全瓜蒌三钱　生白芍三钱　陈枳壳六分　生玄胡二钱　车前子三钱　干蟾蜍一只
川紫朴八分　另木香槟榔丸三钱（分两次服）

大便通而不畅，加黑丑二钱、建曲二钱、地榆二钱。

【赏析】

《景岳全书·气分诸胀论治》："单腹胀者名鼓胀，以外虽坚满而中空无物，其像如鼓，故名鼓胀。"《医学入门·鼓胀》："凡胀初起是气，久则成水……治胀必补中行湿，兼以消积，更断盐酱。"鼓胀多见于疾病终末期，此患者形巨为鼓，其势已极，治疗颇为棘手。脾失健运，故纳食呆化；水液运行不畅，则小便不利；久病耗气伤阴，故舌红无苔。脉弦，舌滑是水湿之象。方用全瓜蒌宽胸化痰；陈枳壳行气化痰；生延胡索、白芍同用，同调肝气肝血，兼顾肝体肝用，防止其乘脾；车前子利水消肿；川厚朴肃降肺气，以复肺之通调水道功能，且肺气降大肠气亦随之而降，以通腑泄浊；干蟾蜍解毒利水消肿；牵牛子通便利水；神曲消积化滞；地榆收敛大肠之气，防止牵牛子作用太过；另服枳实导滞丸行气导滞，攻积泄热。全方重在疏化，只因患者正气不足，用药太猛反而伤及正气，加剧病情，值得临床医生思考借鉴。

## 案8　气滞湿阻，瘀血内结

吴右　单腹胀补中化滞，渐能退舍。刻届汛期，虽尚露而少腹膜胀，脉小舌楚，暂参和营。

贡潞党一钱五分　淮山药二钱　炮姜炭一钱五分　广木香八分　台乌药一钱五分　生玄胡一钱五分　查肉炭一钱五分　桃仁泥一钱五分　泽兰一钱五分　大腹皮二钱　全当归一钱五分　干蟾蜍半只　壳砂仁（打）四分　干地鳖虫七只　陈枳实四分

二诊：单腹胀通补兼施，症减八九。近日天寒新感，畏风微热，咳嗽有痰，胃纳无味。此须展肺以疏新风，俟感邪化后，再图固本。

紫苏叶八分　青防风五分　杜兜铃八分　路路通（去刺）二钱　法半夏一钱五分　生紫菀二钱　白前一钱五分　白薇一钱五分　光杏仁二钱　广皮一钱五分　胡大海二枚　台乌药一钱五分　生玄胡一钱五分

【赏析】

本案为腹胀案，前施补中化滞之法，腹胀渐消，而今月经来潮，脉小舌楚，虽有腹胀，不宜只顾行气通滞，而应兼以和营补血之法。党参、山药健脾益气；木香、砂仁、枳实、乌药、大腹皮，行气破滞消胀，乌药、炮姜炭温化水湿；玄胡、楂肉炭、桃仁泥、泽兰、全当归补血和营，活血止痛；大腹皮、干蟾蜍、泽兰同用，尚能利水除湿，化痰散结，合土鳖虫则加强逐瘀散结消胀之功，全方攻补兼施，行气化湿消胀，同时补血和营散结。二诊时，腹胀已消十之八九，然患者外感表邪，出现微热畏风，咳嗽有痰，胃纳无味等肺卫表证，则当先表后里，表解之后再行固本，以防止表邪入里，加重病情。紫苏、防风、白薇祛风清热解表，紫菀、白前、杏仁、陈皮、法半夏同用，润肺下气、化痰止咳；杜兜铃、胡大海，清热利咽；乌药、延胡索、路路通三药同用，行气活血通经，兼顾里证。全方共奏祛风清热解表、化痰止咳利咽之功。

## 案9 脾阳亏虚，寒湿中阻

吴清泉君 四十三岁。三月二十七日，能食单腹胀，大腑久溏，食油腻必泄。前年类疟多时，左胁下疟母，脉细弱，舌光淡白，宜理中。

潞党参一钱五分 炮姜六分 炙草四分 升麻四分 白术一钱五分 明附片一钱 木香六分 柴胡四分 黄芪一钱五分 鸡金一钱 青陈皮各一钱五分 砂仁一粒 金匮鳖甲煎丸一钱五分 香橼一钱 茵陈一钱

【赏析】

《伤寒论》第277条有云："自利不渴者，属太阴，以其脏有寒故也，当温之，宜服四逆辈。"本案吴君病疟多时，迁延反复，疟邪假血依痰结痞块于左胁下，正邪交争日久，脾阳受损，阳虚寒凝则见腹中胀满，运化失司升降失常则久溏，脉细弱、舌光淡白可证。予附子理中汤温中散寒、健脾燥湿。脾虚下利，故重用党参白术，健脾燥湿，辅以黄芪升麻，补脾升清，清阳得升则便溏可减。寒凝气滞则腹胀，以附子、炮姜温阳散寒，陈皮、木香、砂仁、香橼行气化湿醒脾则腹胀可愈。予鳖甲煎丸加茵陈清肝经湿热，活血化瘀，软坚散结，以疗疟母。甘草补虚，亦可调和诸药，全方攻补兼施，详略得宜，共奏温中健脾散结消癥之效。

## 案 10　脾肾阳虚，水饮内停

吴右　六月望日：疟后成鼓，腹大如牛脚肿，病虽匝月，脉细，足冷，畏风，舌白无华。

附片一钱五分　白术一钱五分　萸肉三钱　桂枝一钱　大腹皮二钱　桂心一钱　车前子三钱　鸡金一钱五分　炮姜八分　木通一钱　白芍二钱　淮牛膝二钱　干蟾腹一只　冬瓜皮二钱　乌药一钱五分

【赏析】

清·王旭高有云："肾之真阳盛，则水皆内附，而与肾气同蛰藏。唯肾之阳虚不能制水，则水得泛滥而为病。"患者病疟日久，累及肾阳。肾阳虚衰，温煦不足，故六月中旬仍觉肢寒畏风。阳虚水泛，浸渍于肌肤四肢，故见腹大如牛、脚肿，脉细舌白可证。治以温阳利水，予真武汤加减。

方中附子辛热以壮肾阳，使水有所主，乌药温肾散寒，吴茱萸酸温质润，补肾阳益肾精，白术健脾制水，加鸡内金增强消导之功，桂枝、炮姜温经散寒，以助行水，车前、木通引水下行，使邪有去路，大腹皮行气除胀满，与冬瓜皮合用以行水消肿，少用干蟾腹利水消胀，以牛膝活血利水，引药下行，直达病所。白芍酸而微寒，敛阴缓急，并制全方之温燥。

## 案 11　脾虚失运，气滞水停

祝　二十四岁。六月十四日：往来寒热二十天，色黄腹胀，前溏泄腹痛，脉细，舌薄白。

潞党参一钱五分　升麻四分　当归一钱五分　陈皮一钱五分　白术一钱五分　柴胡五分　茵陈三钱　茯苓皮三钱　干姜五分　炙甘草四分　黄芪一钱五分　木香五分　砂壳四分

【赏析】

患者脾胃气虚，运化无力，水谷精微运化失司，脏腑组织失养，故见面色萎黄。水液代谢失司，水湿内停，阻碍气机升降，故见腹胀腹泻便溏。气滞中焦，郁而化热，水湿为寒邪，故见往来寒热。治以补中益气，行气利水，予补中益气汤加减。黄芪、人参、白术补中健脾益气，当归养血和营，脾虚易滞，以陈皮、木香、砂仁健脾行气，兼以防补气之壅塞，小量柴胡、升麻协益气之品以助升清阳，引黄芪、人参甘温之气味上升，炙甘草健脾益气，并能调和诸药。干姜温中散寒，兼茯苓皮淡渗利湿。为防水湿久停化热，湿热内生，以茵陈清利湿热。全方兼顾补中益气，行滞化湿之效，补而不滞，甘温以除热。

## 案 12　脾肾阳虚，气化不利

黄　五十七岁。六月三日：单腹胀小溲点滴，脉细，舌白无华。

炮姜六分　川牛膝二钱　白芍二钱　乌药二钱　附片一钱　陈皮二钱　大腹皮二钱　白术一钱五分　茯苓皮二钱　木香六分　细辛四分　桑白皮三钱　金匮肾气丸

【赏析】

《证治准绳·闭癃》有云："闭癃合而言之一病也，分而言之则有暴久之殊。盖闭者暴病，为溺闭，点滴不出，俗名小便不通是也；癃者久病，溺癃淋漓，点滴而出，一日数十次或百次。"又《素问·灵兰秘典论》："膀胱者，州都之官，津液藏焉，气化则能出矣。"患者肾气虚，气化失常，故少腹拘急，小便不利，脉细，舌白无华可证。治以温肾助阳、化气行水。方用金匮肾气丸、真武汤合五皮饮加减。

附子、炮姜、乌药辛温，温肾阳以化气，茯苓皮淡渗利水，白术、木香健脾燥湿行气，白芍酸而微寒，敛阴缓急兼制附子、炮姜、乌药之温燥，牛膝性善下行，活血祛瘀、利水通淋。茯苓皮、桑白皮、大腹皮、陈皮合用，行肺脾之气，使水液下输膀胱而出，少量细辛发散表寒，有提壶揭盖之意，辅以金匮肾气丸补肾助阳，化气行水。全方主以温阳，并行通利，兼顾肺脾肾三脏，共奏化气行水之效。

## 案 13　阴虚肝郁，横逆犯脾

应　三十四岁。三月十一日：左腹痞块五年，腹胀，脉迟而涩，舌无苔红燥，头胀，此肝肾阴虚，不宜攻破，姑先滋养行滞。

北沙参　杞子　白芍　生地　砂仁　木香　乌药　枣仁　香附　青皮　陈皮　首乌　枳壳　桃仁

【赏析】

张氏《中风斠诠》有云："凡胁肋胀痛，脘腹揢撑，多是肝气不疏，刚木姿肆为病。治标之法，每用香燥破气，轻病得之，往往有效。但气之所以滞，本出液之不能充，芳香气药，可以助运行，而不能滋血液。且香者必燥，燥更伤阴，频频投之，液尤耗而气尤滞，无不频频发作，日以益甚，而香药、气药不足恃矣。驯致脉反细弱，舌红光燥，则行气诸物，且同鸩毒。"本案应君左腹痞块五年，腹胀，考虑肝气郁滞，横逆犯脾，究其本源，脉迟而涩、舌无苔红燥提示肝肾亏虚，气火内郁，循经上扰，则见头胀。治宜益肾养肝，调畅气机，予一贯煎加减。

生地、枸杞、首乌补肝肾、益精血，滋水涵木，白芍酸敛肝阴，养血柔肝，北沙参养阴生津，酸枣仁养心益肝，香附、枳壳、陈皮疏肝理气，调畅气机，乌药、木香、青皮行气止痛，疗脘腹之胀痛，桃仁润肠通便。疏肝行气药物配合大队滋阴养血，使肝肾得养，精血渐复，肝气得舒，腹胀亦除。

## 案 14　肾虚水停，肝郁气滞

王　五月二十七日：肿胀后火气来复，胃好，有时小溲不爽，涎沫频仍，脉左弦，宜泄肺摄肾和肝。

生紫菀三钱　茯苓四钱　淮牛膝二钱　磁石二钱　柔白前三钱　川楝子三钱　丹皮一钱五分　石英三钱　川桂枝八分　车前子三钱　旋覆花三钱　济生肾气丸四钱（另吞）

昨方两服，大溲畅解，并不溏泄，小溲尚不多，脉右细软，左带弦象，舌薄白，宜温中泄肺摄肾，上中下兼顾。

潞党参一钱五分　紫菀三钱　菖蒲一钱　旋覆花三钱　远志二钱　磁石二钱　前胡三

钱　苍术一钱五分　白术一钱　青陈皮各一钱五分　乌药一钱五分　浮海石二钱　干姜四分　木香四分　制半夏二钱　炙甘草五分　石英四钱　济生肾气丸四钱（另吞）

【赏析】

一诊可知患者水液代谢失常，流溢肌肤则见肿胀，水气上溢则口多涎沫，水湿不化，下出无路则小便不利，患者左脉弦，可知水湿弥漫，阻碍肝之疏泄，气机升降失常。治宜泄肺摄肾和肝。予济生肾气丸，温肾化气，利水消肿，使水有所主。白前、紫菀、旋覆花宣降肺气，开肺郁，化痰浊，通调水道，茯苓、车前子淡渗利湿，引湿邪从小便而去，石英甘温，温肺肾利小便，磁石平潜肝阳，川楝、丹皮清肝行气活血，小量桂枝温通经脉，以助化气行水之功，牛膝活血利水，更可引药下行。

二诊服上方两服后，患者气滞稍解，气机运化有所恢复，故大溲畅解，而不便溏，小便亦不多，可知湿邪未去。《素问·经脉别论篇》有云："饮入于胃，游溢精气，上输于脾。脾气散精，上归于肺，通调水道，下输膀胱。"故二诊从肺、脾、肾三脏入手，共调水液。治宜温中泄肺摄肾，上中下兼顾。以济生肾气丸合理中丸加减。紫菀、旋覆花、前胡宣降肺气，开肺郁，化痰浊；党参、白术、干姜、甘草为理中丸，温中健脾，散寒行水，苍术健脾燥湿，走而不守，半夏、青皮、陈皮、木香健脾理气，菖蒲、磁石、远志开窍安神；济生肾气丸温肾化气，使水有所主，乌药温肾散寒，以助化气行水。石英、海浮石利尿通淋，引水湿之邪从下焦而走。上、中、下三焦同治，共奏温阳化气行水之功。

## 案15　脾虚失运，气滞食积

陈右　三十余。五月二十二日：脾不运化，腹胀，上年愈而复作，脉细数，舌淡白，少苔，色㿠，是宜温养，以助斡健。

炒潞党参　附片　青皮　陈皮　鸡金　冬术　紫菀　大腹皮　木香　炮姜　桑白皮　乌药　干蟾皮　枳实导滞丸

【赏析】

患者脾阳不足，运化失司，中焦气滞，故腹胀时有反复，水谷精微不能上承，头面肌肤失养，见舌淡少苔色㿠，饮食不化，结于胃肠，阻滞气机，反又加重腹胀。治宜温中散寒，健脾宽中，行气导滞。予附子理中丸合枳实导滞丸加减。炮姜、附子大辛大热，温中散寒，党参、白术补气健脾，恢复中焦气机之升降，辅以陈皮、木香健脾理气，青皮、大腹皮行气止痛，乌药宽中更能行气散寒，紫菀、桑白皮宣降肺气，助一身气机之调畅，再以枳实导滞丸消食导滞，蟾皮亦可消积除胀。诸药合用温脾阳、调气机、去积滞，则腹胀自愈。

## 案 16　阴虚肝郁　横逆犯胃

俞右　五十七岁。四月十一日：形瘭色夺，空噁声闻于外，胃呆，脉细，舌光红，腹膜。

元金斛　枣仁　杞子　麦冬　淡吴萸　白芍　川楝子　青陈皮　川雅连　北沙参　法半夏　乌药

两服空噁止，胃气加，舌光渐化，似欲生苔，自当滋养。

潞党参一钱五分　北沙参三钱　元金斛三钱　龙骨三钱　牡蛎三钱　丝瓜络三钱　乌贼骨三钱　川楝子三钱　于术一钱五分　枣仁三钱　小茴香二钱　白芍二钱　杞子三钱　茯苓三钱　夜交藤三钱　青皮三钱　阿胶珠一钱　陈皮二钱　制半夏二钱

又两服，胃纳大闭，舌反光，此脾气虚不化也，乃转轻清。

北沙参　杞子　白芍　夜交藤　制半夏　金斛　川连　木香　郁金　菀壳

【赏析】

张氏《中风斠诠·卷三》有云："凡胁肋胀痛，脘腹揩撑，多是肝气不疏，刚木恣肆为病。"本案俞右年老体弱，肝阴亏耗，虚火内延，肝火横逆犯胃，胃失和降，则见脘痞嗳气，胃纳失常。脉细、舌光红亦为阴津虚少之象。治以滋阴清肝、降逆止呕。

一诊予一贯煎合左金丸加减。枸杞补肝之精血，白芍养血柔肝，枣仁养心益肝，石斛、沙参、麦冬滋养肺胃，养阴生津，以培土抑木。黄连、川楝皆为苦寒之品，以泻肝胃之虚火，川楝亦可疏肝行气，辅以青皮、陈皮共奏调畅气机之效。少佐辛温之吴茱萸、半夏、乌药，开肝郁、降胃逆，温胃止呕，同时制约黄连、川楝之苦寒。张氏评一贯煎曰"柳州此方，虽从固本丸、集灵膏二方脱化而来，独加一味川楝；以调肝气之横逆，顺其条达之性，是为涵养肝阴第一良药。凡血液不充，经脉窒滞，肝胆不驯，而变生诸病者，皆可用之。苟无停痰积饮，此方最有奇功"。一诊中考虑患者年老正气虚衰，运化不足，故换滋腻之生地当归为白芍养血柔肝，并加用石斛益胃生津。全方寒热共投，攻补兼施，养而不滞，收效甚宏，两服而空噁止胃气生。

二诊治以补肝健脾、益气和胃，重用滋补。党参、白术健脾益气，沙参、石斛补肺胃之阴，阿胶、枸杞、白芍充肝之精血，丝瓜络、乌贼骨、川楝子通络活血、疏肝行气、制酸止痛，小茴香散寒和胃，枣仁、茯苓、夜交藤养心安神，龙骨、牡蛎合用既可重镇安神，又兼制酸之效，青皮、陈皮、半夏健脾和胃。患者脾虚日久，虽有培土抑木在先，但骤以大剂滋补之药，更有碍于运化，故两服后见纳差，少苔。

三诊仍用滋阴养肝，行气和胃治法，改投轻清之剂。枸杞、白芍养肝，石斛、沙参养阴生津，黄连泻肝胃之火，川楝、郁金疏肝行气，夜交藤养心安神，辅以青皮、木香健脾行气，半夏降逆止呕，紫菀润肺，佐金平木。全方用药轻，药量少，滋而不腻，力专效宏。

## 案 17  肾虚水泛，湿热内蕴

陈  四月二十九日：腹胀体肥，近加足肿，脉沉分弦紧，舌苔黄浊垢腻，此湿热窒塞不通，二便不爽。

苍术  黄柏  川牛膝  黄连  防己  菖蒲  米仁  大腹子皮  桔梗  苏梗  藿梗  茯苓  济生肾气丸

【赏析】

患者素体肥胖，脉沉分弦紧提示内有寒饮，又见舌苔黄浊垢腻，可知水饮化热，湿热已成裹结之势，湿热之邪蕴于中焦，气机升降失常，见腹胀，湿热流于前阴，则小便短赤，阻滞肠道则大便不爽，湿热之邪流注下肢，则见足肿。治以温肾利水，清热消肿。改四妙丸为汤剂合济生肾气丸加减。黄连、黄柏清热燥湿，入下焦清热燥湿，苍术、茯苓主入脾胃，健脾制水，走而不守，菖蒲、藿梗芳香，醒脾化湿，共奏健脾燥湿之效，米仁引水湿从小便而出，渗湿于热下，不与热邪相搏，防己清热利水，善走下行，大腹皮善治脚气水肿，牛膝活血利水、引药下行，桔梗、苏梗开宣肺气，以助一身气机之恢复。合济生肾气丸共奏温肾化阴，利水消肿之效。

# 十九、癃　闭

## 案　湿热互结

童叟　七十四岁。三月二十日：小水不摄，时且若癃。脉极沉，却弦劲有力，舌中光，两旁黄腻。明知高年中气已馁，然此脉此舌，湿郁下焦何疑？专与补中，反为助虐，议扶中清导。

党参一钱五分　升麻四分　紫菀三钱　茯苓三钱　砂仁带壳一粒　白术一钱五分　川柏一钱五分　桑白皮三钱　益智一钱　黄芪一钱五分　牛膝一钱五分　车前子三钱　乌药一钱五分

**【赏析】**

《素问·灵兰秘典论》谓："三焦者，决渎之官，水道出焉。"《景岳全书·癃闭》曰："小水不通是为癃闭，此最危最急症也。"人体水液代谢与三焦功能至为密切，若欲小溲通利必赖以三焦气化正常，气化一日不畅，水道必然一日不通。本例患者若中焦失运，湿浊内生，久而化热，湿热互结，下注膀胱；或膀胱气化失权，溺不得出，水湿内停，日久生热。湿热之邪困阻膀胱，则小便更为不利。张氏于此选党参、黄芪扶中益气，川柏、牛膝以清利湿热，加茯苓、车前子以渗利，桑白皮以清热。施扶中清导之法，湿热一去，则小便通利。

癃闭的辨证以辨虚实为主，其治疗应据"六腑以通为用"的原则，着眼于通。但通之之法，因证候的虚实而异。实证治宜清湿热，散瘀结，利气机而通利水道；虚证治宜补脾肾，助气化，使气化得行，小便自通。同时，还要根据病因病机，病变在肺在脾在肾的不同，进行辨证论治，不可滥用通利小便之品。内服药物缓不济急时，应配合导尿或针灸以急通小便。

# 二十、惊 悸

## 案 1 痰热互结

洪 五月二十二日：夜不寐，心惊惕跃，舌心腻，阳不归阴，痰蒙中焦。

瓜蒌皮 黄连 肉桂 象贝 郁金 石决明 制半夏 远志 夜合花 元参 朱茯神 牡蛎 龙骨 夜交藤

十七日复诊：夜寐已安，惊惕减，脉细，此肝心阴液已亏，参清养。前方去郁金、石决明、制半夏、元参，加沙参、磁石、旋覆花、枣仁、白芍。

三十日复诊：昨夜又不能寐，去肉桂，加元生地、当归身、石决明。

【赏析】

惊悸是因外感或内伤，致气血阴阳亏虚，心失所养；或痰饮瘀血阻滞，心脉不畅，引起以心中急剧跳动，惊慌不安，甚则不能自主为主要临床表现的一种病证。因惊恐、劳累而发，时作时止，不发时如常人，病情较轻者为惊悸；若终日悸动，稍劳尤甚，全身情况差，病情较重者为怔忡。怔忡多伴惊悸，惊悸日久不愈者亦可转为怔忡。经云：神气舍心，精神毕具。又曰：心者生之本，神之舍也，且心为君子之官，主不明则精气乱神。

本案患者痰热互结心下，痰热内扰，阳不归阴，所以夜不寐，心惊惕跃。以小陷胸汤清热化痰、宽胸散结，以石决明、牡蛎、龙骨重镇安神，远志、象贝母、入心开窍，除痰定惊；朱茯神、合欢花、郁金、夜交藤养心安神，玄参健脾益气、宁心除痰，肉桂引火归元。复诊脉细可知肝心阴液已亏，前方去郁金、石决明、制半夏、玄参，加沙参、磁石、旋覆花、枣仁、白芍以滋肝阴补心阴。

## 案 2 痰热内扰

赵右 八月四日：上年产后未复，一度崩中，以后月汛如常，无力痿乏，能食，有时作胀，面目俱黄，心跃不已，目光昏瞀，眉心瘘楚，泛恶清水，此阴虚肝阳不靖；夜少安寐，二便俱涩，湿邪蕴结，不容骤补，姑先潜阳化湿，通利二便。

茅术一钱五分　菖蒲一钱　柏子仁三钱　茵陈三钱　淡竹叶一钱五分　藿梗一钱五分　牡蛎八钱　苁蓉二钱　车前子三钱　瓜蒌皮一钱五分　佩兰一钱五分　磁石三钱　山栀皮三钱　桑白皮三钱　郁金一钱五分

## 【赏析】

体虚久病禀赋不足，素体虚弱，或久病失养，劳欲过度，气血阴阳亏虚，以致心失所养，发为惊悸。本案即是，妇人产后气血伤耗过多，身体虚弱，心脉气血俱虚，心失所养，脾失所健，运化失职，湿邪蕴结中焦，痰热内扰，则致胆怯易惊、胆气不宁、心神不安。故治以牡蛎、苁蓉养血通便，以苍术、茵陈、车前子、佩兰清热利湿，以菖蒲、柏子仁、山栀皮、桑白皮、磁石清胆安神治疗。

# 二十一、消　渴

## 案　肺热津伤，肾阴亏虚

朱　约三十岁。二月十九日：能食而瘦，引饮溺白，病几及期，脉右弦左细。是上焦有火，下焦无火，宜分治。

石膏　知母　粳米　元参　瓜蒌皮　生草　天麦冬　象贝　生地　煨益智

水药日服，夜临卧吞八味丸。

【赏析】

消渴之人，久因饮食失宜，体内生热，津液干涸，故烦渴引饮以求自救，然而体内火热既盛，不但饮入之水无济于事，且食入之膏粱亦被消耗，于是形成中消之疾；中消既成，其火热或上或下渐次传入，胃热上输于肺，成上消之疾；胃以其热，下传于肾，真阴耗竭，故引饮溺白，而成肾消之证。喻嘉言在《医门法律·消渴门》中说："消渴之患，常始于微而成于著，始于胃而极于肺肾。"故该案治疗清上焦，补下焦，分而治之。

日服水药方中白虎汤清胃泻火，寒凉而不伤胃，清热生津止渴，石膏尤泻肺胃之火，止渴除烦，虽大寒，但味辛甘而无苦燥伤阴之虞，知母苦寒，但质滋润，并能清热生津，两药相配，实为中消火盛之佳品；粳米，甘草调中和胃，培养津液之本，缓石膏、知母之寒性；玄参、生地、天冬、麦冬、益智仁生津止渴、滋补肺肾之阴，再加瓜蒌皮、象贝母止渴除烦，清气分热毒。

夜服肾气丸乃医圣张仲景名方之一，功效填精益髓，培肾益气。通过培补先天之精，助精化气、调补阴阳壮其少火。方药组成为附子、肉桂、熟地、山茱萸、山药、丹皮、泽泻、茯苓等八味中药配伍组成。方中熟地为君滋阴补肾，辅以桂枝、附子温阳补肾，阴阳并补。山茱萸、山药滋肾水、养肝阴、补脾气；茯苓、泽泻淡渗利湿，丹皮清热活血，诸药合用，共奏滋养阴液、温补肾阳之功。

该案"水药日服，八味丸临卧吞服"之服药方法当引起重视。

# 二十二、疝 气

## 案1 肝气郁结，中气下陷

傅 四十岁。三月二十九日：狐疝出入，由咳久气虚下陷而来，脉左细右弦滑。

川楝子 橘核 元胡 香附 车前子 木香 台乌药 丝瓜络 川朴 青皮 桂枝 小茴香

初五复诊：痛势少差，脉症未动，舌光滑淡白，参东垣法，上方去元胡、川朴、青皮，加党参、黄芪、白术、升麻、柴胡、当归、荔枝核。

【赏析】

狐疝，最早见于《灵枢·五色》及《灵枢·本脏》，是指腹腔内脏器滑入阴囊，阴囊时大时小，胀痛俱作，如狐之出没无常者，是男科常见疾患。《儒门事亲·疝本肝经易通勿塞》："岂知诸疝，皆归肝经。"此案患者因久咳气虚下陷以致筋脉弛缓，肝脉气滞。脉细为气虚之征，弦滑乃肝经气机阻滞之兆，故证属肝气郁滞兼中气下陷，法当疏肝行气，益气升陷。

初诊方用天台乌药散化裁，疏肝、行气、止痛，方中乌药入肝经，行气疏肝，青皮、木香、川楝子理气止痛，小茴香、桂枝温通肝脉，更佐以厚朴、延胡索、丝瓜络增其行气止痛之功。二诊患者痛势稍缓则宜标本兼顾，遂于方中减延胡索、厚朴、青皮等味，以缓行气活血功用，以免伤正，再掺入党参、黄芪、白术、升麻、柴胡、当归等，以此效仿东垣补中益气之法，共奏疏肝行气，益气升提之功。此案治疗体现了"急则治标，缓则治本"的辨治原则。

## 案2 湿热内蕴

王 三月初三：肝家郁火，挟湿下注，睾丸偏坠，牵引腰髀，肾俞作痛，溲短赤，大腑二日不通，脉左关尺弦劲，舌黄腻，法先清肝肾湿滞，而泄气分郁热。

川楝子三钱　橘核一钱五分　香附二钱　木香六分　焦山栀三钱　车前子三钱　木通一钱五分　黄柏一钱五分　青皮一钱五分　小茴香（炒黑）二分　丝瓜络二钱　川朴一钱　抚芎四分　知母三钱　草薢三钱

**【赏析】**

患者素体肝郁，更兼体内多湿，时值三月，东方肝木之气行令，则肝气郁结更甚，以致郁火与内湿相搏。湿热蕴阻肝经，夹湿下注，则睾丸偏坠，蕴郁腰府则肾俞作痛，小便短赤皆因湿热下注膀胱，气化无力。湿阻中焦，则纳运不济，腑气不通。脉象关尺二部皆弦，更兼舌苔黄腻可知是湿热蕴阻肝肾无疑，治以清泻肝肾湿热，兼以行气活血。

方中车前子、木通、黄柏、知母、草薢、栀子清热利湿，使肝肾湿热得除，膀胱气化得复，中焦升降有序；川楝子、橘核、香附子、木香、青皮、茴香等使疏肝行气止痛之功，诸药合用，共奏清利湿热，行气止痛之功。

## 案3　肝阳上亢，下焦湿热

诸葛　二十余岁。四月二十九日：肝胆之阳不戢，上为目红有花，下行睾丸偏胀，脉重按弦劲，舌根腻。非是阴虚，却含湿热，蛮补非是，法贵灵通，宜潜藏清泄。

苍术　黄柏　川牛膝　石决明　牡蛎　磁石　菊花　川楝子　女贞子　旱莲草　谷精草　木贼　山栀

**【赏析】**

《灵枢·经脉》："肝足厥阴之脉……环阴器……连目系，上出额……"患者素体肝胆火旺，经气亢盛，阳热循经上扰则目赤眼花，下行抵阴器则睾丸偏胀，脉象弦劲是肝胆阳亢之象，舌苔腻浊，乃是下焦湿热之征，治若一味行气活血，则恐痛势不止而反增窜逆之势，法随证出，故治非平抑肝阳，清利湿热不可。

　　方用镇肝息风合三妙散化裁，方中川牛膝、石决明镇肝降逆，折其阳亢，牡蛎、磁石平肝潜阳，菊花、川楝子清泻肝热，旱莲草、谷精草清肝明目；苍术、黄柏、川牛膝合为三妙散，专为下焦湿热而设。故诸药共投，则有肝阳平复，湿热祛除之功效。

# 二十三、奔豚气

## 案　下焦虚寒，水气上逆

泮右　四十七岁。四月二十四日：奔豚上冲，脉细舌光。

茯苓　白芍　旋覆花　炙甘草　肉桂　川楝子　杞子　蔻壳　附片　磁石　牡蛎　北沙参

【赏析】

奔豚气病，因病气冲上如豚之奔状而得名，是指患者自觉有气从少腹上冲心胸咽喉，发作时有濒死感为主症的病证。本案只有舌脉之象，无其它症状描述，以方测证，可知本病乃阳虚寒逆之证，心阳受损，不能下达以温暖肾水，以致下焦虚寒，不能涵养肝木，故太阳寒水之气即循肝肾之经上逆凌心，则自觉有气从少腹上冲至心。治以温阳平冲降逆。方中茯苓、肉桂、附子通阳化水，平冲防逆气，炙甘草培土制水，从中焦论治，以防逆气上冲；再佐以潜镇降气之品。本病虽然其诱因不同，寒热各异，但治疗总是不离平冲降逆，充分体现了"急则治标"的原则。

# 二十四、遗精白浊

## 案　湿热蕴结

唐　三十岁。四月十四：湿热蒸灼，上为口气鼻渊，下为梦泄遗浊，内则痰热胸满，外则疥脓频仍。

桑白皮五钱　茅术一钱五分　胡连一钱五分　生地三钱　杜兜铃一钱　宋半夏二钱　黄柏一钱五分　川连一钱　银花三钱　车前子三钱　枳壳六分　象贝三钱　淮牛膝二钱　萆薢三钱　禹余粮五钱　陈皮一钱五分

【赏析】

遗精之证，虚实有别，因实邪扰动精室者多属实；因肾虚不固者多属虚。《医林绳墨·梦遗精滑》："梦遗精滑，湿热之乘。"此患遗精白浊之证即是由湿热所致，且湿热之势弥漫上下，湿热在上则胸闷不舒，蕴阻于肺则发为鼻渊；湿热蕴结下焦则清浊相混，扰动精室，而现遗泄尿浊之证。湿热流注皮肤分肉之间则在外疥脓频发。故治法应分消上下，在上宜清肺化痰，于下当清热利湿。方用三妙散化裁。

方中苍术、黄柏、牛膝、车前子清热燥湿，以利下焦湿热，桑白皮、黄连、马兜铃、象贝母、金银花清肺化痰，枳壳、陈皮、半夏理气以宽胸膈，佐以萆薢利湿去浊，禹余粮涩精止遗，纵览全方标本兼顾，热去痰化，遗泄自消。

# 二十五、癫 痫

## 案 痰火炽盛，血蓄膀胱

傅左 三十岁。四月十三日：癫疾，自所思不遂而来，病延半年，时发时瘥。近小溲见血一回，又是蓄血膀胱之候。脉两寸不见，两尺垂长，大腑七日不通，下焦郁结，舌光鲜红而润。治标之计，宜通二腑，暂用桃核承气。

桃仁四钱　菖蒲一钱五分　山栀二钱　牡蛎八钱　大黄三钱　生地四钱　磁石三钱　远志三钱　元胡一钱五分　丹皮一钱五分　川牛膝三钱　陈胆星三钱

【赏析】

本案所述癫痫病是一种反复发作性神志异常的病证，属于中医"痫病"范畴，病理因素总以痰为主，治疗当责之于心肝两脏。但案中患者所现之证，乃是一派火热征象，应是素体痰火炽盛，又热邪与血互结膀胱，损伤血络，耗伤津液，故尿血、便秘、舌红、脉尺部垂长等症现。《伤寒论》中有太阳表邪不解，循经入腑化热，血热搏结下焦的膀胱蓄血证，较之本病，虽二者成因不通，却"殊途同归"，病机皆是血蓄下焦，故此案用桃核承气汤化裁无可厚非。

方中桃仁活血破瘀，大黄通腑泄热，二者合用取"桃核承气"之意，虽不用芒硝，但生地同用则有增液行舟之妙，栀子、丹皮亦可助泄热之力。菖蒲、远志、磁石、牡蛎、牛膝、胆南星共投可奏化痰息风之效，此为治本。故全方治标为主，力图速效，又兼固本，标本兼顾。另外，本案也展现了中医异病同治之法。

# 二十六、中　风

## 案　肝阳上亢

郭右　十六岁。二月十六日：禀体柔脆，两旬来陡然瘈疯抽掣，先则偏于半体，渐至四肢皆然，神志尚清。脉涩不利，舌㿠白无华。貌似寒证，然大便燥结，仍是阴弱阳浮，当此春升木动，肝阳挟气火上升，激动脑经为患。

天麻　白芍　宋半夏　牡蛎　玳瑁　龙齿　旋覆花　代赭石　杏仁　象贝菖蒲　远志　首乌藤　朱茯神

【赏析】

中风有真中风与类中风之别，此案乃肝阳挟气火上升，以至肢体抽掣，然神智尚清，尚可以息风潜阳法治之，患者脉涩、便燥为津血有亏，阴液不足之象，肝阴不足往往肝阳易偏亢，若又值春令引动，则肝阳易上亢化风，此时本宜滋阴潜阳，平息肝风，但舌白无华，不宜过用滋腻。故拟天麻钩藤饮加减，方中天麻平息肝风，半夏，贝母，杏仁祛痰，菖蒲、远志化痰开窍，旋覆花、代赭石平肝降逆，牡蛎、玳瑁、龙齿平肝潜阳，白芍、首乌藤、朱茯神养阴安神以养肝阴虚之本。

# 二十七、内风缓动

## 案1 痰瘀血虚，肝风上扰

胡右 五十岁。三月十七日：素有呕吐宿恙，并不频发，一吐即已，亦不为大患。此次则月初吐一次，初十边又吐一次，十二又吐，则杂以紫黑瘀块亦不多，后则大府亦见紫瘀仍是无多，精神遂乏，乃卧床褥，是夜忽神志迷蒙，不言不语，手足举动如恒。前医用归脾汤加减不应，昨忽用干姜、附子各一钱亦无动静，今早用化痰法及丽参三钱，服后精神稍振，而不言如故。颐诊得脉大而尺独沉，尚无败象，舌白垢腻，痰涎满口，述病者自以手频抚其头，知其必有头痛，且亦宿恙所有。时届春深木王，左升太过，挟其胸中浊痰上蒙清空，是以清灵为之蒙蔽。实即类中之候，西学家之所谓血冲脑经也。吐而头痛，是其明征，其见瘀血者，则行年五十，信事间月尚见，随经瘀滞未净耳。兹宜柔肝化痰。

吉林老山须四钱　真羚羊角片四分　大白芍三钱　仙露夏三钱　化橘红一钱　陈胆星三钱　天竺黄三钱　石菖蒲一钱五分　生牡蛎五钱　生石决五钱　煅礞石二钱　鲜竹沥一盏　加姜汁五滴

此病至九月廿一，一蹶不振，小便自遗。脉细欲绝，午后八时诊之，勉投潜摄药不能入，越晨而绝。

【赏析】

此案病情复杂，病人素有呕吐宿恙，此次发作严重且有瘀血见于呕吐及大便，未得及时诊治而致神志迷蒙，不言不语，此时病机已属痰、瘀、血虚混杂。前医用归脾汤法已属病重药轻，后又用附子、干姜发其阳，皆未切中病机。后用化痰补虚法精神稍振。此时由于痰瘀血虚，阴不制其阳，肝阳挟风痰上扰致神识昏蒙，又反复失治误治病情危笃。现拟柔肝化痰之方，或可救其万一，方以羚羊角平息肝风，白芍、牡蛎、生石决平潜肝阳，以半夏、橘红、陈胆星、天竺黄、石菖蒲、煅礞石、竹沥、姜汁诸药豁痰开窍。

治痰之法，形壮气实者，荡涤之，如稀涎散、滚痰丸、控涎丹、青州白丸子之类；形馁气衰者，泄化之，如二陈、杏仁、贝母、枳实、竹茹之属。胆星、天竺黄、竹沥、荆沥、桑沥数者，性最和平，而力量又堪重任，无论力虚力实，皆宜用为正将。此案虽病势过重，未能得效，但最后诊断、思想皆为正法。

## 案2　痰涎壅盛

郑左　十九岁。五月十八：病起四月，廿八日不言不动，肢冷痰声，用稀涎散，大吐痰沫，遂能言语，止云头不舒，喉不爽，胸无闷苦。盖气升痰升火升，血苑于上之薄厥也。引吐之后，上升之势愈张，故神络不甚了了，言亦不尽明白。头不舒则头痛眩晕无疑。近有金老医谬投附子理中加桂，又一方真武，又用广东之所谓参茸丸等，一剂则胸闷，再投而痰起，三投而不动不言如故矣。脉虽不数，中候弦大有力，沉尺亦不弱。牙关虽闭，以箸启之，尚能开三分许，教之伸舌，亦能伸出四五分，则并非真正昏迷无知也。苔前半薄白满布，后半白厚。尖不绛亦润泽，大腑二十日不行，小溲赤，反投温补，罪不容诛矣。议开痰降气，疏通大腑，冀得地道一通，当有转机。

金瓜蒌四钱　郁金一钱五分　胆星三钱　竺黄三钱　法半夏一钱五分　枳实八分　菖蒲一钱五分　莱菔子二钱　生牡蛎五钱　郁李肉一钱五分　紫菀二钱　象贝二钱　射干一钱五分　礞石滚痰丸四钱（包煎）

二十一日复诊：十八日服药，渐以痉厥，手足拘挛不伸，揉之不直，其状可畏，盖胸脘中附子理中尚未消化，痰涎互结，骤得泄降大剂，彼此格柜不通，演成险象。幸其父窥透隐微，谓此中激战，只有听其自然，不宜杂药乱投，滋多变幻。十九日痉势渐缓，言语有声，而神情不甚了了。竟不服药，坐观动静，二十日上午又小小发痉，迨午后则腹中漉漉有声，而神情气爽，言语清明，手足运动，转侧如常，并进粥饮，但口渴颇甚。自欲盐汤一日三、四小茶壶，举家听之，已谓生机盎然矣。子夜后始得畅解，先结块六、七大丸，坚黑干燥，继则溏薄，解后安睡。早七时往诊，脉象安和流利，舌润尖微红，中心有薄黄腻苔，但不厚耳。胸腹微痛、两胫疲楚，别无见症。盖不纳谷者二十天，一温补，一荡涤，以肠胃作大战场，中土冲和之气受损不少。譬如富庶之区，骤经两军攻击，纵令匪氛扫尽，而闾阎景象，大非昔日旧观矣。幸年少体实，图得背城制胜，而此莱菔子、滚痰、菖蒲、星半，终是焦头烂额之上客。假令吐痰之后，继以镇静安胃，则曲突徙薪，何致演此不可思议之恶剧。盲老之冒昧不足言，而颐侥幸图功，实是淮阴背水之阵。倘是发痉之时一蹶不振，岂不成败论人？功罪谁定！惟事在危急之秋，苟有一线生机，所见既真，亦不可不放胆为之，希冀一二。设或畏葸退缩，坐视不救，抑或疲药敷衍，贻误事机，则伯仁由吾而死，亦当与孟浪误事者同科论罪矣。医为何事，乃不得避嫌避怨，自弃天职，惟识不到，认不真则胆大妄为，又杀人之利刃耳。此时波浪已平，元气未复，又如乱定之后，生计萧条，妇孺憔悴，止宜劳来安集，渐复旧观。更不能雷厉风行，借搜捕余党之名，妄图肆扰，则安胃气、清余热、清微淡远已尽能事，万不可早投滋补，长其余焰。须知脾胃俱虚，消化力乏，厚腻皆在所忌。王孟英谓白饭香蔬清茗，便是佳珍，此则善后之要着，而非从事于《景岳全书》者所知也。

原枝金钗石斛三钱（劈开，先煎）　北沙参三钱　白前三钱　象贝三钱　炮姜二分法夏一钱五分　川连三分　焦谷芽三钱　橘红八分　生牡蛎四钱　炒枣仁三钱　乌药八分砂仁壳四分

## 【赏析】

此案属年轻患者，出现中风症状，痰涎壅盛初投稀涎散有起色，后医见有肢冷而用附子理中及真武温阳之品，结果一剂则胸闷，再投而痰起，三投而不动不言如故矣，盖此病痰壅为主肢冷尚在其次，痰涎尚重理应化痰清痰为要，岂可妄投温补，而致痰火复起，小便赤、大便闭，此医之过也。

又拟开痰降气方，以礞石滚痰丸、菖蒲除痰开窍，胆南星、法夏燥湿化痰，生牡蛎软坚化痰，《纲目》："化痰软坚，清热除湿，止心脾气痛，痢下，赤白浊，消疝瘕积块，瘿疾结核"，象贝、天竺黄、瓜蒌清热化痰，枳实、莱菔子理气化痰，射干、紫菀主痰积于肺，郁金、郁李肉理气除痰兼能行便。

复诊出现痉厥，手足拘挛不伸，前方与后方兼夹，致格柜不通，演成险象。其父亦为知医者，谓不可再投他药。后病情缓解，病者自欲盐汤，正如《金匮要略·脏腑经络先后病》"五脏病各有所得者愈，五脏病各有所恶，各随其所不喜者

为病"。得盐汤后大便亦渐通，病势见愈。拟方自养，方以白前、象贝除痰热，法半夏、橘红除痰湿，牡蛎软坚化痰，炮姜得川连不至过于温燥，川连得炮姜不至过于寒凉，石斛、北沙参、炒枣仁理阴分之亏，乌药、砂仁壳主气分之滞，用谷芽者，所以安胃而平中也。

## 案3 肝风内动

洪左　肝络不疏，起先右胁隐隐膜胀，不能向右侧睡眠，继则右腰直下胫内，经掣不舒，似痛非痛，痛在足三阴经，脉右弦大，左亦显弦，肝经之病，确乎有据。年逾周甲，阴气已衰，延久或恐有不遂不仁之虑。宜疏肝泄湿，不可投风药，反招内风暴动。

金铃子二钱　生玄胡一钱五分　细桑枝四钱　晚蚕矢三钱　怀牛膝一钱五分　淡苁蓉一钱五分　陈木瓜一钱五分　川断肉二钱　制香附二钱　炒川柏一钱五分　生牡蛎五钱　炒橘络一钱五分　甘杞子一钱五分

二诊：肝阳颇动，脉象甚弦，右足胫掣痛不利。昨授养阴和络，似乎稍缓，舌苔光滑，此非风寒湿邪为患。贵体丰腴，阴液不足，宜滋肝肾，而参宣络，不可漫投风药动药，恐扰动肝阳，致有不遂不仁之虑。

金铃子三钱　大生地二钱　宣木瓜二钱　怀牛膝二钱　淡苁蓉一钱五分　炒川柏一钱五分　甘杞子一钱五分　威灵仙一钱五分　藏红花一钱五分　当归一钱五分　川独活五分　川断肉一钱五分　粉草薢一钱五分

三诊：右足经掣，本是足三阴不充，再授滋养，据述十轻七八。惟右手脉尚弦，昨觉足底后隐隐微痛，阴虚见征，尤其明了。舌尖红无苔，胃纳如滞，宜峻养肝肾真阴，自能椊应。

大元地四钱　山萸肉三钱　甘杞子二钱　阿胶珠一钱五分　全当归一钱五分　川断肉二钱　陈木瓜一钱五分　川独活四分　怀牛膝一钱五分　藏红花一钱五分　威灵仙一钱　粉草薢二钱　淡苁蓉一钱　川柏皮一钱五分　春砂仁二粒

【赏析】

肝阳之病，肝为标而肾为本，苟非肾水不充，肝木亦必不横逆，河间所谓肾水虚衰，不能制火者，本是确论。此养水滋肾一法，虽非治疗猝中之急务，然是治肝阳者必不可少。以补肾为治肝之本，故在潜降接纳之后，气火既平，痰浊不塞，徐图滋养，以固护根基，而肝阳可无再动之虑，亦此症中善后之要着。

本证初为肝经经络不畅，后又下行加重，致右腰直下胫内不舒，其脉右弦大左亦显弦，恐有化风之像，故风药皆不敢用，方以金铃子散疏肝泄热，桑枝、晚蚕矢、木瓜除经隧之湿，怀牛膝、枸杞子、苁蓉、川续断补肝肾之虚，香附、橘络理气，川黄柏除热，牡蛎化痰软坚。

二诊，肝阳颇动，脉象甚弦，考虑为补药尚轻，于前方减去延胡索、桑枝、晚蚕矢通行之品，去香附、橘络之燥，加威灵仙、独活祛风湿兼补肝肾之药，生地、当归养肝肾之阴，藏红花通经络，草薢分清浊。

三诊，右足经掣药后明显好转，惟右手脉尚弦，足底隐痛，舌尖红无苔，胃纳如滞，为阴虚之像，于前方中减金铃子，加用萸肉，阿胶增强养阴之效，砂仁防止滋腻太过。

## 案4　风从外中，痰火内发

叶　四十岁。六月初三：病起口歪舌蹇，筋掣不时走窜，病延四月。述家庭勃谿，是其病源，脉涩舌光，姑先柔肝镇定。

天麻四钱　石决明一两　牡蛎一两　龙齿二钱　宋半夏二钱　杞子一钱五分　代赭石五钱　远志二钱　菖蒲一钱　莱菔子二钱　白芍三钱　礞石滚痰丸三钱

初十二诊：述清涎多，大腑不溏，手足痿疼，腹胀语难。

天麻四钱　石决明一两　宋半夏一钱五分　远志二钱　杞子一钱五分　代赭石五钱　白芍三钱　萸肉三钱　巴戟肉一钱　熟地三钱　五味子四分　木香六分　青陈皮各八分　龙齿二钱　牡蛎五钱

【赏析】

卒中之证，肝阳上扰，气升火升，无不挟胸中痰浊，陡然泛滥，壅塞气道，以致性灵蒙蔽，昏瞀无知。盖气火之上凌，尚属无形，而痰涎盘踞，是其实证。治痰之法，形壮气实者，荡涤之，如稀涎散、滚痰丸、控涎丹、青州白丸子之类。

本案患者口歪舌謇，筋掣，迁延日久，脉涩舌光，为阴虚痰阻中风，方用礞石滚痰丸下痰开窍，天麻、石决明、牡蛎、龙齿平潜肝阳，半夏、代赭石除痰降逆，远志、菖蒲通窍除痰，莱菔子理气，白芍、枸杞养阴。二诊，药后清涎多、腹胀，虚症已显，气滞较重，减菖蒲、莱菔子，加萸肉、巴戟、熟地、五味子填补肾精、木香、青陈皮加强行气之功。

## 案5　痰湿内蕴，肝阳上亢

江左　五十六岁。五月初九：体丰痰盛，眩晕有年，甚于清明节后，秋冬较差。脉左弦右涩，步履已觉不随，小便多，大腑燥。类中根萌，先宜潜阳化痰，秋凉以后，再当滋培。

胆星一钱五分　茯苓三钱　法夏二钱　陈皮一钱　远志一钱　杭菊花三钱　龙齿二钱　生牡蛎四钱　磁石二钱　菖蒲一钱五分　石英三钱　山栀二钱　连翘二钱　甘草一钱

【赏析】

潜阳之法，莫如介类，珍珠母、石决明、玳瑁、牡蛎、贝齿、龟板、鳖甲数者，皆为潜阳妙剂。石类中之磁石、龙骨，具有吸引力者，其用亦同，药品虽甚寻常，呈效最为敏捷。余如石英、浮石、元精石、寒水石等，力量较薄，亦可为辅佐。本案患者于初夏之时出现眩晕，步履不稳，且平素体丰痰盛，脉左弦右涩，属痰多肝阳上亢，方用胆南星鼓舞二陈之制以除痰，菖蒲祛痰开窍，菊花、龙齿、生牡蛎、磁石平潜肝阳，栀子、连翘清浮游之火，妙在石英一味，温补下元，得诸凉药不至温燥，且能制凉药之寒。

## 案6　肝阳上亢

王　四十七岁。三月九日：病起口歪牙紧，已是气血上冲确候。加以头痛上攻顶巅，地道不通，纳食上泛，脉涩而弦紧有力，有升无降，是宜潜肝泄化。

生牡蛎六钱　明天麻二钱　生白芍三钱　白僵蚕二钱　象贝三钱　宋半夏二钱　郁

金二钱　枳实六分　陈皮一钱　槟榔八分　元明粉一钱　菖蒲一钱　知母二钱　夜交藤三钱　左金丸二钱（吞）

**【赏析】**

此案患者口歪牙紧，头痛上攻顶巅，为肝阳上亢之像，肝气上冲引动胃气不降反而上逆致纳食上泛，大便亦不通，其脉涩而弦紧有力。肝阳宜于潜镇，痰涎宜于开泄，气逆宜于顺降。本案应平肝降逆为主，兼化痰降逆。方用天麻、生牡蛎平肝潜阳，菖蒲、僵蚕、象贝、半夏除痰，郁金、枳实、陈皮、槟榔合芒硝行气导滞以通便，芍药合知母、夜交藤清热养阴，又用左金丸清降胃腑，使逆者得降。

## 案7　肝阳挟痰浊上扰

邵左　病起二月。猝然半身不遂，言语不利，于今麻木，尚能行动，乃是类中风极轻之候。脉弦劲有力，舌苔白垢，此肝阳易挟痰浊上升，西学之所谓血冲脑，必用张伯龙法，化痰降镇为宜，况乎大便多日未行，降少升多，尤其确然有据。

瓜蒌皮一钱五分　生石决明八钱　生玳瑁二钱　生磁石三钱（三物先煎）　象山贝三钱　宋半夏二钱　生远志三钱　大白芍二钱　当归全二钱　鲜竹茹一钱五分　陈胆星八分　天竺黄一钱五分　橘红一钱　礞石滚痰丸一钱五分（包煎）

**【赏析】**

清·光绪中叶，山东蓬莱张伯龙著有《雪雅堂医案·类中秘旨》一书，言内动之中风，是为肝风自中而发，由于水亏木动，火炽风生，气血上奔，痰涎猝壅，此即《素问·调经论》"血之与气并走于上"之大厥，亦即西医所谓血冲脑经则昏不知人，肢体不动，口眼㖞斜，或半身不遂，左或右瘫痪等症。是以猝然昏仆，左右㖞斜，痰涎壅塞者，皆无凛寒身热外感见症，即间有微见发热者，亦断无畏风恶寒之象。确切地道明了中风证的机理。

此案中风较轻，虽中风半身不遂，言语不利，但目前已能行动，只是尚有麻木，脉弦劲有力，舌苔白垢，病机为痰浊与上亢之肝阳上行，借鉴张伯龙法，平肝化痰降逆，方用礞石滚痰丸降气化痰，石决明、玳瑁、磁石、平潜肝阳，胆南星、半夏、橘红、瓜蒌皮燥痰湿，竹茹、贝母、天竺黄除痰热，远志除痰开窍，白芍、当归补肝肾之虚。

## 案8 肝阳上亢，痰浊阻滞

吴左 逾甲之年，猝中偏枯，明是气血交并于上。脉右搏大，左亦沉弦，舌心白垢，尖边色红，大腑不行，矢气自转，此宜化痰开泄。

瓜蒌皮二钱 光杏仁三钱 陈胆星一钱五分 旋覆花（包）二钱 原红花八分 陈枳壳七分 象贝母二钱 生打代赭石三钱 生打牡蛎六钱（先煎） 生白芍二钱 生玄胡一钱五分 礞石滚痰丸五钱（另吞）

二诊：昨进开宣泄化，大便已通，燥而不畅，今日言语稍清，脉右搏较和，左手起色，舌乃黄厚垢腻，仍须昨意进步。

全瓜蒌四钱 象贝母二钱 陈胆星一钱五分 老竹黄一钱五分 广郁金一钱五分 陈枳壳六分 川黄连四分 旋覆花（包）三钱 代赭石三钱 生打牡蛎五钱 生玄胡一钱五分 礞石滚痰丸三钱（分两次吞服）

【赏析】

此案气血并于上，脉右大，左沉弦，舌心白垢，尖边色红，大便不通，为肝阳上亢，痰浊阻滞之像，宜化痰开泄。方用礞石滚痰丸降气化痰，旋覆代赭汤合瓜蒌皮、杏仁、枳壳降气化痰，胆南星、贝母祛痰，红花、延胡索活血行气，为偏枯而设，牡蛎、白芍主上亢之肝阳。

## 案9 肝阳上亢

某左 肝阳不藏，气升上逆，目眩耳鸣，甚则猝厥，脉细软，舌光燥，治宜养液潜阳，以藏木火。

金铃子二钱 生牡蛎四钱 生打石决明五钱 炒萸肉一钱五分 北沙参二钱 瓜蒌皮一钱五分 明天麻二钱 北丹皮一钱五分 枸杞子一钱五分 全当归一钱五分 黄菊花一

钱五分　陈皮一钱五分

【赏析】

肝胆火升，风阳陡动，扰乱神志，成为暴仆昏厥，或为目冥耳聋、强直猝死诸般症状，皆由气血并走于上，冲击入脑所致。本案患者目眩耳鸣，甚则猝厥，为肝阳上冲之像，脉细软，舌光燥，可见以肝阴不足为主，治以平肝阳，养肝阴，方用川楝子行肝气，陈皮理脾气，天麻、牡蛎、石决明、菊花平肝阳，瓜蒌皮除痰行气，山萸肉、北沙参、丹皮、枸杞子、当归养肝肾之阴以治其本。

## 案10　阴精不足，内风上扰

张左　肢拘舌謇，牙关开，目瞤涎流，无一非类中难愈之病。病经二年，何能速效。脉细，舌畘白，前曾授河间法，不无小效。姑仍踵进，聊尽人谋。

砂仁末四分　大熟地四钱　甘杞子一钱五分　杭菊花一钱五分　大白芍二钱　山萸肉三钱　明附片一钱　生牡蛎四钱　益智仁一钱五分　巴戟肉一钱五分　北五味十四粒　制半夏一钱五分　陈皮一钱五分

【赏析】

真阴虚竭于下，致无根之火，仓促飞腾，气涌痰奔，上蒙清窍，忽然痉厥，而目合、口开、手撒、冷汗淋漓，二便自遗，气息俱微之脱证。治法尤必以摄纳真阴，固护元气为急务，恋阴益液，潜镇虚阳，双方并进。本案患者病肢拘舌謇，牙关开，目瞤涎流，已逾两载，脉细、舌畘白，痰阻络瘀，肝阳上亢又兼阳虚，气虚不固又有肝肾之阴不足，平抑肝阳的同时，注意肝肾真阴，方用砂仁配熟地，滋而不腻，再伍枸杞、菊花、白芍、山萸肉养肝肾之阴，附片、巴戟肉主阳虚不足，牡蛎化痰潜阳，与附子同用可使附子勿扰动阳气，二陈为痰涎而设，益智仁、五味子收敛固涩，此方虽说聊尽人谋，但立方之旨，配伍之精亦叹为观止。

## 案11 痰涎壅盛，真阴不足

李左 年逾五旬，突然左肩痛，渐至右手右足痠楚无力，稍有头痛。已服某医一方，药用潞党、术各二钱、当归身三钱、余则化痰活络。后招某往视，述服药后心中懊恼，漾漾泛恶，痰黄厚且多，脉则左手弦紧，但不甚大，且涩滞不爽，右脉小而沉涩，指下不调，舌苔不腻，中心质地淡白，涩滞无华，胃纳尚可，二便亦通，虽行动如常，而口角流涎，舌音已觉謇涩。此真阴大衰，有气血冲脑之变，势必难免增剧，姑书所见，徐观其后。

菖蒲五分　生牡蛎四钱　归身一钱五分　枣仁三钱　象川贝母各二钱　老竹黄一钱五分　川断二钱　白芍三钱　桑寄生三钱　藏红花四分　橘络七分

次日复诊，涎流已定，自知略安，原方加大元地三钱、生萸肉一钱半、砂仁四分。

【赏析】

患者突然出现左肩痛，渐至右手右足无力，稍有头痛。前医用党参、白术补气、当归养血、余则化痰活络。药后出现心中懊恼，漾漾泛恶，痰黄厚且多，此见肢体无力误以为气虚而滥用补气之法，痰盛之时若泛用补法往往病情转剧，现左脉弦紧，右小而沉涩，口角流涎，舌音謇涩。有中风之兆，诊断为真阴大衰，方用竹黄、川贝母、橘络、菖蒲除痰开窍，白芍、当归身、枣仁伍牡蛎养阴潜阳，川续断、桑寄生补肝肾之虚，藏红花通络。

二诊，涎流已定，前方养阴除痰法切中病机，再加生地、萸肉增强养阴之力，与砂仁同用防其滋腻。

## 案12 肝风内动

毛右 三十六岁。三月八日：病起左半身不遂，继则左目失明，红赤绕瞳，此是内风类中，想系误服风药，引动气火上升，脉弦，是宜清降。

牡蛎　石决明　磁石　木贼　青葙子　谷精草　菊花　大贝母　杞子　陈皮　白芍　天麻

**【赏析】**

患者左半身不遂，继则左目失明，红赤绕瞳，年纪尚轻，故判断为本有内风但不甚重，后误服风药，引动气火上升，其脉弦，为肝阳上逆之脉，拟平潜肝阳法，方以天麻、牡蛎、石决明、磁石平潜肝阳，白芍、枸杞子、菊花伍贝母养阴清热，陈皮理气化痰，木贼、青葙子、谷精草用以明目。

# 二十八、痿　证

## 案 1　湿热痰阻

董　四十八岁。三月八日：病起脊痛，继则足痿不仁，颇似虚症，而大腑不爽已久，述频用利药亦不快下，矢坚成块，小溲点滴，脉两关尺中按甚紧，久候有力，舌苔如无病，当系湿热痰互阻，气机不利。纳谷尚可半碗，弗畏虚而听其闭死也。

礞石三钱　瓜蒌皮二钱　瓜蒌子三钱　枳实六分　玄明粉一钱五分（分两次冲）　青陈皮各二钱　莱菔子三钱　菖蒲一钱五分　生军一钱五分　槟榔八分　升麻五分　柴胡一钱　乌药二钱　桔梗二钱

外与新方九痛丸二十八粒，分四日吞。

【赏析】

痿证是指肢体筋脉迟缓，软弱无力，不能随意运动，或伴有肌肉萎缩的一种病证。《素问·痿论》指出本病的主要病机是"肺热叶焦"，肺燥不能输精于五脏，因而五体失养，肢体痿软。此案患者因感受热毒，湿热浸淫以致肌肉痿软无力，为本虚标实之证，法当清热润燥利湿。

初诊方中礞石入肝、肺、胃经，坠痰下气，平肝镇惊。瓜蒌皮清肺化痰，利气宽胸，瓜蒌子滑肠通便。枳实、生大黄、芒硝泻下通便。莱菔子消食除胀，降气化痰。槟榔、乌药、陈皮理气。菖蒲开窍宁神，化湿和胃。再添升麻、柴胡升举阳气。桔梗宣肺祛痰利咽，开提肺气。

## 案 2　阴精亏耗，经脉失濡

周　五十二岁。两跷发源之处痛而无力，于今旬日，其势日剧，胫枯瘦，步履大难，脉细弦，舌淡白无华，色亦皑白。宗一贯煎，参以温煦。

大熟地五钱　萸肉四钱　怀牛膝三钱　归身二钱　独活一钱五分　杞子三钱　木瓜二钱　巴戟肉二钱　川断二钱　川柏一钱五分　虎骨二钱　仙灵脾二钱　桑枝五分　砂仁四分

二诊：连服五剂，痛势大减，步履为轻。前方加干地黄三钱、龟板四钱。

三诊：述夜多小溲，原方加桑螵蛸、覆盆子。

四诊：痛已止，足胫枯，定丸方。

大熟地五钱　杞子三两　虎骨一两五钱　鹿角霜三两　巴戟天五钱　全当归三两　独活二两　川柏一两五钱　木瓜一两五钱　知母二两　牛膝一两五钱　杜仲三两　菟丝子三两　沙苑子三两　春砂仁一钱五分　陈皮一两五钱　鸡血藤一两　木香六钱　覆盆子二两　桂枝六钱　首乌四两　川断肉三两　萸肉四两　龟胶三两　鹿胶一两五钱　驴皮胶六两　虎骨胶一两五钱（陈皮汤加酒烊化）

## 【赏析】

此案患者因久病体虚，或劳役太过而伤肾，耗损阴精，肾水亏虚，筋脉失于灌溉濡养而足胫枯瘦，步履大难。脉细弦为肝肾阴虚之征，舌淡白无华亦提示气血两虚及阳虚。故证属肝肾亏损，法当补益肝肾，滋阴疏肝，强筋壮骨。

初诊方中山萸肉、枸杞子、巴戟肉、川续断、淫羊藿补益肝肾。熟地、当归身补血活血。独活、桑枝、虎骨、木瓜祛风通络止痛。怀牛膝散瘀消痈。再添砂仁行气调中和胃。二诊患者痛势大减，遂加干地黄、龟板滋阴养血，益肾强骨。三诊因患者述夜尿多，加桑螵蛸、覆盆子补肾固精，缩小便。四诊患者痛已止，足胫枯。在一诊基础上再添鹿角霜、杜仲、菟丝子、沙苑子、覆盆子、山茱萸、龟胶补益肝肾。鹿胶、驴皮胶、虎骨胶补血滋阴。桂枝、鸡血藤温通经脉。牛膝、何首乌补肝肾、强筋骨。陈皮、木香行气。此案治疗体现了"急则治标，缓则治本"的辨治原则。

# 二十九、痹　证

## 案 1　风寒湿痹

徐右　四年前竹床卧中受风，左臂痠痛，时作时止，今则较剧。脉细涩，遇风每觉寒侵骨髓，舌淡白不甚腻。治法刺肩俞，肩井、曲池，再以温养宣络佐之。

归身一钱五分　川断二钱　片姜黄一钱五分　羌活八分　川牛膝一钱五分　虎骨一钱五分　鸡血藤一钱五分　桂枝八分　红花一钱五分　威灵仙一钱五分　松节二钱　秦艽一钱五分　苍耳子一钱五分

二诊：臂痹昨用针刺，颇有小效，惟经络为病，应手尚易，复常颇难。昨议宣络温养是为痛时设法，际此天气温暖，此恙尚暖和，脉左极细，右亦涩滞，舌红少苔。阴液素薄，预议滋养阴营，以备平时恒用，果能多服，尚可铲此病根。

当归身一钱五分　大白芍二钱　北沙参二钱　川断三钱　虎胫骨八分　甘杞子一钱五分　藕粉炒阿胶珠一钱五分　大元地四钱　炒山萸肉一钱五分　带壳春砂仁二粒　制香附二钱　威灵仙一钱五分　丝瓜络一钱五分　油松节一钱五分

【赏析】

痹证，最早见于《素问·痹论》及《灵枢·痹论》，是指由于风、寒、湿、热等邪气闭阻经络，影响气血运行，导致肢体筋骨、关节、肌肉等处发生疼痛、重着、酸楚、麻木，或关节屈伸不利、僵硬、肿大、变形等症状的一种疾病。轻者病在四肢关节肌肉，重者可内舍于脏。《素问·痹论》曰："以冬遇此者为骨痹，以春遇此者为筋痹，以夏遇此者为脉痹，以至阴遇此者为肌痹，以秋遇此者为皮痹。"此案患者因四年前感受风寒湿邪，导致邪气滞留肢体筋脉、关节、肌肉，经络痹阻，不通则痛。脉细涩为气滞血瘀之征，舌淡白不甚腻提示气血两虚。故证属寒邪间夹风湿，留滞经脉，闭阻气血，且气血亏虚，法当散寒通络，祛风除湿兼培补肝肾。

一诊方中当归身、片姜黄、鸡血藤、红花活血通经止痛。羌活、苍耳子散风寒，并与川牛膝、威灵仙、秦艽、松节共奏祛风除湿之功。桂枝温通经脉、虎骨祛风通络强骨。再添川断补肝肾、续筋骨、调血脉。并针刺肩俞、肩井、曲池以缓解肩臂疼痛。二诊患者脉左极细，右亦带涩，提示仍有虚与滞。舌红少苔为阴虚之征。遂于方中减片姜黄、鸡血藤、红花等味以缓行气活血功用，以免伤正。再添枸杞子、山萸肉补益肝肾；白芍、阿胶补血养血；砂仁、香附理气；北沙参养阴；丝瓜络通络。此案治疗体现了"治风先治血，血行风自灭"及"阳气并则阴凝散"的痹证治疗原则。

### 案2　营血亏虚，筋脉失养

丰左　血不荣经，五指伸缩不灵，此俗所谓鸡爪风也。脉细且迟，血虚何疑？舌㿠白无苔，治法非风药可疗。宜养血宣络，企图缓效。

大元地三钱　川桂枝五分　西羌活五分　全当归二钱　川断肉三钱　陈木瓜一钱五分　藏红花一钱五分　炒川芎五分　伸筋草一钱五分　鸡血藤一钱五分　制香附二钱　威灵仙一钱五分　鹿角霜二钱　桑寄生三钱

【赏析】

鸡爪风中医称为甲真菌病，油灰指甲等，多为手足癣日久蔓延，以致血不荣甲所致。此案患者因血不荣经而导致五指伸缩不灵。脉细且迟为血虚之征，舌㿠白无苔亦为血虚，法当养血宣络。

方中全当归、藏红花、鸡血藤、炒川芎活血。川断肉、桑寄生、鹿角霜补益肝肾。伸筋草、西羌活、威灵仙、陈木瓜祛风湿，木瓜亦可引药下行。再添制香附理气解郁，川桂枝温通经脉，助阳化气。此案治疗体现了补肝肾、益气血是治疗虚证的常用之法。

### 案3　肝肾亏虚，痰湿阻络

张左　行年五十，阴气已衰，痰湿阻络，气机不调。先则左胁痛，继而左手掣痛，不能上举，脉细且涩，舌淡㿠白，后半腻厚。病经数日，药难速功，姑先宣络化痰，治标为务。

　　川桂枝<sub>八分</sub>　大白芍<sub>一钱五分</sub>　白芥子<sub>二钱</sub>　姜半夏<sub>二钱</sub>　九节菖蒲<sub>八分</sub>　西羌活<sub>六分</sub>　片姜黄<sub>一钱五分</sub>　川牛膝<sub>一钱五分</sub>　威灵仙<sub>一钱五分</sub>　广地龙<sub>七分</sub>　制南星<sub>一钱</sub>　陈皮<sub>一钱</sub>　生紫菀<sub>二钱</sub>　指迷茯苓丸<sub>二钱</sub>（饥时吞服入）

　　【赏析】

　　此案患者年老体虚，肝肾不足，肢体筋脉失养导致阴气衰败，痰湿阻络而疼痛。脉细涩为气虚血少之征，舌淡㿠白且腻为内有寒湿，法当除湿通络，祛风散寒。

　　方中白芥子、羌活散寒。白芍、姜半夏、片姜黄止痛。广地龙清热通络。石菖蒲、川牛膝、威灵仙、陈皮、紫菀祛湿化痰。桂枝温通经脉，助阳化气。另添指迷茯苓丸燥湿和中，化痰通络。此方因患者病位在上即选用片姜黄、羌活、桂枝以通达经络，祛风胜湿。亦体现了"急则治标，缓则治本"的辨治原则。

## 案4　肝肾阴虚，气血瘀滞

　　罗左　二十岁。辛酉五月二十八日：病起足跟痛，驯至踝膝臂腕逢节皆痛。脉右小弱，左弦劲，舌光红无苔，寐中盗汗，阴虚何疑。宜一贯煎加味。

　　归身<sub>一钱五分</sub>　白芍<sub>二钱</sub>　杞子<sub>一钱五分</sub>　巴戟肉<sub>一钱</sub>　萸肉<sub>三钱</sub>　地黄<sub>三钱</sub>　牡蛎<sub>五钱</sub>　龙骨<sub>二钱</sub>　淮牛膝<sub>二钱</sub>　川牛膝<sub>一钱五分</sub>　木瓜<sub>一钱五分</sub>　香附<sub>二钱</sub>　仙灵脾<sub>一钱五分</sub>　五加皮<sub>三钱</sub>　功劳叶<sub>二钱</sub>

　　【赏析】

　　此案患者脉象右小弱，左弦劲，为肝肾阴虚，肝气郁滞之象，故足跟痛，且舌红无苔，夜寐盗汗，为典型的阴虚症状无疑。法当滋阴疏肝。

　　方用一贯煎化裁，方中枸杞子、巴戟肉、萸肉、淫羊藿、五加皮、功劳叶补益肝肾。五加皮与功劳叶亦有祛风湿之效。龙骨、牡蛎、怀牛膝、川牛膝入肝、肾经平肝潜阳，镇惊安神，散瘀消痈，通经活血。当归身、白芍、地黄养血补血。在大队补益药中少佐一味香附理气解郁，使得肝体得养的同时而无滋腻碍胃遏制气机之虞，照顾到"肝体阴而用阳"的生理特点。再添木瓜平肝和胃，祛湿舒筋且可引药下行。

### 案5　真阴不足，肾阴亏损

某左　二十四岁。五月十七日：足三阴不足，两足跟隐痛，两足踝瘘痛足肿，脉细舌无苔，非滋养不可，且无近效。慎宜自爱，不可斫丧，尤为至要，否则日久成痼，即是不治之症。

熟地三钱　萸肉二钱　玄参二钱　杞子二钱　独活一钱　木瓜三钱　全当归二钱　川断一钱五分　草薢二钱　怀牛膝三钱　桑枝三钱　红花一钱　川柏一钱五分

复诊：十剂大效，改元地，加大腹皮一钱，知母一钱五分，仙灵脾三钱。

【赏析】

此案患者因真阴不足，肾阴亏损，精髓不充而致足跟隐痛。脉细舌无苔责之为虚证，法当滋阴补肾。

初诊方用左归饮化裁，方中熟地、全当归、红花补血活血。萸肉、枸杞子、川断补益肝肾。草薢、桑枝祛风利湿。怀牛膝散瘀消痈。玄参、川黄柏滋阴清热。再添木瓜、独活祛湿及引药下行。二诊将熟地改为元地以缓行气活血功用，以免伤正。另添大腹皮以下气宽中行水；知母以清热泻火，生津润燥；淫羊藿以补肾阳，祛风湿。此案体现了明辨标本虚实而兼顾之的辨证思路。

### 案6　痰热互结，经脉阻滞

赵左　二十五岁。五月二十三日赴诊；端午脚痛不伸，并无寒热，起始在环跳，痛则汗多，胃纳大减。先前某医悬拟方用参、芪、术、地、附、桂、炮、姜，大温大补，服四五剂，想胃之大闭即因之而来，要知寒湿为病亦不当遽与大补。从此痛势日剧，夜不成寐，甚至茎缩溲闭。更医通经活络法加九龙丹十二粒，便溏一天，余症如故。午后往视，脉滑数，时时自汗，痛处在左环跳以下，直至膝上，全在阳经部位，舌尖边红，而满舌白苔，中心极厚，焦黑干燥，渴能引饮。痛处日夜无休，一足不可稍动，按之不肿不热，上下尽余皆是大痛，尚无外疡景象。小腹痞坚，大腑又十日不行，溲亦不多，茎已不缩。盖湿邪为温补所锢，几成坏症，犹幸神志清明。是宜通腑涤痰，清阳明而通经隧，当有可恃。

小桂枝八分　独活一钱五分　归尾三钱　木瓜一钱五分　川断三钱　仙灵脾一钱五分
菖蒲一钱　莱菔子三钱　炮甲片一钱五分　藿梗一钱五分　干佩兰一钱五分　石膏四钱　知母三钱　糯米四钱　甘草一钱　礞石滚痰丸四钱（包）

【赏析】

此案患者因误治而导致湿邪为温补所锢。脉滑数为大补所致的痰热淤积，其舌象亦因误治转化而成，提示里热炽盛，且因热极津枯而致大小便不化。法当通经活络，化痰散结。

方中川续断、淫羊藿补益肝肾。石菖蒲、佩兰、藿香、石膏化湿。当归尾补血活血，润燥滑肠。莱菔子消食导滞，降气化痰。炮甲片消肿溃痈，搜风活络。知母清热泻火，滋阴润燥。独活、木瓜祛湿并引药下行。再添甘草、糯米以补中益气健脾，调和诸药。此方在治湿中结合补脾益气，即所谓"脾旺能胜湿，气足无完麻"。

## 案7　肝肾亏虚，寒凝经脉

某左　病起幼时远行伤筋，足附时痛，于今已久，经先所养，脉细且迟。治法是宜温养。

桂枝尖四分　大元地四钱　山萸肉三钱　当归全二钱　川独活一钱　炙虎骨二钱
陈木瓜一钱五分　怀牛膝二钱　甘杞子三钱　川断肉三钱　桑寄生三钱　藏红花二钱五分
威灵仙一钱五分

【赏析】

此案患者因幼时远行伤筋，且久病经脉失养导致足附时痛至今。脉细且迟是为虚寒证，法当温养经脉，补益肝肾。

方中萸肉、枸杞子、川续断、桑寄生补益肝肾。干地黄、当归、藏红花养血活血。炙虎骨祛风通络，强筋健骨。威灵仙、川独活、木瓜祛风湿，且川独活及木瓜可引药下行。再添桂枝以温通经脉，助阳化气。此案体现了久痹正虚者，应重视扶正，补肝肾、益气血是常用之法。

## 案8　血虚寒凝

某左　劳顿经伤，左环跳疼痛，入冬益剧。脉颇弦动，舌苔白满，宜温润以宣经隧。

原附块一钱　川桂枝五分　厚杜仲一钱五分　全当归二钱五分　豨莶草二钱　桑寄生三钱　广地龙一钱五分　大元地四钱　川独活一钱　钻地风一钱　怀牛膝一钱五分　海风藤一钱五分　油松节八分

【赏析】

此案患者因劳役不当，防御机能降低，汗出肌疏，外邪乘袭而为病。脉颇弦动提示疼痛，舌苔白满为寒证。法当温经止痛，补血养血。

方中原附块回阳救逆，补火助阳，逐风寒湿邪。厚杜仲、桑寄生补益肝肾。全当归补血活血止痛。广地龙、生地清热。怀牛膝散瘀消痈。豨莶草、川独活、地龙、海风藤、油松节祛风湿。再添桂枝温通经脉，助阳化气。

## 案9　血虚经脉失濡

方右　臂痹有年，本是血液不充，不可与风寒湿三气杂至而为痹、实有外感者可比。前议养血宣络，左手渐松，右腕亦可，惟左肩节病势尚在，多年久恙，铲除诚非易言。侄投药尚属相应，多服当能渐可。兹再承嘱，疏方惟有踵守前意，宣通与养液并行。若多用风药，希图速效，则偾事矣。

当归身三钱　制香附二钱　甘杞子一钱五分　西羌活八分　油松节一钱五分　片姜黄一钱　川牛膝一钱五分　威灵仙一钱五分　海桐皮一钱五分　天台乌药一钱五分　炒瓜蒌皮一钱五分　带壳砂仁二粒（打）　酒炒桑枝四钱　藏红花一钱五分　鸡血藤一钱

【赏析】

此案患者因久病体虚导致血脉不充，筋脉失养而为痹。故不与感受风寒湿外邪而成的痹证相比，且不可因求速效而多投风药，法当滋阴养血，通络止痛。

　　方中当归身、藏红花、鸡血藤补血活血。片姜黄、制香附、天台乌药行气止痛。甘枸杞子滋补肝肾。西羌活、油松节、川牛膝、威灵仙、海桐皮、酒炒桑枝祛风湿。再添炒瓜蒌皮、带壳砂仁利气调中。此案体现了久痹正虚者应重视扶正，补肝肾、益气血是常用之法。

### 案 10　营血亏虚，水不制火

　　徐左　血虚生内热，四肢逢节隐隐疼痛，两足已发肿，幸按之不能，犹不至遽为踝痛，然病在关节，瘥之不易。脉沉分弦数，夜热便坚，宜养液清热凉血。

　　大元地四钱　润玄参三钱　羌独活各一钱　川怀牛膝各二钱　全当归二钱　甘杞子二钱　陈木瓜二钱　川断肉二钱　炒川柏一钱五分　鸡血藤一钱五分　制首乌三钱　炒丹皮一钱五分　威灵仙一钱五分　焦栀皮二钱

【赏析】

　　此案患者因体内阴液亏虚，水不制火而生内热，肢体筋脉失养而致关节隐痛，且夜热便坚。脉沉提示里证，弦数为肝胆有热，法当养阴清热，祛风除湿。

　　方中生地、润玄参、丹皮、焦栀皮清热凉血。全当归、鸡血藤、制首乌养血活血。甘枸杞子、川续断肉滋补肝肾。怀牛膝散瘀消痹。羌活、独活、陈木瓜、川牛膝、炒川柏、威灵仙祛风湿，且独活、川牛膝、木瓜可引药下行。

### 案 11　真阴亏损，经脉失养

　　徐登榜　十九岁。八月初：八岁时疟痢后膝痛经年，渐以治愈，是病之远源，古人所谓痢后风也，于法非峻补肝脾肾三脏真阴，更无别法。乃自去年春间膝痛又作，下半年更甚，今左膝渐有肿意，骨间隐痛，右膝不肿而痛，引经络上及环跳，作咳则环跳之痛应之。脉尚不甚细，带有弦意，两胫以下少少畏寒，舌不厚腻，阴虚见证显然无疑，必宗高鼓峰。魏柳洲法加味。

　　元地五钱　杞子三钱　川柏一钱五分　独活一钱　归身一钱　香附三钱　萸肉四钱　木瓜二钱　白芍三钱　首乌三钱　虎骨一钱五分　鸡血藤一钱五分

**【赏析】**

此案患者因年少疟痢后膝痛多年落下病根，古人所谓痢后风是也。明·戴元礼《证治要诀·痢》曰："痢后风，因痢后下虚，不善调摄，或多行，或房劳，或感外邪，致两腰酸软，若痛若痹。"脉微细微弦，舌不厚腻，加之两胫以下微畏寒，为典型的阴虚症状，法当滋阴养血，祛风止痛，用方一贯煎加减。此法因不仅专治胸胁脘腹痞满胀痛已也，有肝肾阴虚而腿膝酸痛，足软无力，或环跳髀枢足跟掣痛者，是方皆有捷效。故亦治痢后风及鹤膝、附骨环跳诸证。

方中当归身、鸡血藤、白芍补血活血止痛，首乌养血滋阴。生地、川黄柏清热。枸杞子、萸肉滋补肝肾。香附理气止痛。虎骨舒筋通络。再添木瓜、独活祛风除湿并引药下行。此案说明痹证初发是应采取及时有效的治疗，若没有根治或失治误治，往往可使病邪深入，病情缠绵难愈。

## 案12　肝肾亏虚，经脉失养

俞左　脚跟隐痛，古人皆谓阴虚。引及膝踝环跳，自知烘热，皆肝肾本病，脉小已极，根本伤矣。舌薄白且燥，胃纳不旺，未便遽议滋腻，姑先清养。惟病已年余，恕未易速效耳。

砂仁四分　炒大生地三钱　生鳖甲四钱　生龟板四钱　润元参三钱　炒川柏一钱五分　甘杞子二钱　炒白芍一钱五分　肥知母二钱　炙虎骨五分　威灵仙一钱　川独活八分　桑寄生三钱　川断肉五分　宣木瓜一钱五分　怀牛膝一钱五分　另圣济大活络丹一颗（分四次服，夜临睡时细嚼，陈酒温服）

二诊：病起幼年，而今复发，先天阴分素弱，是其远因。今脚跟有形，最为可虑，腰痠支节俱隐隐痛楚，原是络脉皆虚，亦不仅足三阴独变其病。昨议滋养真阴，胃纳得增，是为泰境，仍踵昨意，断无更张。

陈木瓜二钱　砂仁末三分　藏红花一钱五分　全当归一钱五分　炒大元地四钱　威灵仙八分　川断肉二钱　怀牛膝二钱　炒杜仲三钱　川柏皮一钱五分　润元参三钱　粉草薢三钱　羌独活各四分　桑寄生三钱　另炙虎骨一钱五分　生牡蛎六钱　生鳖甲四钱　生龟板六钱（四味先煎）

**【赏析】**

此案患者因肝肾不足，筋脉失于濡养、温煦而导致脚跟隐痛。自知烘热，脉小已极皆为肝肾阴虚之象，舌薄白且燥乃阴液亏虚，法当培补肝肾，舒筋之痛，考虑患者胃纳不旺，大队滋阴之品恐碍中焦运化，初诊以清养为要，待胃纳得增后，再予滋阴虚，补肝肾，强筋骨。

一诊方中甘枸杞子、桑寄生、生龟板、川断肉滋补肝肾。生鳖甲、炒大生地、润玄参、炒川柏、肥知母共奏滋阴清热之功。炙虎骨、威灵仙、川独活、宣木瓜祛风通络，且独活、木瓜可引药下行。怀牛膝散瘀消痛。炒白芍养血柔肝，缓中止痛。再添砂仁行气调中，和胃醒脾。另用圣济大活络丹祛风止痛、除湿豁痰、舒经活络以达到更好疗效。二诊患者胃纳得增，考虑病起幼年，先天阴分素弱，滋养真阴便能取得良好的治疗效果，故原方基本不变，另添全当归、藏红花补血活血，粉萆薢、羌活祛风利湿，炒杜仲补肝肾强筋骨，生牡蛎平肝潜阳，软坚散结。此案治疗体现了"急则治标，缓则治本"的辨治原则。

## 案 13　肝肾阴虚，寒湿闭阻

胡右　经掣走痛，本于阴虚。前拟清养，环跳之痛差减，而背脊为尤甚，虽曰行痹不外风寒湿三气杂至，但脉细已甚，色泽少华，舌亦淡白少苔，总当滋养为先。唯胃纳不旺，过且纳胀，脾胃健运未复，不得过于厚腻耳。养阴本无近功，缓缓徐图，似不外此。

炒贡潞一钱五分　制江西术一钱五分　生鸡内金二钱　广木香七分　生西芪一钱五分　大白芍二钱　川桂枝四分　同炒甘杞子二钱　川怀牛膝一钱五分　金毛狗脊二钱（去毛炒）　厚杜仲三钱　当归身一钱五分　带壳砂仁四分　天仙藤一钱五分

另核桃肉（带衣打细）四两，补骨脂（炒香研细）二两，二味和匀，加白糖三两同拌匀，磁器收，随意服一二匙。

**【赏析】**

此案患者因感受风邪兼夹寒湿，留滞经脉，闭阻气血而经掣走痛。但脉相极细，舌亦淡白少苔，一派阴虚之象，故需滋养为先。同时患者脾失健运，胃纳不旺，用药不得过多厚腻之品，法当祛风通络，滋阴止痛。

　　方中制江西白术、炒党参、生西黄芪补中益气。广木香、带壳砂仁、天仙藤行气。生鸡内金健脾消滞。当归身、大白芍补血养血。怀牛膝散瘀消痈，川牛膝祛风利湿。炒甘枸杞子、金毛狗脊、厚杜仲补肝肾强筋骨。再添桂枝温通经脉，助阳化气。此案体现了作者明辨标本虚实而兼顾之的治疗思路。

# 三十、痉　证

## 案　血虚风动

某幼　三岁。三月十一日：风痉期月，先则目上视不见黑瞳，今年少少相安，前两授潜降抑肝，右足能运动，反张亦渐轻。指纹深紫，大腑燥结带血，数日一行臭秽，明是内热动肝。头额血管瘪陷不起，可见血分久薄。前法再参滋养，聊为标本兼顾之计。

沙参三钱　白芍二钱　首乌二钱　牡蛎三钱　玄精石二钱　代赭石三钱　胆星一钱　菖蒲一钱　当归八分　象贝三钱　杏仁三钱　陈皮一钱　玄明粉五分　条芩一钱五分

【赏析】

本病虽言痉证，实为"小儿惊风"，有"急惊风"、"慢惊风"的区别，急则痰、热、惊、风四证具备，慢则来势较缓，时发时止。此患儿当处缓解之时。患儿素体肝风内动，且春日为阳热升发之季节，体内热更甚，况小儿乃纯阳之体，故此时津液亏虚益甚，大便燥结、头额血管瘪陷，指纹深紫俱是内热血虚之征。因此，治疗当标本兼顾，与前方潜镇肝风之中加入滋阴之品。

方中代赭石、胆南星、菖蒲、牡蛎、白芍、首乌应是镇肝息风之意；沙参、芒硝、当归、黄芩等则为滋阴清热潜阳之需。诸药共投必能使肝风熄、内热清、津液复。

# 三十一、汗 证

## 案 阳明热盛

傅麟书 十九岁。四月初六：瘦人多火，自汗频仍，间且盗汗，业已数载。热饮热食每致沾衣而头额尤甚，且冬令亦复如是，所以三冬之时衣服甚薄。按脉尚无偏胜之弊，但唇色太赤，目力有时昏昏，手心灼热，是阳升太过，心液不藏。自述素嗜杯中，每多过量，盖曲蘖轻浮太过，扰乱气血，有春夏而无秋冬，良非细故。况乎年甫弱冠，尚有气血未定之天，耗阴助阳，偏胜者必致偏伤。考隆冬大汗，罗谦甫、王孟英治案两条论之已极透彻，今虽见症犹远不至如罗、王两案之甚，然其理正同，覆霜坚冰，不可不防微杜渐。若但就证论治，必以收涩敛汗为长，要知仅与涩敛决非根本之正法眼藏。即谓汗多津伤，法宜养液，然此是阳之有馀，正本清源，尚不系阴之不足。盖头面多汗，全是阳明热病，良以酒气慓悍，胃家首当其冲，则必以清阳明为主而佐以滋液潜阳。素闻尊翁本是法家，姑疏拙见以备采择。唯是受病有因，必须于病根上痛下针砭，则正在年富力强，自可永占弗药。善摄生自有保健之正当治法，而乞灵药石犹第二步也，雷门布鼓，请持呈尊翁以为何如。

生地六两　杞子三两　白芍三两　知母三两　沙参三两　地骨三两　丹皮二两　连翘二两　首乌四两　黄连八钱　炙甘草六钱　淮小麦三两　女贞子三两　枣仁三两　川柏一两五钱　五味子六钱　枳椇子四两　焦栀子三两　玄参三两　大枣三十枚　怀牛膝二两　茯神三两　黄芩三两　桑白皮三两

生地、红枣（饭上蒸熟）共杵膏，余药日晒干燥，勿见火，研细末和匀。

另用原枝金石斛四两　龙骨五两　牡蛎四两　玄武版四两　鳖甲二两　磁石一两五钱　石膏六两　共煎浓汤以泛丸，清晨吞服三钱

【赏析】

自汗盗汗是由于阴阳失调，腠理不固，而致汗液外泄失常的病证。"阳加于阴

谓之汗"，汗证病机总属阴阳失调，腠理不固，营卫失和，汗液外泄。患者嗜食辛辣厚味，且喜饮酒，以致湿热内盛，邪热郁蒸，津液外泄而致汗出。"阳胜则身热……能冬不能夏"故隆冬之时大汗仍频，证属阳明热盛，阴虚有火。治若予收敛固汗则是治标之法，应正本清源，治以清泻阳明，滋阴降火。

方中生地、枸杞、白芍、沙参、枣仁、首乌、女贞子滋阴养血，"壮水之主，以制阳光"；知母、丹皮、地骨皮、黄连、黄柏、黄芩泻火坚阴；浮小麦、五味子固涩止汗。冰冻三尺非一日之寒，此病年深日久，不可卒愈，遂给予丸药缓治。须知"食饮有节，起居有常，不妄作劳"才是保身长全之良方。

# 三十二、虚 劳

## 案1 脾虚气陷

沈　三月十三日：中气下陷，疲倦无力，面色萎黄，午后头冷而痛，无非阴霾蒙蔽，脉沉不起，舌白无华。劳力内伤之候，正合东垣升清之法。

党参一钱五分　细辛三分　全当归一钱五分　陈皮一钱五分　蔻仁一粒　黄芪一钱五分　川芎四分　升麻四分　茅术一钱五分　炮姜四分　炙甘草四分　柴胡四分　冬术一钱五分　茵陈三钱。

【赏析】

虚劳，最早见于《金匮要略·血痹虚劳病脉证并治》，是以脏腑虚损，气血阴阳虚衰，久病不复成劳为主要病机，以五脏虚证为主要表现的慢性虚弱证候总称。东垣所谓"形体劳役则伤脾"，患者劳力内伤，损伤脾胃，中气虚馁，升降失常，清阳下陷。脾虚则气血生化乏源，而见乏力，营血亏虚，不荣头窍，发为头痛。面色萎黄。脉沉、舌白均为脾胃气虚之象。此案患者证属脾虚气陷，生化乏源。治当以健脾益气，升阳举陷。

方用补中益气汤化裁。党参、黄芪、二术、炙甘草益气健脾，加陈皮、蔻仁合胃理气降逆，更加柴胡、升麻与参、芪配伍升提下陷之中气，再掺入茵陈清热利湿，炮姜温中散寒止痛。全方补气与升提并用，使元气内充，清阳得升。

## 案2 肝肾虚损，虚火内生

柳兄　九岁。三月初四：形癯色夺，脉反弦大数劲，左环跳瘰痛，夜多盗汗，舌色光红。述前颇丰厚，去年时邪发瘰，延久始愈，形色乃锐减；秋后发咳，追咳止后，遂现此症。明是肺阴久愈，虚火不藏。并且自服参附数剂，幸分量尚轻，不为大害。所喜胃纳尚佳，后天犹有所恃，此等阴虚之病，乃肺肝肾三脏皆伤。

昔贤治法，惟魏玉璜独得真旨。犹幸外形未肿，峻授一贯煎加味，当能呈效。但痛成亦逾两月，时不见发肿，恐是阴液既伤，并无发肿之能力，则病情愈其可虑。第精神尚好，初无倦惫态度，最为佳象。若误认为寒湿邪三气之痹着，而乱用温燥刚烈，走窜疏通之剂，为害必有不可胜言矣。逐师魏意，大补肝肾之阴，而参潜敛浮阳为治。

大元地五钱　归身二钱　金铃子三钱　沙参三钱　麦冬三钱　甘杞子三钱　独活六分　怀牛膝二钱　桑寄生一钱五分　木瓜一钱五分　龙齿二钱　牡蛎五钱　砂仁壳四分　枣仁三钱　五味子十粒　大活络丹一颗

十二日更方：咳声尚扬，脉弦锐减，幸尚不细，盗汗时有时无。

元地四钱　龙齿三钱　牡蛎一两　归身八分　沙参三钱　麦冬三钱　杞子三钱　白前三钱　桑白皮三钱　枣仁三钱　夜交藤三钱　白芍三钱　砂仁壳四分　橘红一钱　独活四分　寄生一钱五分　大活络丹一颗

二十六日三诊：步履稍健，知养阴之效也，咳减汗停，形色亦少少振矣。脉尚不数，手心热，皆阴液未充之象，仍守前意。

【赏析】

肾藏精，为封藏之本，肾阴亏虚，封藏失固，阴不制阳，相火妄动而夜寐盗汗。阴血不足，不能濡养肌肉筋骨而觉痠痛。形瘦色夺、脉弦数、舌色光红等皆是肝肾阴虚之征。外感实邪，病情愆延，复又发咳嗽，伤及肺阴，虚火浮游。此案患者证属肝肾阴虚，肺失清润。治以滋补肝肾之阴为主，兼以潜摄浮越之阳。

取方以一贯煎加味，方中生地、归身、沙参、麦冬、甘杞子共奏养血柔肝、滋养肝阴之功，金铃子、牡蛎固肾涩精，佐以独活、川牛膝、桑寄生、枣仁滋补肝肾；再添木瓜、五味子酸甘化阴，龙齿潜镇摄纳，大活络丹透邪外出。

二诊仍有咳嗽，然盗汗好转，脉弦锐减，收效颇佳。守前方去金铃子、木瓜、五味子、牛膝，加白芍养血柔肝，橘红理气止咳，夜交藤养血安神。仍以补益肝肾阴血为大法。

三诊：病势已缓，然阴液仍不足，继守前方之义。

## 案3　气血两虚

许右　三十余。四月十七日：气营两亏，形消色夺，脉微细如丝，头痛，鼻渊，咳呛，夜不成寐，舌无腻苔，凛寒潮热。尤物用之太广，劳损之前沿不可治。

龙骨二钱　陈皮一钱五分　茯神二钱　石决明三钱　桂枝四分　远志一钱五分　牡蛎五钱　首乌曜二钱　天麻三钱　枳壳四分　白芍三钱　杞子三钱　枣仁三钱　甘菊三钱　菖蒲七分　银柴胡一钱五分　制半夏一钱五分

【赏析】

本案患者证属气血两亏。气血不充，不能上荣头面，故而头痛、鼻渊，肺气虚弱发为呛咳，血不养心，夜寐不宁，舌苔不腻，凛寒潮热乃气血虚弱之象。治当以益气补血。

方中龙骨、牡蛎、石决明、白芍滋阴养血，填补真阴，加入陈皮、半夏、天麻、乌药之品健脾化痰，理气止痛，枣仁、菖蒲、远志、茯神宁心安神，银柴胡、甘菊清退虚热。

## 案4　中气下陷

徐寿轻弟　三月二十日：清阳下陷，脉反弦大，然重按则虚，发黄便溏，舌光如镜，淡白无华，心悸而惢，正合东垣升清之法。

潞党参一钱五分　全当归一钱五分　炙甘草二钱　枣仁三钱　白术一钱五分　炮姜四分　茵陈二钱　升麻四分　砂仁一粒　黄芪一钱五分　青陈皮各三钱　木香六分　柴胡四分

【赏析】

脾虚则清阳不升，中气下陷。气血生化乏源，不能濡养毛发，脾失健运，湿从内生，故大便溏，其脉重按则虚，舌淡苔薄，显系脾胃气衰，元气不足，正合东垣补中益气汤证益气升阳法。补中益气汤补中益气，升阳举陷，主治身热、有汗、渴喜热饮、恶寒、气短、自汗、脱肛、内脏下垂等。本案方中黄芪、潞党参、炙甘草、炮姜共奏大补一身之气，以资气血生化之源，"血为气之宅"，佐用当归以补养营血，陈皮、砂仁、木香理气和胃，使得诸药补而不滞，更加升麻、柴胡升阳举陷。

### 案 5　脾胃虚寒

龚右　五月二十一日，腹痛溏泄，夜不成寐，咳声不扬，脉已细数。舌唇㿠白无华，症已成劳，本不许治，欲尽人力，非理中莫属。

西党参　白芍　炙草　砂仁　冬术　全当归　木香　牡蛎　砂仁　炮姜　夜交藤　白前

【赏析】

此案患者证属中阳亏虚，温煦乏力，运化失常。脾胃虚寒，脾不运化，胃不受纳，升降失常，故见腹痛便溏，阳虚则气弱，是故咳声不扬，脾虚气弱，气血生化乏源，不能上奉于心，以致心神失养而夜不成寐，唇舌㿠白为虚寒之象。治当温中健脾。

取方以理中丸加减。方中党参、白术、炮姜、炙甘草共奏温中祛寒，补气健脾之功，佐以当归、白芍养血和营，木香、砂仁增强理气健脾之力，再掺入枣仁、夜交藤养心安神，白前止咳。本方入主中州，温补合法，可温中阳，补脾气，助运化。

### 案 6　气阴两虚

董右　十九。三月十七日：骨小肉脆，形色枯槁，二年以来，频频呕吐泄泻，脉细弦，舌光红而燥。二月以来，无日不吐，间日则泄，项有瘰疬，入暮寒热。真阴欲竭，肝木乘凌，已入损门关格熏候。再有痞块，此症不过长夏。

北沙参三钱　吴茱萸十粒　乌梅炭三分　银柴胡二钱　鳖甲三钱　白芍三钱　杞子二钱　炮姜炭三分　半夏二钱　牡蛎三钱　川连四分　椒红十粒　金铃子三钱　秦艽二钱　旋覆花三钱

【赏析】

患者年轻，望其外形骨小肉脆，形色枯槁，骨小肉脆，大抵先天即弱而真元虚损，精血不足。吐泻日久，伤及津液，舌红苔燥、脉弦细为气阴两亏之象。春寒乍荐，难免重伤。肝肾阴虚，呕吐频作，项有瘰疬，多属肝火。此案患者证属肾阴亏虚，肝火横逆。治当补肾滋阴，清肝平肝。方中以牡蛎、金铃子、鳖甲、枸杞子益肝肾、补精血，再添北沙参、白芍益气养阴，吴茱萸、旋覆花、半夏降逆止呕，秦艽、川黄连清退虚热。


## 案7　阳虚下陷

吴　二十六岁。六月二十八日：冷雨外侵，脾阳内陷，萎黄无力，脉细数，舌淡白无华，此东垣益气证也。

潞党参二钱　桂枝一钱五分　附片一钱　陈皮一钱五分　白术二钱　柴胡六分　木香六分　甘草四分　黄芪二钱　升麻五分　茵陈三钱　当归一钱五分

【赏析】

患者外感寒湿之邪，伤及脾阳，中元虚弱，化生气血不足，故而见萎黄乏力，脉细数、舌淡无华乃中虚之证。患者脾阳下陷，合东垣补中益气汤证。方中潞党参、白术、黄芪、当归、甘草健脾益气，柴胡、升麻升阳举陷，桂枝、附片温阳化饮，木香、陈皮理气，茵陈利湿。


## 案8　肝肾阴虚，虚热内生

右　二十九岁。八月二十一日：肝肾虚阳，足心火热，五心皆烦，色白而瘦，眩晕少寐，脉右弦大左小，舌光红起刺而痛。养阴无近功，非有恒且变象。

元参四钱　北沙参三钱　生地四钱　杞子三钱　女贞子三钱　橘红八钱　当归身一钱　麦冬三钱　龙骨四钱　鳖甲四钱　丹参一钱五分　金石斛三钱　牡蛎八钱

【赏析】

本案患者乃是肝肾两脏阴精亏损，虚阳浮越所致虚劳。阴虚不能制阳，阳亢而虚热内生，故见足心火热，五心皆烦等证；肝肾阴亏，机体失却濡养，则见形体消瘦；津液不足，水不涵木，肝阳上扰，发为眩晕；虚火内炽，心神不安，故失眠少寐，而舌脉均为阴虚火旺之征。法当滋补肝肾阴精，方用生地黄凉血滋阴，麦冬清热养阴生津，玄参滋阴降火，三药共奏清热养阴之功；北沙参、石斛滋养肺胃之阴；枸杞子、女贞子、当归身滋补肝肾；龙骨、牡蛎平肝潜阳、重镇安神；再掺入橘红理气以蠲滋腻之弊。

## 案9　真阴不足，水不制火

诸葛景荃　辛酉九月：起先夜梦多端，寐中谵语，渐至午后发热，头痛亦微微畏风、体倦神疲，胃纳尚可而不知味，脉亦平善，舌无厚苔，初谓疟疾之萌，与泄化疏解药不应，反通宵梦泄，午后热势渐盛，而脉尚不露，虚阳外浮景象，稍稍咳呛，舌尖化红，微渴，以其素患泄症，改授后方，一啜而午热即止，神气俱爽，三啜而安。

生牡蛎八钱　花龙骨三钱　桑白皮四钱　黄柏皮二钱　元参三钱　金樱子三钱　生龟板八钱　茯苓三钱　紫菀三钱　淮牛膝二钱　大生地四钱　陈皮二钱　炒山萸肉四钱

【赏析】

《景岳全书·命门余义》中云："命门为元气之根，为水火之宅，五脏之阴非此不能滋。"肾水亏虚，水火失济而则心火偏亢，致心神不宁而多梦、谵语；肾阴不足，阴不制阳，虚火内扰，则午后发热；精亏水减，精窍失充，而见头痛；虚火内炽，相火妄动，扰动精室，精关不固，则发为梦泄；邪火伏肺，肺宣降功能失常，肺气上逆则可出现呛咳，阴液不足，咽失所润，则口燥咽干。肺肾两脏，金水互生。本案患者属真阴不足，阴虚无以敛阳，水亏无以制火，火亢灼金。治当以滋养肾阴，以遏阳光之焰，清金保肺，以复其清肃之令。方中用龙骨、牡蛎滋阴潜阳，桑白皮、黄柏皮、紫菀、陈皮等清金肃肺，山萸肉、金樱子、淮牛膝等补肾益精，再掺入生地、玄参清热养阴生津，诸药合用，使伏火得清，肾阴得滋，肺功得复。

## 案10　脾胃虚弱，气阴两虚

李幼　稚阴未充，夜热往复，今天自汗，前则腹痛，进以和土行气，痛止而热仍未止，脉小数而舌滑尖红，大便先结后溏，脾土不健，再以和阴健脾。

采炒贡潞一钱　生西芪一钱　炮姜炭六分　山萸肉二钱　甘杞子五分　生鸡内金一钱五分　广木香七分　小青皮七分　炒白芍一钱五分　淮山药一钱五分　天台乌药一钱五分　带壳春砂仁四分　另生鳖甲四钱　生牡蛎四钱（二物先煎）

**【赏析】**

小儿脏腑娇嫩，形气未充，精、血、津液、脏腑等方面尚未发育成熟。由于"稚阴未充"，邪热易伤阴津，故易见邪热炽盛之实热证与阴虚阳亢之虚热证。此案患者夜热往复及自汗之证乃气阴两虚之故。患儿脾胃薄弱，经脉未盛，易为各类病邪所扰，脾胃肠腑气滞，不通则发为腹痛，以行气和胃治之遂痛止，然热未止是真阴未复故也。脉数舌红为阴虚之征，大便不调乃脾弱之候，治当以养阴和营，健脾助运。方中潞党参、西芪、炮姜炭健脾益气，山萸肉、杞子、山药补肾益精，青皮、木香、砂仁、乌药等理气宽中，醒脾助运，再添鳖甲、牡蛎育阴清热。肾为先天之本，是真阴真阳所寄之处，脾为后天之本，是气血营卫化生之源，本方脾肾同补，阴阳岂能不复？

## 案11　虚火上扰，津液亏耗

陈左　暮春失血后真阴未复，气火未藏，劳则脑力昏昏，耳鸣扰扰，夜央燥渴，脉当安和，舌色也正，所喜胃纳如恒，尤少别种虚象。此宜滋填摄纳，固护肝肾根基。尚须善自珍重，弗过于劳力劳心为佳。

砂仁末四分同打大元地四钱　象贝母二钱　山萸肉二钱　熟女贞四钱　沙苑子四钱　枣仁泥三钱　大白芍二钱　杞子二钱　炒阿胶珠一钱　云茯苓一钱五分　另生鳖甲五钱　生龟板五钱　生牡蛎五钱（三味先煎）　怀牛膝一钱五分　广藿梗一钱五分

**【赏析】**

此案患者失血之后，真阴已伤，气火上浮，加之失于调养、劳伤过度，使得正气难复成劳。肝肾俱藏相火，病善妄动，一旦肝肾阴液不足，即见一派虚热之象。肝血亏虚，不能上荣头面，肾阴虚精亏髓减，清窍失养，则见头昏、耳鸣等证；阴津不足，失于滋润，则口干咽燥；舌脉如常，食纳亦可，病势尚缓，治当以培补肝肾，滋阴清热，调畅起居、情志。方中生地、阿胶珠、鳖甲、龟板、牡蛎等滋阴潜阳，山萸肉、女贞子、沙苑子、枸杞子补肝肾、益精血，以培本为要，枣仁、白芍酸甘化阴，茯苓宁心安神。

## 案 12　痢后阴伤，虚火内盛

成章　十八岁。三月十七日：三四年舌燥，口干裂纹，甚则舌上生疳，始则盛于冬令，甚且喉干微痛，口疳最剧时，大碍饮食。近则春令亦发，秋季亦发，但差于夏，而最剧于冬。述病起于十四岁秋，血痢两月余，遂生是症。至明年秋令而发，冬则更盛，几无差时。近则五心发热，两颧绯红，上午则差，晡时则剧。明是痢后阴伤，积久未复。愈于夏而发于秋，盛于冬者，正是当时病痢之候，病情源委，灼然无疑。兹当春升阳盛，虚焰浮动，宿恙应之，亦因其所躯干短小，瘤而不腴，幸骨格不弱，眠食俱安，授以滋水柔肝之剂。两服舌痛减，口燥瘥，但日晡尚热，脉弦大有力，舌苔薄黄，唇色深赤，夜多梦魇。此心脾肾藏阴暗亏，非滋液培本不可，一味清火，且伐生生之气。古方六味之类补泻杂汇，岂是良法？宜宗魏玉横法集灵膏加味，煎剂非百服不为功，求学在校，大是不便，为定丸方：

北沙参二两　南沙参三两　麦冬三两　天冬一两　甘杞子五钱　淮生地八两　淮牛膝五钱　金铃子一两　白归身八钱　大白芍二两　焦栀子二两　远志肉二两　润玄参二两北丹皮一两五钱　白茯苓二两　炙甘草六钱　法半夏一两　真竺黄一两　象贝母二两　酒炒川连四钱　柔白前一两五钱　紫菀一两五钱　桑白皮二两

上药日晒研，弗见火，水法丸，早晚饥时，淡盐汤下三钱。

【赏析】

此案患者痢后阴液耗伤，虚火内生，心脾二经火热上炎，遂致舌上生疳，虚火熏灼喉壁，则见咽喉干痛，素体阴虚，时令之气牵动余邪而发为虚劳。投以滋水柔肝之剂，火热渐清，病势已缓，然午后发热、多梦、脉弦、苔黄等阴虚火旺之征依然存在，证属心脾肾阴亏虚，治宜滋阴培本，不可清泻太过，恐伤正气。方用集灵膏加味，方中二参、二冬、二地、枸杞益肾养阴，复以人参扶阳益阴，牛膝通利血脉，既擅益肾之功，又得生化阳气，无呆补壅滞之弊；金铃子、白芍酸甘化阴；丹皮、栀子、茯苓清泻火热，当归养血柔肝，远志养心安神，白前、紫菀、桑白皮等清肃肺气，全方补脾、养心、滋肾并进，育阴、益气、养血相融。

# 三十三、咯 血

## 案1 中气亏虚，统摄无权

汤左 十七岁。四月十七日：咳中带血，痰血各半，咳则络病，近日止而神疲色白，饮食无味。脉细，舌淡白。先与理中。

潞党参一钱五分 于术一钱五分 炙草五分 炮姜五分 半夏一钱五分 丝瓜络一钱五分 郁金一钱五分 枳壳六分 杏仁三钱 贝母三钱 桑皮三钱 旋覆花三钱（包） 紫菀三钱 磁石三钱 代赭石三钱 二至丸三钱

【赏析】

咯血，最早见于《医学正传·血证》，是指血由肺及气管外溢，经口而咳出，表现为痰中带血，或痰血相兼，或纯血鲜红间夹泡沫，亦称咳血或者嗽血。《赤水玄珠》卷九："咯血者，喉中常用血腥，一咯血即出，或鲜或紫者是也，又如细屑者亦是也。"此案患者中气不足，统血无权，无从帅血归经以致咯血。脾胃虚弱，痰气交阻，而见神疲色白，饮食无味。舌淡、脉细乃气虚征象。故证属中气亏虚，痰气交阻，统摄无权，血液外溢，治宜理中健脾，化痰益气。

方用理中丸合旋覆代赭汤化裁，潞党参、白术、炙甘草、炮姜甘温益气，健脾养胃，以治中虚气弱之本；旋覆花性主降，擅下气消痰，代赭石重镇降逆，两药相伍降气化痰；半夏祛痰散结，降逆和胃，杏仁、磁石降气平喘，添入丝瓜络、郁金、枳壳以助理气之功，贝母、桑皮、紫菀以增肃肺化痰之力，掺入二至丸滋阴止血。诸药相合，标本兼治，共奏益气和胃，降逆化痰之功，使气逆得降，痰浊得消，中虚得复。

## 案2 虚火灼肺

祝左 失血有年，咳嗽频作，近虽无血，而痰稠且多，神疲色夺，潮热不已，脉甚数疾，舌苔剥落，淡红而光，夜不安寐，且有盗汗。真阴大伤，浮阳甚炽，际此夏令，症殊不善，姑先潜阳熄火，冀平其上浮之焰，得扶过长夏，再商清养。

明天麻二钱　银柴胡一钱五分　生鳖甲三钱　生芪皮一钱五分　首乌藤三钱　瓜蒌皮一钱五分　生牡蛎五钱　青蒿珠一钱五分　川石斛三钱　柔白前三钱　川贝母三钱　陈皮一钱五分　南北沙参各一钱五分　生紫菀三钱　白薇三钱

**【赏析】**

"血本阴精，不宜动也，而动则为病，血主营气，不宜损也，而损则为病，盖动者多由于火，火盛则逼血妄行……"（《景岳全书·血证》）火热之中，又有虚实之分。此案患者失血经年，真阴已伤，阴虚则生内热，虚热蕴蒸，发为潮热，虚火迫津外泄，故夜寐盗汗，虚火上炎，煎灼津液，以致痰稠而多，脉象数疾、舌苔剥落均为阴虚内热之候。是证属虚火灼肺，肺失清肃。虚火不降则阴愈亏，阴愈亏则火愈炽。恰逢夏令发病，易伤暑气，暑为阳邪，其性炎热，易伤津耗气，间夹湿邪为患，此时治当先滋阴潜阳熄浮火，不宜妄投滋腻之品，待过长夏，再行清润养肺之法。

方用清骨散加减，方中生牡蛎、明天麻潜阳以熄浮游之火，银柴胡直入阴分而清热凉血，鳖甲咸寒，滋阴潜阳，又引药入阴分，瓜蒌皮、白前、陈皮、川贝、紫菀化痰、止咳，南北沙参益气养阴，再加入青蒿珠、石斛、白薇等透热之品，退虚热透浮热以外解。本方重在退热降火以治标，兼以滋阴以治本。

## 案3　肝火犯肺

某右　约三十岁。十一月十一日：冬阳不藏之令，阴虚体质，痰热内扰，适值衄事临期。气火升浮，以致忽咯鲜红数口，继以顿呛，三四日又见红数次，痰黏不滑，胸脘不舒，耳鸣头胀，无非左升太过，右降无权。法宜镇纳潜阳，收摄气火，以化痰泄热。先清肝木以定其标，须俟咳呛既安，更商培本，此时万不可误投滋补。

瓜蒌皮仁　郁金　半夏　射干　白前　白薇　白芍　当归炭　天麻　旋覆花　牡蛎　新会络　荆芥炭　杏仁　象贝　磁石　茜草　莱菔子　柏叶炭

## 【赏析】

肺为娇脏，不任寒热。肝属木，肺属金，肝火过旺，耗灼伤阴，出现干咳，胸胁疼痛，心烦、口苦、目赤，甚或咯血等。此案患者左升太过，右降不及，木火刑金，发为咳血。肝火犯肺，肺金受灼为痰，痰热内结，气机阻滞，气逆于上，以致胸脘不舒，头胀耳鸣。治宜清肝泻火，宁络止血。

方中瓜蒌皮仁、半夏、射干、白前、旋覆花清热化痰止咳，郁金、白薇、茜草以及炭类药物凉血止血，牡蛎、天麻、磁石潜阳镇纳，诸药共奏平肝、泄热、化痰、止血之功。

## 案4 痰湿蕴阻

诸葛左 五月初六日赴诊：咳呛见血，病起上年十月，然尚无多，今春发，一度亦不甚，四月十八十九日又发。前医大率见血止血，颇不相应，二十七日用附子理中加肉桂丸一服，乃气升痰升，血随而溢，呛不滑爽，气喘痰鸣，大腑不畅，小溲不多，不能平卧，更不能左侧卧，左卧则气升而咳剧，咯血满口，鲜红全无瘀晦。八九日来血失盈斗，诊得脉极细软，幸无数象，舌满白垢浊，舌根尤厚，此皆痰壅不开为患，宜乎愈滋养而病随之加，要知此白苔非寒，浪投温补，宁不为虎添翼？姑先清肃化痰，能得下行为顺，气平痰滑则吉。

焦蒌皮二钱 白前三钱 光杏仁三钱 郁金一钱五分 象贝三钱 菖蒲一钱五分 白茅根一两 法夏二钱 小蓟炭三钱 侧柏炭三钱 莱菔子三钱 旱莲草二钱 女贞子三钱 煅磁石二钱

初七上午复诊：昨议泄降开痰，大腑一行，自觉不甚畅快，咳仍不减，红尤错杂，脉仍细软，尚是血家本色，沉尺尤软，则真阴大伤也。舌苔前半稍化，后根厚腻亦较薄白，述胸脘之闭塞稍松，则昨方不无小效。总之痰塞不开，气火上升，势难骤戢。不能左卧，卧则气闭塞喉，咳呛即炽，络窒不通灼热可见。仍宜宣络顺降，以冀转机。

焦蒌皮三钱 旋覆花三钱 新绛屑一钱五分 象贝三钱 茜根二钱 白前三钱 胆星二钱 菖蒲根一钱五分 莱菔子三钱 郁金一钱五分 丝瓜络一钱五分 冬瓜子四钱 旱

莲草三钱　女贞子三钱　礞石滚痰丸四钱（包煎）

十五日三诊：据述前方二服，大腑通调，红即渐减，继去丸子照方连服，血即未见，咳亦松爽，咯痰甚滑，迥非前日咳呛难畅可比。胃纳亦畹，且左卧安然，皆以络中所滞，痰浊既得下行为顺，自然气不上升，渐入泰境。以失血既多言之，于理自当滋养，但痰塞初开，误投粘腻，适以助其壅塞，从前清肺滋阴，愈用愈窒，是其明征，况在长夏湿浊令中，尤宜清微淡雅为佳。再宜肃肺金，清而不腻，仍守通络顺降。

炒瓜蒌皮一钱五分　熟女贞子三钱　川贝一钱五分　象贝三钱　生紫菀一钱五分　白前三钱　旋覆花三钱（包）　路路通二钱　木蝴蝶二十片　桑白皮一钱五分　宋半夏一钱五分　鲜竹茹一钱五分　海石二钱　丝瓜络一钱五分　海蜇煎汤代水

此病咳呛极盛而咯吐艰难，咳声重浊，胸脘闭塞，红痰满地，脉小而弱，舌浊满布，根尤厚，明是痰浊壅窒，有升无降，加以小溲不多，大腑数日未行，虽去血已多，气体每无不虚之理，然正气虽虚而痰塞是实，前医补肺补脾，驯致胃呆气促，后误认舌白脉细为虚寒，而投温补，遂铸大错。真是毫厘之差，千里之谬。

【赏析】

前医妄投温补以致气火上冲，损伤血络，迫血离经妄行。八九日来诊，察舌脉均为痰湿壅盛之象。治当清肺降气化痰。方中焦蒌皮、白前、光杏仁、象贝、莱菔子清热化痰，菖蒲、法半夏燥湿化痰，郁金、白茅根、小蓟炭、侧柏炭凉血止血，再加入女贞子、旱莲草以养阴退热。

二诊病势稍缓，前方已效。然痰火之患非旦夕能解，仍治以宣降气机，清热化痰。守前方加新绛屑、旋覆花进降气化痰之功，胆南星、冬瓜子以倍清热化痰之力，再合礞石滚痰丸泻火逐瘀、攻泻顽痰。

三诊病势已减，咳血渐减，去丸照原方再服，未见咯血，胃纳渐佳，左卧安然，是痰浊得消，气行通畅之故。痰塞初开，且长夏湿浊令中，不可过分滋养，仍守前方之义，治以清肺肃肺，降气通络。守前方加木蝴蝶、淡竹茹、海石、海蜇等清肺化痰之品，再掺路路通、丝瓜络以理气通络。

### 案5　痰热互结，损伤肺络

陈左　痰热缠绵，络脉不利，前曾痰血，今喉哽龈浮，不时起伏，脉虽不甚弦劲，而浑浊不清，舌苔颇腻。体质素伟，胃纳尚佳，是宜清泄疏化，不必畏虚议补。

瓜蒌皮二钱　肥知母一钱五分　象贝母三钱　生石膏五钱　丝瓜络一钱五分　黄射干一钱五分　干芦根四钱　怀牛膝二钱　藏青果八分　板兰根三钱　旋覆花三钱（包）化橘红八分　鲜竹茹一钱五分　陈胆星八分　生磁石五钱　生牡蛎五钱　生代赭石五钱

二诊：咯血皆是肺管中血络破裂，所以既见之后，容易复来，须气火不升，方可渐渐恢复。今早见红，无须胆馁，脉尚平静，舌苔较退，仍守泄化为是，况齿痛皆已锐减，更不必因血生疑。

瓜蒌壳一钱五分　黄射干一钱五分　肥知母一钱五分　生元胡一钱五分　桃仁泥七粒怀牛膝二钱　象贝三钱　丝瓜络一钱五分　鲜竹茹一钱五分　旋覆花（包）一钱五分　柔白前三钱　生代赭石四钱

【赏析】

咯血是由肺而来，经气道咳嗽而出，或痰中带有血丝，或痰血相兼，或纯血鲜红，间夹泡沫。咯血总由肺络受损所致，因肺为娇脏，喜润恶燥，不耐寒热，故外感风热燥邪，或肝火上逆犯肺，阴虚肺热等，损伤于肺，使肺失清肃，肺络受损，血溢脉外，则为咳血，治以清肺、泻火、降气、平肝、养阴、止血为法。在用药上忌用升散、燥热之品，以免气火升腾，耗液灼津，加重咯血。

此案患者证属痰热互结，损伤肺络。火性上炎，而见喉哽龈浮；舌脉均为痰湿之象。治当清热化痰，宁络止血。正论治方中生石膏、知母、芦根合用以清热，瓜蒌皮、象贝母、板蓝根、射干、橘红等共奏清热化痰止咳之功，磁石、牡蛎、代赭石重镇摄纳，再加入怀牛膝、丝瓜络行气活络，通利脉道。二诊虽复有咳血，然脉静苔退，齿痛锐减，是病势渐去之征，仍守前方泄热化痰之义，用瓜蒌壳、射干、旋覆花、白前、象贝清热、化痰、止咳，桃仁、牛膝、丝瓜络等理气通络。

### 案6 脾运失职，痰热蕴肺

杨左　酒客湿火上乘，咯血甚多，于今间作，脉右甚弦左反小。此真阴已伤，治法先拟泄降。

枳椇子（打）六钱　旱莲草三钱　茜草根二钱　小蓟炭四钱　熟女贞三钱　生打代赭石五钱　生打牡蛎五钱　法煅青礞石二钱　瓜蒌壳二钱　怀牛膝二钱　生桑白皮二钱　生玄胡二钱

二诊：酒客咯血，前授清泄，咳减红除，素嗜杯中，未能屏绝，昨又上溢，脉重按甚弦。仍守前意。

生打枳椇子八钱　煅礞石三钱　怀牛膝二钱　旱莲四钱　小蓟四钱　茜根四钱　瓜蒌皮一钱五分　玄胡索二钱　鲜生地三钱　生打代赭石三钱　鲜竹茹二钱　陈胆星八分

**【赏析】**

此案患者长期嗜酒，则脾虚化湿，湿聚化热，是火乘虚入血，热灼血分则咯血，失血量大，致伤真阴。脉右弦左小，正合湿盛之象。此案患者证属痰热蕴肺，肺失肃降。治当清热豁痰，凉血止血。

方中重用枳椇子解酒毒兼清热，以蠲积弊。代赭石、旱莲草、茜草根、小蓟炭凉血止血，煅礞石、瓜蒌壳、桑白皮清热涤痰，女贞子、生牡蛎滋阴清热，再添牛膝、延胡索等活血化瘀之品，使止血而无流瘀之患。本方化痰与清热并重，且于清化之品中佐以活血之品，使火热得清，痰浊得消，出血得减。

二诊患者病情好转，然未能断酒，以致再发，脉沉弦乃饮停之征，守前方，枳椇子加量以倍解酒之力，再加胆南星、竹茹以增清热化痰之功，添生地以养阴生津。

### 案7 肺脾两虚，痰湿内盛

李　四十二岁。六月二十日：素有咯血，所失本不多。两日来连咯不已，几于盈瓯。前医止用清凉未效，进一步投犀角生地仍不止，盖气升火升痰升，不知潜降导痰开泄，终是无济。脉左弦劲右小，神气甚旺，舌薄腻，大腑欲解不解，非潜镇摄纳，通达下行，何济于事。

旋覆花三钱（包）　代赭石八钱　龙齿四钱　生牡蛎一两　橘红一钱　桃仁十四粒　延胡一钱五分　地榆三钱　柏叶炭三钱　锦纹炭一钱五分　鲜生地四钱　白芍二钱　川连一钱

投剂血减，咳稀，大便亦通，夜寐不酣，舌渐化，前方去桃仁、生地、玄胡，加枣仁、首乌藤。前法连进三次，血已净，咯痰未已，精神不倦。至二十六日家眷远来视疾，谈话烦劳，陡又咯红不已。仍授桃仁、归尾、苁蓉、旋复、代赭、血余等，血又少，胃不知味，舌前半光滑少华，后半薄黄润泽，乃定后方。

牡蛎一两　代赭石八钱　玄精石五钱　归尾炭一钱　枣仁泥三钱　瓜蒌皮二钱　大贝母三钱　柏叶炭三钱　地榆三钱　旋覆花三钱（包）　白芍炭二钱　金石斛三钱　血余八分　紫草三钱

八月初三：前方四服，血无一丝，咳亦不作，胃加知味，唇色渐淡白，面无赤色，舌淡，脉左弦未已。

元地三钱　鳖甲三钱　淮小麦五钱　元参三钱　制首乌五钱　杞子三钱　牡蛎八钱　玄精石五钱　归尾一钱　枣仁三钱　大贝母三钱　侧柏叶三钱　白芍二钱　陈皮一钱　砂仁十粒

【赏析】

此案患者前医清凉无效，恐非实火之患。盖痰气交阻上逆，肺失清肃。脉左弦右小，舌苔薄腻，正是肺脾气虚，痰湿壅盛之征。此案患者证属痰热蕴肺，治以降痰顺气。

旋覆花辛能散能行，可宣肺气已达腠理，咸能入肾，可纳气下行以归根，代赭石降摄肺胃之逆气，二者合用可倍降逆化痰之力。佐以龙齿、牡蛎重镇摄纳兼有安神之力，生地白芍养阴清热，再添黄连清泻肺胃之火，桃仁、延胡索以行气润肠通便。

一诊之后，收效尚好，咳减便通，然夜眠不酣，遂去桃仁、生地、延胡索之品，加枣仁、首乌藤养血安神以安睡眠。连进三次，血已净。

后烦劳伤神，复发，仍予当归尾、肉苁蓉等益精养血，旋覆花、代赭降气化痰，血余炭凉血止血，血又少。然余热未清，再增玄精石清热化痰，石斛、紫草凉血。

前方再服四剂，咳血即止，纳谷渐佳，然面唇舌色淡白，乃气血亏虚之象，脉左弦未已，仍是痰湿留患，此时予生地、鳖甲、淮小麦、元参益气养阴，制首乌、枸杞子滋补肝肾，陈皮、砂仁理气化痰，玄精石、大贝母、侧柏叶清热化痰止咳，白芍、当归尾养血补血。

## 案8　中气不足，痰气逆阻

方右　十八岁。三月十九日：真阴未充，咳嗽经年，时则痰中带血，日晡寒热，晨起面颜㿠白，午则两颧绯红，腹痛便溏，形瘦色夺，骨小肉脆。先天本薄，年将及笄，犹未发育，脉细极而数，舌光无苔，胃纳大呆，咯痰清稀，食入䐜满，滋养又碍痰塞。损门重症，姑先养胃扶脾，参以化痰行气。

原枝金石斛三钱　潞党一钱五分　于术一钱五分　银柴胡一钱五分　蒌皮二钱　薤白三钱　炮姜四分　法夏一钱五分　橘红一钱　叭杏三钱　郁金一钱五分　乌药一钱五分　牡蛎三钱　鳖甲三钱　桔梗八分　蔻壳四分

二十一日复诊：前方三服，晡热较淡，夜寐较安，余则如故，虚里动跃。

潞党一钱五分　于术一钱五分　银柴胡一钱五分　薤白三钱　炮姜四分　法半夏一钱五分　乌药一钱五分　牡蛎三钱　鳖甲三钱　桔梗八分　枣仁二钱　茯神三钱　龙骨二钱　夜交藤三钱　蛤粉炒阿胶一钱五分

二十三日三诊：次方连服四剂，潮热减，溏泄已，饮食差可，就病论病，不可谓非佳象。然脉极数极细，形消色夺，兼之骨小肉脆，此证此脉，万无可治之望，姑仍前意。

潞党二钱　于术一钱五分　杞子三钱　龙齿二钱　牡蛎五钱　枣仁三钱　银柴胡一钱五分　苦桔梗四分　夜交藤三钱　炮姜三分　炙甘草四分　乌药八分　阿胶珠一钱五分　酒炒元地三钱　归身一钱

【赏析】

脾胃为后天之本，气血生化之源。患者真阴未充，先天本薄，发育未全，中气虚馁，升降失常，清阳下陷以致阴火上乘土位，此案患者晨起面色㿠白，午后两颊绯红，实是气虚而非实火也。舌光无苔为胃气虚弱之象，脾胃虚弱，运化无权，易聚痰湿，故不宜多投滋腻之品。此案患者证属中气不足，痰气逆阻。治以养胃扶脾，化痰行气。

初诊：潞党参、于术、炮姜补中气，健脾，以资气血生化之源，半夏、橘红燥湿化痰，理气行滞，两药相伍，气顺痰消。瓜蒌、薤白二药相配化上焦痰浊，宣胸中气机；再加乌药、郁金、桔梗等增强行气之功，鳖甲、银柴胡清退虚热，牡蛎、石斛滋养阴精。

二诊：前方三服，脯热淡，夜寐安，其余如故，仍是中气亏虚未能尽复。守上方去石斛、瓜蒌皮、郁金、蔻壳之品，加入枣仁、茯神、龙骨、夜交藤、阿胶等养血安神之品。

三诊：服上方四剂，病势已缓，然脉极细数，形消色夺，骨小肉脆，乃是先天不足，姑守前方之意，予潞党参、白术、炮姜、炙甘草补益中气，当归、元地、枸杞子、阿胶填补精血，龙齿、牡蛎、枣仁、夜交藤养血安神，再添乌药少许以奏行气之功。

## 案9　痰瘀阻络

姜华春　四月十一日：先有不能右卧，继则咯血频仍，初五起多鲜带紫，是络中先瘀，后乃逆裂，以致随气上升，脉重按弦劲，并不数大。咯痰清稀，大腑不结，本来酒客，未便以火逆论。

炮姜五分　地榆三钱　白术二钱　旋覆花三钱　炒黑丝瓜络一钱五分　炙甘草五分女贞子三钱　旱莲草三钱　黑香附一钱五分　小蓟三钱　党参三钱　茜草一钱五分　白前三钱　血余炭一钱五分

服一剂，咳减红止，脉左带弦右柔弱细软，舌薄黄而润，质地淡白，明非火逆，昨方小效，自当踵进，胃纳不减，尤应滋填，上方去地榆、旋覆花、小蓟，加熟地六钱，附片六分，郁金一钱五分，橘红六分，紫菀三钱。

【赏析】

《景岳全书·血证》云："凡治血证，须知其要，而血动之由，惟火惟气耳。

故察火者但察其有火无火，察气者但察其气虚气实。知此四者而得其所以，则治血之法无余义矣。"概而言之，对血证的治疗可归纳为治火、治气、治血三个原则。

本案患者瘀血阻络，内络损伤，瘀阻而新血难守，发为咳血，加之嗜酒易生痰湿，故而咳痰清稀，脉象沉弦不数大，乃是痰湿之征。此案患者证属瘀血痰阻，治宜益气化痰，消淤宁络。方中党参、白术、炙甘草、炮姜补气健脾以培本，女贞子、旱莲草滋补肝肾，再加地榆、小蓟、茜草以止血，添入丝瓜络、香附行气活血通络，旋覆花、白前化痰止咳。

## 案 10  伏邪感触，气火上逆

叶  二十四岁。正月十三日，咳呛带红，逢春又作，脉左浮洪数右软，面赤口疮，夜不成寐，都是虚阳不纳，气火上浮，舌清胃佳，大腑不畅，宜摄纳泄降，以安游明之火。

瓜蒌皮三钱　郁金一钱五分　夜交藤三钱　熟军一钱　女贞子三钱　旱莲草三钱　田漆八分　大贝母三钱　元胡一钱　石英三钱　地榆三钱　侧柏炭三钱　白前三钱　栀子二钱

【赏析】

春季之始，阳气开泄，温邪中人，诱病再发。有伏邪则郁而化热，循经上蒸，乃有面赤口疮等五官上火之症，气火上浮，血脉不宁，致使夜寐不宁，脉左洪数右软，是肝胆火热，肺脾虚弱之象。此案患者证属气火上逆，治以降气泄火。

方中地榆、侧柏叶清热凉血止血，栀子清泻上焦火热，瓜蒌皮、白前、大贝清热化痰止咳，女贞子、旱莲草、石英滋肝肾肺阴，再佐以郁金、延胡索理气行滞，以防留淤之后患。

## 案 11  气血两虚

苏左  四十三岁。四月十三日，失血后，咳呛痰多，凛寒晡热，脉细数，舌淡白。

党参三钱　　白芍三钱　　牛膝三钱　　丹皮一钱五分　　熟地八钱　　肉桂四分　　甘草八分
茯苓三钱　　炮姜八分　　附片一钱　　阿胶五钱五分　　山药一钱五分

**【赏析】**

失血后，阴血亏损，虚火内生，血去气伤，以致气虚不能摄血。日久气血两虚，客热不除，呛咳痰多，脉细数、舌淡白正是气阴两虚征象。此案患者证属气阴两虚，治当益气补血，养阴健脾，方能收未雨绸缪之效。

方中熟地、山药、阿胶、白芍等血肉有情之品补血滋阴，兼有"壮水之主，以制阳光"之意，丹皮清泻相火，茯苓、党参补脾益气，再纳入少量姜、桂、附，寓意阴中求阳，少火生气。

## 案12　阴虚火旺，灼伤血络

童　二十八岁。八月初九：失血年余，咳痰腥秽，肌肤甲错，脉数舌光，夜势不寐，纳呆胸痹。瘰症未传，何从措手？姑议清滋，冀迓天祐。

南北沙参　　银柴胡　　夜交藤　　白前　　白薇　　瓜蒌皮　　鳖甲　　桑白皮　　杞子
旋覆花　　地骨皮　　女贞子　　旱莲草

**【赏析】**

此案患者失血日久，久病成损，伤及真阴，虚火妄动，上乘肺金，脏腑津液渐燥，乃致使肌肤甲错，脉数舌光。火热煎灼，故咳痰腥秽。治宜滋阴润肺，清热凉血。

方中以南北沙参、银柴胡、女贞子、旱莲草、鳖甲、白薇、地骨皮等养阴清热，加白前、桑白皮、旋覆花、瓜蒌皮清热化痰，佐以枸杞子滋补肝肾，夜交藤养血安神。

## 案13　肝火犯肺

戴江山　八月十一日：起先头痛偏左，上至顶巅，继则咳呛失红，肋痛臂瘅，于今期月，脉右弱左弦，夜少安寐，纳不知味，苔薄黄，此阴虚阳浮，足冷是其明证。议镇摄气火，柔肝息风，通络滋填，标本两顾。

瓜蒌皮二钱　磁石三钱　旋覆花三钱　萸肉三钱　代赭石八钱　大贝母二钱　龙骨四钱　女贞子二钱　旱莲草二钱　夜交藤三钱　牡蛎一两　菖蒲七分　砂仁炒熟地三钱　苁蓉三钱　玄精石四钱　巴戟天一钱

另：萸肉附片打涂涌泉穴。

十六日：诸恙未减，而气色清爽，上方加白芥子一钱五分，芦根四钱，葶苈子三钱，射干一钱五分，冬瓜子三钱，紫石英三钱，泛痰丸四钱。

## 【赏析】

足厥阴肝经从胁注肺中，上入巅顶，其气主升。肝肾不足，肝阳偏亢，上扰清阳则头痛。经络失和，胁痛臂瘅。肝火犯肺，发为咳血。肝阳有余，化热扰心，夜少安寐，肝火犯胃，故纳谷不知味。此案患者证属肝肾阴虚，阳亢化风，气血逆乱，治以滋阴潜阳，柔肝息风。

方中龙骨、牡蛎益阴潜阳，镇肝熄风，萸肉、肉苁蓉、巴戟天补肝肾益精血，磁石、旋覆花、代赭石降逆止咳，女贞子、墨旱莲、玄精石育阴清热，瓜蒌皮、大贝母、石菖蒲清热泻火，再加夜交藤宁心养血安神，另以萸、附温热之品打涂涌泉穴，以谋引火归元。本方用潜镇之法，配伍滋阴之品，标本兼治。二诊气色清爽，是肝火得以平降，守上方加白芥子、冬瓜子、泛痰丸、射干、葶苈子以清热化痰，芦根清透余热，紫石英宁心安神。

## 案 14　阴精亏耗，虚火上扰

万左　失血后气火不戢，咳嗽频仍，是阴液不充之故，脉细左手尤甚，胃纳尚可，舌薄腻。治法先宜清降，稍佐滋肾、还须节劳静养为佳。

砂仁三分同炒大元地三钱　瓜蒌皮一钱五分　生紫菀三钱　宋半夏（打）一钱五分　苦桔梗二钱　柔白前三钱　甘杞子二钱　丝瓜络二钱　北杜仲二钱　广陈皮一钱五分　天台乌药一钱五分

二诊：咳嗽较减，痰尚滑，但有时无痰，脉柔软，是阴虚本色，气色渐戢，最是吉征。舌不甚腻，再拟滋潜摄纳肝肾。

大元地四钱　瓜蒌皮一钱五分　生牡蛎六钱　旋覆花（包）三钱　生打代赭石二钱

台乌药一钱五分　苦桔梗一钱五分　生远志肉二钱　炒山萸肉三钱　甘杞子三钱　生紫

菀四钱　熟女贞三钱　炒杜仲二钱　炒象贝母一钱五分　杞根皮二钱　鲜竹茹一钱五分

**【赏析】**

此案患者血去气伤，阴液不充，气火上炎，法当滋阴降火，佐以滋肾。方中砂仁炒大生地滋养阴液，瓜蒌皮、紫菀、白前、半夏、桔梗、陈皮理气化痰止咳，佐以丝瓜络、天台乌药增强理气之功，再添甘枸杞子、杜仲滋补肝肾。二诊咳势已缓，气血收敛，然仍有阴虚之证，再用滋阴潜镇，补益肝肾之法。方中加生牡蛎、生远志、山萸肉、熟女贞增潜镇摄纳之力，再掺入象贝、竹茹等以清热化痰，咳嗽减轻，遂去白前、半夏、陈皮等理气化痰之品。

## 案15　阴虚气逆

方左　先前失血盈瓯，继则咳呛痰稠，总是气火上扰。脉极细软，真气大亏，舌苔不腻，所幸胃纳如恒，是宜养阴纳气。

砂仁末四分同炒大元地三钱　广郁金二钱　苏半夏二钱　生紫菀三钱　生玄胡二钱　苦桔梗一钱五分　旋覆花（包）二钱　苏方木二钱　台乌药一钱五分　生打代赭石四钱（先煎）　炒枳壳四分　另兰田三七六分（研极细末，分两次药汁吞）

二诊：失血后咳呛痰稠，昨授滋潜纳气，尚无进展，脉已较起而迟涩太甚，舌滑，仍守昨意。

瓜蒌皮三钱　丝瓜络二钱　归尾一钱五分　冬瓜子（打）四钱　玄胡二钱　紫菀四钱　苦桔梗一钱五分　浮海石二钱　象贝母三钱　女贞子四钱　广郁金一钱五分　生打代赭石四钱　旱莲草三钱　小蓟二钱　另用兰田三七五分研末，药汁吞

**【赏析】**

患者失血量大，伤及真阴，阴不制阳，以致虚火妄动。脉象细软乃是气阴亏损征象。此案患者证属阴虚气逆，治宜养阴纳气。初诊方中以生地、郁金、延胡索滋阴养血，半夏、桔梗、旋覆花、枳壳、苏木、乌药、代赭石等降气摄纳。二诊未见明显进展，咳痰稠，用瓜蒌皮、象贝母、紫菀、桔梗之品清热化痰，观其

舌脉，气阴稍复，遂守上方意，以当归尾、女贞子、旱莲草等滋养阴血，代赭石、浮海石潜镇降气，再掺丝瓜络、延胡索理气通络。

## 案 16　阴虚夹痰

某　二十六岁。十一月十一日：阴虚有素，音喑半年余，喉窒气升，近则咯血盈碗，今第三日，乃夹痰而咯，脉虚数右带弦，胸闷，气以泄降。

瓜蒌皮三钱　瓜蒌子四钱　郁金一钱五分　桔梗一钱　决明子二钱　当归尾一钱五分　茜草二钱　小蓟三钱　紫菀二钱　木蝴蝶二十片　赤芍二钱　大贝母三钱　射干一钱五分　白前三钱　旋覆花三钱　玄胡二钱　白薇三钱　五灵脂一钱五分

【赏析】

喑者，舌强不能言是也。肾脉通舌本，患者素有阴虚，肾精不足，不能上荣于舌与气道，故音喑喉窒。真阴亏，虚火内扰，搅津成痰，闭阻胸中气机，发为胸闷。此案患者证属阴虚夹痰，治当降逆化痰，滋阴宁络。

本方中瓜蒌皮、瓜蒌子、大贝母、旋覆花、木蝴蝶清热肃肺，化痰止咳，桔梗载药上行，化痰散结，并利咽喉，当归尾、赤芍柔润养血，郁金、茜草、小蓟、凉血止血，加白薇清退虚热，再掺入延胡索、五灵脂活血之品，使止血而不留瘀。

## 案 17　真阴亏损，虚阳外越

曹左　五十岁。三月十四日：咯血宿恙，频发不多，前夜寅初大吐盈盆，自饮冷水而止，竟不服药。今早丑末又吐不多，气升痰升，喘促甚剧。适气喘渐平，血亦自止，午后友人闲谈。又咯数口，磨墨饮汁，速余往视，尚能出来客座就诊。脉六部细微，虽无火象，而唇色殷红，舌尖边俱绛，颧部时时泛红，明是春深木动，虚阳上浮，气火不僭，余波未已。述咯吐时头汗频频，大有阴竭阳越，一蹶不回之险。脉之所以不大者，则失血已多，脉管空虚，尚有何物供其鼓荡。年已半百，体瘰形瘁，症颇可危，急投大剂潜阳摄纳，冀得气火暂平，再商善后。

吉林老山参须八钱（另煎分冲另代茶饮）　旱莲草三钱　青龙齿三钱　生牡蛎一两　煅磁石三钱　紫石英五钱（四味先煎）　象贝三钱　郁金一钱五分　法夏二钱　胆星二钱　竺黄三钱　菖蒲根一钱　血余炭一钱五分　地榆炭二钱　川雅连一钱　焦栀皮二钱　女贞子三钱　橘红一钱　蔻壳三分

二诊：昨方服后，血一日不见，后又咯数口，纯是鲜红，又另服辽参一支，重六七钱，一宵安眠。今早痰中仍是带红，午刻复诊，脉右三部已起，却弦劲有力，左手细软无根，面色仍有时泛红，唇赤，虚火未已，正气已衰，殊为危险。

北沙参一两　鲜铁皮斛四钱　龙齿三钱　石决明一两　牡蛎一两　半夏一钱五分　杏仁二钱　贝母三钱　胆星二钱　竺黄三钱　射干一钱五分　川柏八分　川连一钱　山栀二钱　大黄炭四分　血余炭一钱五分

三诊：右方服后，吐红未已。与本校同事王君石卿诊之，脉左尺浮大而洪，重按豁然，乃定后力。

大熟地七钱　西潞党三钱　川牛膝一钱五分　大麦冬三钱　明附片七分　炮姜八分　炙甘草一钱　蛤粉炒阿胶二钱　五味子七分

是方一服，吐红即少，胃纳苏，进粥可两碗。连进一服，竟血止胃加，更方即用肾气八味。

**【赏析】**

此案患者咳血宿疾为患，久病成损，伤及真阴。后又受烦劳、时令之气之累，以致虚火上浮。证属真阴亏损，虚阳浮越。患者年高症疾，潜阳摄纳以顿挫病势。初诊方中重用牡蛎、石决明、磁石、石英等重镇之品以滋阴潜阳，滋补真阴以固其本，降泄相火以清其源。山参益气养阴，旱莲草、郁金、女贞子养血益阴，再加法半夏、胆南星、天竺黄等增理气之功，地榆炭、血余炭清热凉血止血。

二诊出血减轻，然气虚衰，虚火未平，仍守前方之意，以潜阳降逆，益气养阴为法，用牡蛎、石决明潜阳降逆，沙参、铁皮斛益气养阴，佐以半夏、杏仁、贝母、胆南星等理气化痰之品，再添川黄柏、川黄连、山栀清退虚热，大黄炭、血余炭凉血止血。

三诊：前方服后未效，脉象左尺浮大而洪，是肾气阴两虚之征，乃用熟地、党参、麦冬、五味子共奏益气养阴之功，佐以姜、附、草以温中健脾，川牛膝、阿胶补血养血。一服后咳血减少，纳谷渐佳，再进一服，血止胃加，更方用八味肾气丸补肾阳、益精血。

### 案18　脾胃阳虚，统摄无权

老妪　五十七岁。四月初三；素有咯血，然不甚多，昨夜吐出十余口，今午前后咯出甚多。脉关寸重按尚觉有力，两尺极细弱，舌无苔且淡白无华而润。是宜温摄者，用附子理中加味。

党参三钱　于术一钱五分　炮姜六分　明附片七分　大熟地五钱　旱莲草二钱　女贞子三钱　法半夏一钱五分　磁石五钱　血余炭一钱五分　侧柏炭二钱　炙甘草四分　紫降八分

初四复诊：因胃纳不开，继用原方出入。

党参三钱　于术一钱五分　炮姜六分　明附片七分　郁金三钱　旋覆花三钱　茜草根三钱　旱莲草二钱　女贞子三钱　法半夏一钱五分　磁石五钱　血余炭一钱五分　炙甘草四分　紫降八分

【赏析】

此案患者中阳不足，寒自内生，脾胃虚寒，统摄无权，发为咳血。观其舌脉，俱是虚寒之象。是故宜温补摄纳，方用附子理中丸加味。方中党参、白术、炮姜、明附片、炙甘草共奏温阳祛寒，补气健脾之功，熟地、旱莲草、女贞子滋阴养血，半夏、磁石加强理气之功，再添血余炭、侧柏炭以收敛止血。进一方后复诊，胃纳不开，继用上方，去熟地，添郁金、茜草根、旋覆花使血止而不滞。

### 案19　肝郁化火，横逆犯胃

周左　二十七岁。三月初五：骤然吐血，所失不少，胸稍痞，服三七末而舒，脉弦舌红，是宜清降。

鲜生地四钱　旱莲草三钱　侧柏炭二钱　地榆三钱　茜根一钱五分　象贝三钱　磁

石三钱　代赭石一两四钱　桃仁泥二钱　制锦纹一钱五分　田三七八分　血馀八分　白前三钱　怀牛膝二钱。

初七复诊：昨早见七八口，以后即少少带红，今晨痰中带紫色，胃纳好，脉静舌燥，宜参清养。

鲜生地四钱　旱莲草三钱　侧柏炭二钱　代赭石一两四钱　制锦纹一钱　田三七六分　白前三钱　怀牛膝三钱　当归二钱　白芍三钱　郁金二钱　石英三钱　川石斛三钱　女贞子三钱。

初八日三诊：昨午以后至今未见红，咯痰未净，胃纳如常，尚不知味，背疼，脉左手弦劲，舌苔净而燥。津液一时难于骤复，宜育阴养胃。

原生地四钱　川石斛二钱　沙参三钱　白芍三钱　归身二钱　谷芽四钱　元参三钱　栀皮一钱五分　侧柏叶三钱　女贞子三钱　旱莲草三钱　杜仲三钱　金毛狗脊三钱　杞子二钱　新会皮一钱　象贝三钱

【赏析】

患者起病急骤，失血量大，脉弦舌红，证属肝郁化火，肝火横逆犯胃。治宜清热泻火，降逆止血。方中生地、旱莲草养血滋阴，侧柏炭、地榆、茜草根、锦纹凉血止血，磁石、代赭石降逆纳气，再添白前、象贝清热化痰止咳，佐以牛膝、桃仁化瘀通络，使止血而无凉遏之弊。

二诊：吐血减少，痰中带紫，脉静舌燥，阴液未复，宜参入清养之品，上方去地榆、茜草根、血余炭等止血之品，加入当归、白芍、郁金、石斛、女贞子等养血滋阴生津之品。

三诊：出血既止，咳痰未净，纳谷乏味，观其舌脉，仍示津液未能得复，治宜益胃养阴。方用生地、石斛、沙参、白芍，玄参滋阴清热，生津润燥，归身、谷芽益胃健脾，栀皮、侧柏叶清透余热，女贞子、旱莲草补益精血，杜仲、狗脊补肝肾，新会陈皮、象贝清肺络。

## 案 20　肺肾阴虚

吉翁　失红旧恙，前日复见，仍是满口，总是气火上浮，冲激动络。刻脉形甚数，咳尚不免，舌苔不腻，胃纳尚佳。治法仍宜滋填清降，摄纳下元，冀气固不冲，庶为培本要着。还以忌减静养为上。

大元地四钱　北沙参三钱　桑白前三钱　参三七八分（研末分冲）　生牡蛎六钱生桑白皮二钱　杞根皮三钱　生打苍龙齿二钱　金樱子三钱　甘杞子二钱　炒山萸肉二钱　旋覆花（包）二钱　陈橘红一钱　枣仁泥三钱

二诊：预防失红，拟清泄抑降法。

瓜蒌皮一钱五分　侧柏叶炭三钱　血余炭一钱五分　生桑白皮四钱　炒黑生锦纹一钱五分　茜根二钱　炒小蓟五钱　旱莲草三钱　生打青龙齿二钱　鲜白茅根一两　女贞子三钱　另参三七四分（研末冲服）

【赏析】

长久失血，必致肺肾阴虚，下元虚惫，虚阳上浮，惊扰脉络，诱病再发。治宜滋阴降火，兼以补益下元。初诊以生地、北沙参滋阴清热，养阴生津，白前、桑白皮清肺化痰止咳，再添牡蛎、金樱子、山萸肉收敛固涩，培补下元，枣仁、三七养血补血。

二诊预防失血，拟清泄抑降之法，瓜蒌皮、桑白皮清肺化痰，白茅根、血余炭、茜草根、炒小蓟、大黄清热凉血，另加女贞子、旱莲草以滋阴，参三七粉以养血。

# 案 21　瘀热互结

祝　三十九岁。元宵日：浮火上升，暴吐狂血，鲜而挟瘀，脉洪有力，舌红，喉痛燥，胸痞肋痛，脚冷。

瓜蒌皮子　地榆　射干　沙参　磁石　石决明　郁金　侧柏叶　牛膝　大黄炭　杏仁　桃仁　血余　大贝母　杞子

【赏析】

此方患者浮火上炎而迫血妄行，瘀血阻络而新血难守，吐血量大，此为急病，当苦降顿挫以缓均势。瘀热互结，逆阻胸中，气机不畅，胸痞肋痛。治宜清热泻火、化瘀止血。方中地榆、侧伯叶、血余炭、大黄炭、郁金凉血止血，磁石、石决明重镇降逆，以安浮游之火。杏仁、桃仁、牛膝活血化瘀，使止血而无留瘀之患。

# 三十四、便 血

## 案 气虚血脱

龚左 便血粪前血水，粪后鲜血如水直注，十月以来，无日不然，大便日五六行，脉弦大而虚，中气不宁，肝脾相贼，无统藏之权。舌淡无华，且光滑无苔，夜不成寐。

潞党参一钱五分 于术一钱五分 炙草一钱 生芪三钱 萸肉二钱 炮姜五分 杞子三钱 阿胶珠一钱五分 砂仁四分（打） 地榆炭三钱 柏叶炭三钱 夜交藤三钱 枣仁泥四钱 旱莲三钱 陈皮一钱五分 木香六分 藕节三钱 陈皮一钱 附子一钱

二诊：前授附子理中。便血虽少，而胃纳仅半碗，补中似尚不胜其任。脉沉细且迟，极其虚弱，舌淡白无苔，前法宜灵通，不宜蛮腻。

炒潞党一钱五分 冬术一钱五分 芪皮一钱 杞子一钱 炮姜六分 附块一钱五分 升麻四分 全当归一钱五分 枣仁四钱 萸肉一钱五分 苓皮三钱 谷芽三钱 木香五分 乌药一钱五分 缩砂仁二粒（打）

三诊：便血虽减而大便日八九行，后重腹鸣，中虚已极，脉弦细，舌滑光淡红无苔，法宜血脱益气。

炒潞党一钱五分 炒冬术一钱五分 生黄芪一钱五分 葛根粉一钱五分 全当归二钱 枣仁泥二钱 首乌藤三钱 炒白芍一钱五分 广木香六分 天台乌药一钱五分 地榆炭二钱 炒驴皮胶珠一钱五分 炒山萸肉二钱

【赏析】

便血属中医学"血证"之一，本案患者便血达十月之久，且大便溏泄，责之于肝则藏血失职，责之于脾则统血无权，气随血脱，故便血愈烈则气虚益甚，今浊血俱下，可知中气大虚，舌淡无华无苔，脉弦大而虚，是血虚气浮之兆，神明失养，故夜不能寐。"有形之血不可速生，无形之气所当急固"，治法首当以益气止血为要，万不可先投滋腻补血之品，恐生血不力反贻误病情。

　　初诊予附子理中合柏叶汤化裁,服后便血虽少,然胃纳无力,故病重药轻,去方中阿胶等滋腻,加升麻、苓皮等以增补中益气之功效,三诊便血减少,中虚已极,法宜益气防脱,遂专用益气固脱等药,佐以木香意在"调气则后重自止"。

# 三十五、头　痛

## 案 1　肝阳上亢

祝右　二诊：阴虚阳浮，肝木上恣，头痛且咳，甚至咽关梗痛，右手脉甚弦，且搏大有力，舌腻渐化。授毓阴和肝，胃纳渐知，夜眠亦靖，仍踵前意。

大白芍二钱　山萸肉二钱　生石决明五钱　枣仁泥三钱　杜兜铃一钱五分　路路通（去刺）二钱　甘杞子二钱　苏薄荷四分　生鸡金一钱五分　宋半夏一钱五分　炒竹茹一钱五分

三诊：真阴大亏，肝木凌厉，头巅烘热，胸中懊恼，腹筼膜胀，脉弦大搏指，舌已不腻，仍需毓阴涵阳，和肝助运。

大白芍二钱　决明子四钱　山萸肉二钱　辰茯神三钱　枣仁泥四钱　甘杞子三钱　生鸡金二钱　炒沉香曲一钱五分　生鳖甲四钱　玳瑁片三钱　炒竹茹一钱五分　象贝母三钱　法制香附一钱五分

【赏析】

头痛可分为外感和内伤两类，本病因阴虚所致，当属内伤头痛，应与外感头痛之发热恶寒等表证鉴别开来。素体肝阴亏虚，故肝阳亢盛，循经上恣，足厥阴肝经"循喉咙，连目系，上出额而至颠顶"头痛且咽关梗痛，木火刑金，则发咳嗽，舌腻可知前有痰湿与肝火互结，脉弦搏大有力，是肝火亢盛之象。初诊予滋阴潜阳后，胃纳渐运，夜眠改善，二诊仍遵前意。

二诊方中白芍、山萸肉、枣仁、枸杞、石决明滋阴镇肝潜阳，鸡内金、竹茹、杜兜铃，薄荷清肝热，化痰湿。三诊之时颠顶烘热，胸中懊恼，腹胀，脉弦大等症俱是真阴大伤，肝火亢盛，气机紊乱所致，治疗仍以镇肝息风为主，更佐以理气之品，以复肝气条达之用。

## 案2　阴虚挟痰

马左　头痛起于碰磕，于今三年，总是阴不涵阳，肝阳上扰。脉左小是阴虚明征，右滑乃肝木侮土，舌尚不腻，当此长夏，胃纳不多，不可骤补，先以清养柔肝潜阳。

白芍二钱　丝瓜络一钱五分　黄肉二钱　白芷四分　玄胡一钱五分　藿梗一钱五分　佩兰叶一钱五分　女贞三钱　杞子二钱　广皮二钱　朴花四分　苡仁三钱　生牡蛎四钱　生石决八钱（先煎）

二诊：进剂脑后之牵痛已解，而左半头角胀痛发痒，但在肌肉络脉之间，非如从前之痛在内部。自述烦恼、动怒其恙即剧，病是肝阳内动，尚复何疑？前方当无不应之理，但病延三载，原非旦夕可以全瘳。仍踵前意，总以潜阳毓阴，则内风自息。且有谆嘱者，不可误服辛升风药，尤为至要。

元地三钱　黄肉三钱　白芍二钱　玄胡三钱　决明子四钱　象贝三钱　女贞三钱　旱莲草三钱　杞子二钱　沙苑子三钱　柏皮二钱　新会皮一钱　菖蒲三分　枣仁四钱　鳖甲四钱　牡蛎五钱　石决明八钱　玳瑁三钱

【赏析】

患者素有头部外伤，气血涩滞，瘀血久阻于脑络。近来阴虚阳亢，引动素恙，故头痛，肝火横逆犯脾，则运化失职，痰湿内生，故脉左弦右滑，治宜清肝活血，化湿畅中，切不可大补滋阴以期潜阳，恐阻遏脾胃更甚。

方中石决明、牡蛎、白芍、女贞、枸杞等养肝柔肝清火，白芷、延胡索、丝瓜络行气血，通脑络，藿梗、佩兰、薏苡仁、厚朴、陈皮化湿以复中焦升降。服药后头痛缓解，但仍有头角胀痒之感，心情郁怒之时，肝气逆乱，则发作更剧，此邪深日久，病重药轻，需仍按前法治疗去除湿之药，增其镇肝潜阳之效，不能误用辛散升阳药物，以助肝风内扰。

### 案 3　痰热上扰清窍

姜左　头痛偏左，甚至上巅引目，夜不安寐，烘热上腾，肝阳何疑？舌中反光，右畔黄浊厚腻，明是挟痰。脉反沉而小弦，自述久服全鹿丸数料，则热蕴不疏。前授潜阳无效，姑参疏泄，再觇进退。

生白芍三钱　明天麻三钱　制半夏一钱五分　法煅礞石一钱五分　炒柴胡四分　生玄胡二钱　当归尾二钱　桃仁泥一钱五分　生远志二钱　生打代赭石二钱　枣仁泥二钱　生打磁石二钱

【赏析】

《医学心悟》言："偏头痛，其痛暴发，痛势甚剧，或左或右，多系肝经风火上扰所致。"足厥阴肝经循行"连目系，上出额，与督脉交于颠"故偏头痛与肝关系密切，本证肝失疏泄，郁而化火，肝阳上亢则上扰清窍而致头痛，扰动神明，故夜不安寐，舌中反光，苔黄浊厚腻是痰火互结之证。前用全鹿丸，是滋补碍腻之品，服之如抱薪救火，火热必不能除。痰热相合，潜阳无效，治当祛痰与潜镇并用，取半夏白术天麻汤之意。

方中半夏燥湿化痰，天麻化痰息风，二者配伍，长于化痰息风，是治疗风痰头痛之要药。延胡索、当归尾、桃仁行气活血止痛；远志、代赭石、磁石合用则潜镇肝阳；白芍、枣仁养阴柔肝。柴胡四分，是专为引经而设，使诸药直达病所。

### 案 4　痰浊头痛

潘右　五十一岁。四月二十五日：头痛偏右，脉细异常，舌白腻，是痰厥。

天麻四钱　半夏二钱　牡蛎四钱　郁金一钱五分　旋覆花三钱（包）　夜交藤二钱　杭菊三钱　菖蒲一钱五分　新会皮一钱五分　姜皮二钱　薤白一钱五分　细辛三分

【赏析】

本案头痛为痰浊上扰，属"内伤头痛"，病机为脾失健运，痰阻体内，气血亏虚，肝风内动，痰饮水湿停聚，上扰清目，舌苔白腻，脉细乃痰湿内盛，气血亏虚之征。治宜化痰息风。

半夏、天麻相配颇为对证，燥湿化痰，为专治足太阴痰厥而设，旋覆花、牡蛎、陈皮、瓜蒌皮等降气化痰，平息肝风，佐以薤白、细辛温阳散结，诸药合用，使阴阳相顺，气机升降相和，痞膈痰湿自失，痰厥头痛告愈。

## 案5 痰热壅滞

徐左 痰热内聚，上扰阳明少阳两经，颔下胀痛，头痛胸满，脉左弦涩，舌腻口燥而嗜饮，大便不行，法宜清泄抑降。

霜桑叶二钱 象贝母三钱 杏仁泥四钱 宋半夏二钱 丝瓜络一钱五分 香射干一钱五分 怀牛膝二钱 瓜蒌皮一钱五分 炒枳壳六分 胆南星八分 天竺黄一钱五分 九节菖蒲六分 焦山栀三钱 陈皮一钱五分

【赏析】

本案头痛为痰热上扰阳明少阳经脉所致，痰热头痛主要责之于痰热阻滞气机，壅滞经脉。痰湿之邪有形，其性重浊趋下，热性炎上，痰热相合，流注经脉，阻滞气机，循经上犯，以致清阳不升、浊阴不降，清窍痹阻，故头痛、颔下胀痛等症出现。气机不畅，则津液输布不利，故口燥且大便不通。治当清热化痰，行气止痛。

方中桑叶、栀子辛凉清热，象贝、胆南星、天竺黄、射干清热化痰，"善治痰者，不治痰而治气，气顺则一身津液亦随气而顺矣"。故药用半夏、杏仁、瓜蒌、枳壳、陈皮理气化痰，再佐以丝瓜络通络止痛。诸药合用，使痰祛热清，经脉得养而头痛自止。

## 案6 鼻渊头痛

何左 鼻渊头痛，延已汗久，眩晕仍频，脉反不大。此真阴已薄，肝胆阳浮，舌尚不腻，此宜柔肝清肃。

生桑白皮三钱 象贝母三钱 淡子芩一钱五分 辛夷花一钱 怀牛膝二钱 大白芍

二钱　山萸肉二钱　丝瓜络一钱五分　鲜竹茹、丹皮各一钱　决明子四钱　女贞子四钱　生打代赭石三钱　生石决明八钱　生牡蛎八钱（三味先煎）

**【赏析】**

鼻渊，中医病名。是指鼻流浊涕，如泉下渗，量多不止为主要特征的鼻病。常伴头痛、鼻塞、嗅觉减退，鼻窦区疼痛，久则虚眩不已。是鼻科常见病、多发病之一。亦有"脑漏"、"脑砂"、"脑崩"、"脑渊"之称。多因外感风热邪毒，或风寒侵袭，久而化热，邪热循经上蒸，犯及鼻窍；或胆经炎热，随经上犯，蒸灼鼻窍；或脾胃湿热，循胃经上扰等引起。本案患者头痛系由鼻渊所引起，《素问•气厥论》曰："胆移热于脑，则辛頞鼻渊。"鼻渊多属热证，本证因真阴亏虚，肝胆火热升浮于上所致，并非湿热蕴阻，故治以清热镇肝为主，兼以宣散利窍。

方中桑白皮、象贝、丹皮、竹茹等清热化痰，白芍、山萸肉、牛膝等养肝柔肝，决明子、代赭石、牡蛎潜镇肝阳，佐以辛夷、丝瓜络辛散通窍止痛。

## 案7　肝肾阴虚，风阳上扰

童左　下元阴虚，动气上冲，头痛脚凉，脉来两尺垂长，而右寸关甚细，症颇不善。病延四月，调治未免周章，姑先潜阳和阴，摄纳动气。

大元地三钱　炒山萸肉二钱　旋覆花三钱　代赭石（生打）三钱　生打厚牡蛎三钱　炙桑螵蛸一钱五分　炒车前二钱　炒川柏一钱五分　甘杞子一钱五分　大白芍二钱　金铃子二钱　黄杭菊一钱五分　灵磁石二钱

**【赏析】**

肾为全身之元阴，若肾精化生不足，则不足以滋养肝阴，肝肾阴虚，阴不制阳，肝为风木之脏，体阴而用阳，易升易动，肝阳上亢，阳亢化风，清窍被扰而头痛。肝肾阴虚日久，阴损及阳，肾阳受损则温煦不足，肢冷。脉象两尺垂长是虚火浮动之兆，右寸关细是气血鼓动无力之象。病深日久，治疗应当滋阴潜阳。

方中生地、山萸肉、枸杞子、白芍补益肝肾，滋阴以和阳，黄柏、菊花、金铃子清泄虚火，桑螵蛸、代赭石、牡蛎、磁石镇肝潜阳，共奏滋阴潜阳之功。

## 案 8　营血亏虚

吴　二十九岁。三月二十一日：上年失血不少，阴不涵阳，春深木旺，头痛如破，不眠不食，渴不嗜饮，自汗频仍，脉细弦，舌前半光干，法当潜阳摄纳。

龙骨三钱　牛膝二钱　光杏仁三钱　枣仁三钱　川连四分　牡蛎八钱　夜交藤三钱　象贝三钱　茯神三钱　淡吴萸十粒　磁石二钱　白芍三钱　蒌皮二钱　沙参一钱五分　法夏一钱五分　川楝子三钱

【赏析】

头痛是临床常见的症状之一，不外外感和内伤两大类。外感头痛，因感受外邪引起，主要是外感六淫之邪致病，临床常见者多风寒头痛，风热头痛，风湿头痛几种类型。内伤头痛，是脏腑气血失调所致，临床常见者，可见于许多急、慢性疾病的发作过程中。

头痛病因有外感、内伤之分，病位有局部与全身的关系，证候有寒热虚实之辨，既涉及脏腑、经络，又与五官有联系，主要有肝阳头痛，血瘀头痛，痰浊头痛几种类型。本案患者失血过多，营血不足，则阳不得潜藏，故浮游之火内生，上扰清窍则发为头痛。春日肝木之气旺盛，肝火亢逆更甚，来势汹涌，则痛势如"破"。热迫津液故自汗频仍，津血同源，伤血即是耗津，气津两伤则渴不欲饮。气血失和，心神不安故夜寐不安。治当镇肝息风，滋阴安神。故当用龙骨、牡蛎、磁石、夜交藤、茯神等味潜镇安神，象贝、瓜蒌皮、法半夏、川楝子理气止痛，佐以沙参、白芍略施滋阴潜阳。

## 案 9　肝阳头痛

王　三月七日，肝阳头闷，误服升提，五日夜不成寐，今虽得安眠，而上星部闷胀，脉两手弦劲大而有力，大腑不行，皆多升少降。

白芍　连翘　苁蓉　玄明粉　牡蛎　龙骨　夜交藤　砂仁　玳瑁　贝母　天麻　磁石

【赏析】

患者素来肝阳上亢，头部闷胀，今未予潜镇肝阳，反施升提之法，故使肝阳亢逆更甚，故头痛加重，脉弦劲有力是肝阳亢盛之象，大便不通，是腑气失其和降之性。治当潜镇安神，降逆通腑。方中天麻、磁石、玳瑁、龙骨、牡蛎平肝熄风，连翘、贝母清热化痰，砂仁醒脾恢复纳运之功，肉苁蓉、芒硝润肠通便。

# 三十六、鼻 渊

## 案　湿热蕴肺

某　三月六日：鼻渊，舌尖红，根黄腻甚厚，大腑不爽。

桑白皮　瓜蒌皮　二连　牛膝　玄明粉　大贝母　石菖蒲　地榆　知母　条芩　莱菔子　侧柏叶　郁金

【赏析】

鼻渊是指以鼻流浊涕、量多不止为主要特征的鼻病，常伴有头痛、鼻塞、嗅觉减退等症状，为鼻科的常见病、多发病。中医学认为本病多为外邪侵袭，肺经受邪，邪郁则化火生热，火热循经上犯鼻窍，邪困鼻窦则久恋难除，火热久蕴，灼腐血肉，化腐成脓，遂成鼻塞不通，浊涕量多，久流不止诸症。本患属湿热之证，肺脾湿热，湿热循经上蒸所致，舌红，苔黄腻是即湿热之征，"肺与大肠相表里"故肠腑亦受湿热阻滞，大便不爽。治宜清热利湿通窍。

# 三十七、失　音

## 案 1　湿热蕴阻，金实不鸣

俞左　病起外感，渐以音瘖，于今两月，咳痰已减，而音尚不扬，脉左部尚和，右手浮中如常，而沉分愈重按则愈弦劲大。此肺气遏抑，窒金不鸣，舌根黄腻，前半鲜明红赤，虽有火象，不宜凉降，姑议开泄肺气。

生紫菀三钱　炒牛蒡子二钱　生麻黄五分　杜兜铃一钱　木蝴蝶十四片　瓜蒌皮五钱　霜桑叶三钱　光杏仁（打）三钱　石决明（生打）五钱　生石膏四钱　生甘草四分

二诊：音瘖上午稍开，午后则烘热面赤，头痛虽皆略减，而尚未净。脉左软，右手沉分仍劲，惟较前日和缓，舌红润无苔，根腻亦化，此阴火上乘，肺气为之闭塞，踵前意参之泄降，以潜藏阴火。

瓜蒌皮一钱五分　生紫菀四钱　晚蚕矢（布包）四钱　杜兜铃一钱五分　木蝴蝶十四片　生石膏四钱　光杏仁三钱　象贝母（打）三钱　宋半夏一钱五分　生麻黄四分　甘草三分　苦桔梗一钱五分

【赏析】

失音，古称为"瘖"，有暴瘖、喉音、舌瘖、子瘖的不同。失音是以声音嘶哑，甚至不能发出声音为特征的病证。相当于西医学中急慢性喉炎、声带肥厚或创伤等疾病。《临证指南医案》："金实则无声，金破碎亦无声"，明言失音有虚实之别，此患者脉象重按弦劲，舌苔黄腻，质红，可知是湿热阻遏，肺气郁闭以致失音。治当化痰理气，宣肺开音。方中紫菀、牛蒡子、杜兜铃、木蝴蝶、霜桑叶、生石膏等药合用可清热化痰理气。麻黄、杏仁相配伍一宣一降，既宣利肺气而平喘，且复肺气宣降之权。

## 案2 痰湿内盛，肺气郁闭

何左　失音起于去秋，几已半载。咳嗽多痰，仍是饮邪窒塞，脉右小而沉，左手数大，舌根白腻。阴火不藏，肺金不肃，本虚标实，调后颇费周章，姑先肃肺蠲饮。

生紫菀四钱　霜桑叶二钱　陈麻黄四分　宋半夏一钱五分　苦桔梗一钱五分　玉蝴蝶十四片　杜兜铃一钱　黄射干八分　藏青果七分　怀牛膝二钱　甘中黄六分

### 【赏析】

患者失音多日，皆因痰饮阻肺所致，饮邪郁阻则肺气宣发不利，属"金实不鸣"，久咳伤肺，又内藏虚火，辨证当属本虚标实。脉右小而沉，左手数大，舌根白腻诊为痰湿内蕴之失音，正虚邪实，当先治其标，方以化痰宣肺，故用麻黄、桔梗宣发肺气，射干、半夏、紫菀、桑叶、玉蝴蝶、杜兜铃等清肺化痰止咳，使痰饮祛除，肺复宣降之职，故声音得以出矣。

## 案3 肝肾亏耗，虚火上炎

张左　阴虚阳浮，失音多时，总是气火上郁于肺。近更目赤眶痛，头昏显见，肝胆阳浮。脉左极细，肝肾阴虚，右脉稍大而涩滞不利，舌无腻苔，胃纳尚佳，夜寐喉燥，津液已伤。拟柔肝肃降，毓阴纳气。

大贝母三钱　肥知母四钱　生桑白四钱　甘杞子二钱　草决明五钱　石决明五钱　路路通七个　海浮石一钱五分　柔白前三钱　怀牛膝二钱　当归龙荟丸八分（分吞）　菟丝饼二块

### 【赏析】

《直指方》云："肺为声音之门，肾为声音之根。"《河间六书》云："肾虚内夺则喑痱。"肝肾阴亏，虚火上炎，扰动清窍则目赤眶痛，头昏显见，劫津夺液，则会厌失养，发音不利。症见：发音不利，咽喉干燥，日久不愈，并伴有虚烦不寐，五心烦热，右脉稍大而涩滞不利，舌无腻苔。治宜滋阴降火，益肺开音。方中知母、牛膝、杞子、菟丝子滋阴降火，草决明、石决明平肝潜阳，贝母、白前、桑白、海浮石清肺化痰。

## 案4　阴虚失润，金破不鸣

胡幼　稚阴未充，潮热起伏，音喑无声而呼吸有曳锯之状。脉小数，舌如平人，此恐是金败不鸣，洄溪老人有言，不无可虑，况复胃呆癃瘼者耶？姑拟展布肺金，以觇进退，恐亦无以应手。请明者裁之。

杜兜铃一钱　象贝母二钱　鲜竹茹一钱五分　南沙参一钱五分　苏半夏一钱五分　旋覆花（包）三钱　生打代赭石三钱（先煎）　路路通（去刺）二钱　大白芍一钱五分　桑叶二钱　紫马勃四分

【赏析】

小儿为纯阳之体，生机蓬勃、发育迅速，其对水谷精微的需求亦特别迫切，故其体质常显示出阴的相对不足，正如丹溪翁所言之"阳常有余，阴常不足"是很符合小儿之特点的。此证患儿素体阴气未充，阴虚则肺金清肃不行，肾阴难以上承，使喉失濡养，加之虚火上炎，终致声户开合不利而出现"金破不鸣"。且大肠与肺相表里，而在五行属金，故其有行肺气之能，故肺失宣发肃降，则大肠传导失职，积滞内停，纳运不济。治宜清肺化痰，滋阴降火，以开肺气宣发之行，复音户之职。

# 三十八、喉 痹

## 案1 痰热上扰

叶左　痰热上扰，喉痛虽不红肿，而起刺密点，是喉痹也。脉甚弦劲，大腑燥结，舌苔黄腻甚厚，痰黏不滑。治宜化痰泄降。

瓜蒌皮二钱　黄射干二钱　紫马勃七分　杏仁泥四钱　象贝母三钱　姜半夏二钱　炒竹茹二钱　陈皮一钱五分　连翘壳一钱五分　藏青果八分　莱菔子三钱（炒打）　炒枳实八分　黄郁金一钱五分

【赏析】

喉痹是指以咽部红肿疼痛，或干燥、异物感，或咽痒不适，吞咽不利等为主要临床表现的疾病。"喉痹"一词，最早见于《内经》，如《素问·阴阳别论》："一阴一阳结，谓之喉痹"，患者咽痛，脉弦劲，大腑燥结，苔黄腻，痰黏不滑，此皆痰热上扰所致，方用瓜蒌杏仁半夏汤宽胸，莱菔子、枳实、陈皮行气，射干、马勃、青果利咽喉，竹茹、贝母、连翘清痰热。盖气之不清，痰之不去也，是方侧重理气清痰热，切中病机。

## 案2 痰热内蕴，肝火上炎

吴左　酒后阳升，咽痛红肿，蒂丁亦肿，痰涎黏腻，脉弦劲且大，舌赤苔黄。治法先当泄降。

瓜蒌皮二钱　象贝母三钱　玄参三钱　香射干一钱五分　枳椇子四钱　藏青果八分　板蓝根三钱　牛膝二钱　焦栀子三钱　陈胆星八分　鲜竹茹二钱　金铃子四钱　黄郁金一钱五分　连翘一钱五分

【赏析】

患者酒后咽痛红肿，酒为湿热之品，易生痰湿，易扰动肝阳，其痰涎黏腻，脉弦劲且大，舌赤苔黄，皆为肝火上炎，痰热夹杂所致，治宜泄肝热、除痰湿、利咽喉并用，方用瓜蒌、贝母、胆南星、竹茹除痰，射干、枳椇子、青果、板兰根、玄参清热利咽，金铃子、郁金合连翘、栀子泄上冲之相火，再伍牛膝引火下行，更增泄火之力。

## 案 3　痰热内蕴

汪左　旧恙喉痹，不时频发。脉细舌薄，时且失音，宜与泄化，弗事滋腻，虽难速愈，尚非不可治之之候。但宜静养弗劳，且慎鲜发腥物，烟酒辛辣为上。

象贝母三钱　黄射干一钱五分　鲜竹茹一钱五分　怀牛膝一钱五分　人中黄一钱　桑白皮一钱五分　陈皮一钱五分　生磁石（打）二钱　杜兜铃一钱五分　路路通二钱（去刺）木蝴蝶十片　银花三钱　菊花一钱五分

【赏析】

此例描述过简，仅素有喉痹频发，脉细舌薄，失音等描述，故只能以方测证，试分析之，方用竹茹、贝母清痰热，陈皮理气化痰，射干利咽开音，桑白皮合木蝴蝶清肺热，利咽喉，马兜铃止咳平喘，祛痰，以人中黄清热凉血，泻火解毒，病情日久，或有虚喘肾气不纳之证，故以磁石、怀牛膝固下焦元气，盖久病入络，路路通乃通利之药，银花、菊花为疏散风热之常药，用于此处理由或有两点，患者病位在上以疏散风热之药散之符合"治上焦如羽非轻不举"的观点，此其一；此例症状过简，患者或有风热诸证未写出，此二味或为风热而设，此其二。

## 案 4　阴虚阳亢

唐右　阴分久虚，浮阳上泛，喉梗悠久，有红丝而不红肿，蒂丁垂长，黏痰牵绕，脉左大右极细，舌有薄苔，已是大滑，大腑干结。总之津液久枯，药难速复，滋养阴血本无速功，法宜清养，未可蛮补。

瓜蒌皮一钱五分　南北沙参各二钱　炒山萸肉一钱五分　枸杞子一钱五分　象贝母二钱　大元地一钱　淡鳖甲二钱　炒枣仁三钱　柏子仁三钱　黄射干一钱五分　橘红一钱

丝瓜络一钱五分　　当归身一钱

【赏析】

此例喉痹患者病情日久，素有阴虚又有上泛之浮阳，黏痰。脉左大，右极细此为肝阳亢盛而肺脾阴亏之像，而左脉弦大亦为阴不涵阳所致，若单用滋阴养血，则病重药缓，恐难以奏效，故用瓜蒌皮、南北沙参、贝母化痰，北沙参清热滋阴力强，而南沙参兼能化痰，与瓜蒌、贝母共用效力更增，地黄、山萸肉、枸杞子滋补肾阴，与当归同用共奏滋阴养血之效，浮阳上泛，以鳖甲收之，大腑干结，以枣仁、柏子仁润之，射干为咽喉不利而设。痰黏难出，故用橘红、丝瓜络祛痰。

## 案 5　阴虚火旺

丁左　齿龈浮肿，起已经年。体质清瘦，本是阴虚，以致浮阳虚越。龈肉不红，喉痛不肿又不红，寒药大非所宜，大腑干结，亦是液少。议滋阴降火。

干石斛三钱（先煎）　肥知母二钱　黄射干一钱五分　象贝母三钱　北沙参二钱　白茅根四钱　干芦根四钱　怀牛膝二钱　陈皮一钱五分　藏青果八分（打）　炒山萸肉一钱五分

另半硫丸八分，饥时开水吞服，以大腑畅行为度，不可多服。

二诊：阴虚体质，浮火上凌，昨授清滋，喉痛已轻，今有新风外感，身发微热，脉弦右手带浮，舌苔仍滑。再踵前步，稍稍疏风。

霍桑叶三钱　广藿梗一钱五分　炒瓜蒌皮一钱五分　川贝母一钱　象贝母二钱　怀牛膝二钱　黄射干一钱五分　甘杞子一钱五分　原枝金石斛三钱（劈开先煎）　陈皮一钱五分　藏青果八分（打）　炒谷芽一钱五分　天台乌药一钱五分

三诊：真阴薄于下，阳反上浮，齿龈又胀。昨日偶尔小腹胀满，亦是肝络不疏之故。脉左弦劲右细实。仍守清养，庶为标本两顾。

北沙参二钱　苦桔梗一钱五分　肥知母二钱　生石膏三钱　润玄参三钱　川贝母一钱五分　象贝母二钱　黄射干一钱五分　新会皮一钱　焦栀皮一钱五分　旱莲草二钱　制女贞三钱　生紫草草三钱

四诊：龈浮已瘥，喉塞亦舒，脉仍细实，仍守清养。

南沙参二钱　北沙参三钱　生玄武板三钱　大生地三钱　炒山萸肉一钱五分　甘杞

子一钱五分 炒黄川贝一钱五分 当归身一钱五分 大麦冬三钱 广橘红一钱 原枝金石斛二钱（劈开先煎） 带壳砂仁一粒（打）

**【赏析】**

齿为骨之余，为肾所主，足阳明经络于上齿龈，手阳明经络于下齿龈，足少阴肾经循咽喉上行。胃火上盛、肾阴不足、虚火上炎均可导致牙龈肿痛、咽喉疼痛。丁某体质清瘦，瘦人多火，牙龈浮肿，不红，咽喉疼痛，不红不肿，皆非胃火肺火实火，而是肾水亏虚，胃阴不足，阴不制阳，虚火上炎；肾开窍于二阴，肾阴不足，无水舟停，则大便干燥。治疗既要壮水之主，以制阳光，又要清退虚火治其标。张氏用石斛为君，滋补胃肾之阴，北沙参滋养肺胃之阴，知母退胃肾虚热、润燥通便，浙贝、射干、青果清热化痰利咽喉，寒润之品，山茱萸滋补肾阴，白茅根、芦根清肺胃虚热并生津，陈皮行气和胃，防止寒凉滋腻太过碍胃。半夏和胃而通阴阳，硫黄益火消阴，润肠滑便，然后胃与大肠皆得复其常，所谓六腑皆以通为用也。诸药配伍，寒而不苦，清而不燥，补而不腻，标本同治。二诊时外感发热，舌苔水滑，故加桑叶辛凉疏风，藿香梗谷芽、乌药化湿行气和中。三诊时病情反复，虚火上炎，肝气郁结，仍需清养，以石膏清胃火，栀子皮清肝火，玄参、二至丸清热滋阴，紫草凉血，桔梗利咽喉。牙龈浮肿和咽痛逐渐好转，故去石膏、栀子、紫草等药，防止寒凉太过。

## 案6 肝肾阴亏

黄右 肝肾阴亏，浮阳上恣，咽关两旁形突，时进时退，已历两载。脉尚带数，舌质不腻，从前夜央烘热，昨授填摄，诸恙胥应，宜当踵步，徐图康复。

砂仁末四分同打 大生地三钱 山萸肉二钱 甘杞子二钱 象贝母三钱 女贞子三钱 丝瓜络一钱五分 旱莲草二钱 广藿梗一钱五分 贯众一钱五分 藏青果五分 苏木屑一钱 生玄胡一钱五分 制半夏一钱五分

二诊：阴分素弱，形瘰质脱，肝胆木旺，上凌清窍。蒂丁鲜红，咽关两旁结为形块，已延年余，随时消长，脉小舌薄垢，纳谷尚安。法当填阳涵阴，和血宣络。

砂仁末四分同打　大元地三钱　山萸肉三钱　甘杞子一钱五分　生玄胡一钱五分　苏方木一钱五分　大象贝二钱　台乌药一钱五分　广藿梗一钱五分　大白芍二钱　旱莲草二钱五分　制香附一钱五分　制女贞三钱

【赏析】

患者扁桃体反复肿大两年余，脉细数，夜间潮热，证属阴虚火旺，虚火上灼，故而扁桃体反复肿大。舌质不腻，则非痰浊。治当滋阴清热、化痰利咽、解毒散结，生地、山萸肉、甘杞子、女贞子、旱莲草滋阴清热补肾，广藿梗、砂仁行气和胃，补而不腻，贯众清热解毒散结，象贝母、藏青果化痰利咽，苏木屑、生玄胡、制半夏、丝瓜络活血化痰通络消肿，香附、乌药疏肝解郁，标本同治，攻补兼施。由于体质虚弱，病久不愈，只能缓缓图之。

## 案7　真阴亏耗，虚火上扰

柳左　季夏之吉：素禀弱质，阴虚火浮，咳沫日久，喉癣瘁痛，不红不肿，音嘶不扬，服刺参而开一筹，滋阴可见一斑。脉不甚细，亦不甚数，右尺不敛，相火可见，肺药无功。

熟地五钱　萸肉三钱　牡蛎八钱　龙齿二钱　紫石英四钱　龟板三钱　鳖甲三钱　女贞子三钱　杞子四钱　紫菀三钱　归身一钱五分　白芍一钱五分　巴戟肉六分　妙丝瓜络三钱　木蝴蝶八分　陈皮八分　带壳砂仁十粒

另大块生人中白细研漂净，

【赏析】

此例阴虚体弱兼虚阳上浮，喉痹兼咳泡沫痰，病情复杂，方用熟地、萸肉合女贞子、杞子养阴，归身、白芍、巴戟天养血，兼用巴戟天阴阳共用以化生，牡蛎、龙齿、紫石英、龟板、鳖甲收上越之浮阳，痰带泡沫常用紫菀、款冬去之，故此处用紫菀化痰止咳，木蝴蝶清肺热以利咽，人中白清热凉血，泻火解毒，丝瓜络与陈皮、砂仁行气药同用，增强祛痰之效。

## 案8　瘀热火毒壅盛

吴　六月三日：上腭紫泡，顷刻涨塞自破，紫瘀盈颐，今日喉关梗，蒂丁红垂，脉弦。为针内关，再与清化。

生桑皮　大贝母　女贞子　蚕矢　贯众　肥知母　瓜蒌皮　竹茹　银花　陈皮　宋半夏　郁金　黄射干　藏青果

【赏析】

患者病情急迫，为血热兼淤，病属上焦，以桑白皮合贝母、知母清肺中之热，贯众清热解毒，射干、青果利咽喉清热，瓜蒌皮、竹茹与二陈、蚕矢同用除痰，郁金清热理气，气顺则痰易去，血淤之人多有阴亏，用女贞子补其不足，此例病属上焦，银花亦为上焦药也用以疏散。

## 案9　阴精亏虚，肝火上炎

张右　三十九岁。正月十八日：阴虚肝胆火炎，喉痹久腐，上年再授清泄，腐定痛轻，但春升时令，夜央口燥，脉细弦，喉鼻气热。

瓜蒌皮三钱　元参二钱　射干一钱　金石斛三钱　瓜蒌子三钱　知母二钱　桑白皮四钱　西青果八分　大贝母二钱　南沙参三钱　北沙参二钱　橘红一钱　牡蛎五钱

【赏析】

患者曾有阴虚肝火上炎所致喉痹，恰逢时令春升，引动肝阳，夜晚口燥为阴虚之像，脉细弦，喉鼻气热，肝经之火已显，当于利咽化痰之余兼以滋阴潜阳，方用瓜蒌皮、瓜蒌仁同用，化痰理气之余尚能通便，通便即使火亦由此而泄也，射干与青果同用利咽喉，桑白皮与贝母、知母同用泄肺热，石斛、玄参益阴，南北沙参同用滋阴兼除痰，橘红化痰理气，肝阳犯上焦，牡蛎之所以平潜肝阳也。

# 三十九、风 疹

## 案1 热毒内蕴

某左 血分蕴热，肌表瘰粒痒搔，上身为甚，此游火游风之类。脉带弦劲，舌滑，治宜清热息风。

焦栀皮二钱 炒丹皮一钱五分 炒川柏二钱 鲜生地四钱 肥知母二钱 元参四钱 瓜蒌壳二钱 银花三钱 白茶菊一钱五分 粉草薢三钱 茵陈三钱 赤苓三钱 象贝三钱 蚕砂四钱

【赏析】

风疹是由外感风热时邪所引起的一种的发疹性传染病。临床以轻度发热，咳嗽，细小如沙的特殊皮疹，耳后及枕部淋巴结肿大为其特征。此案患者因感受风热时邪，蕴于肌腠，与气血相搏，邪毒外泄肌肤而发疹。脉带弦劲为热邪亢盛，肝风内动之征，舌滑提示水湿之邪内聚，法当疏风清热。

方中焦栀皮、炒丹皮、鲜生地、玄参清热凉血，炒川黄柏、肥知母、茵陈、赤苓、白茶菊清热燥湿，银花清热解毒，象贝清热散结。粉草薢祛风利湿，再添瓜蒌壳润肺化痰，利气宽胸。《医宗必读》认为"治风先治血，血行风自灭"，故多从热、从血治疗。

## 案2 热盛动风

右 三十岁。三月二十四日：风疹发于夜分，泛恶，脉左弦。

白蒺藜 丹皮 象贝 连翘壳 元参 杭菊花 山栀皮 草薢 白芍 秦艽 法半夏 茵陈 桑叶

【赏析】

此案患者风疹发于夜分，正值身体阳气入里收藏之时感受外邪而发风疹，脉左弦为热邪亢盛，肝风内动之象，法当疏风清热解毒。

　　方中丹皮、玄参、清热凉血，连翘壳、玄参、山栀皮清热解毒，象贝清热散结。杭菊花、白蒺藜散风平肝。萆薢、秦艽、法半夏、茵陈清湿热。再添白芍养血柔肝，缓中止痛。

# 四十、疔 疮

## 案1 热毒蕴结

王左　湿热痰火，交结承浆，疡毒有水无脓，高年得此，甚非轻恙。脉小无神，胃纳锐减，舌浊垢，颈项红肿。治法姑先清化，倘得应手，方是转机。请明政。

炒苍术一钱五分　九节菖蒲六分　广郁金一钱五分　炒建曲一钱五分　象贝母三钱　蒲公英三钱　贯仲二钱　银花三钱　川黄连六分　制半夏一钱五分　生远志三钱

二诊：下颏痛疡，肿已大减，但旁有结核，尚是痰湿未净，脉右弦搏，舌尤浊腻，当须泄痰化浊。

炒苍术一钱五分　九节菖蒲六分　生远志二钱　象贝母三钱　炒枳壳四分　广藿梗二钱　佩兰叶一钱五分　制半夏一钱五分　西茵陈二钱　新会皮一钱五分　带壳紫蔻仁四分（杵）

【赏析】

疔疮，多发于颜面和手足，以形小如粟，根深如钉，漫肿灼热，麻木疼痛为主要表现的疮疡。此案患者因外感风邪火毒，邪热蕴结肌肤而发疔疮。脉小无神，胃纳锐减为气血亏虚，舌浊垢为脾胃热盛，蒸腾胃浊，邪气上升而成，法当清热解毒。

一诊方中蒲公英、贯众、银花、黄连清热解毒，象贝母清热散结。炒苍术、炒建曲健脾。九节菖蒲、生远志安神益智。再添广郁金行气解郁、凉血破瘀，制半夏散瘀止痛，解毒消肿。二诊患者肿已大减，但舌尤浊腻乃是尚有痰湿未净，法当化浊消痰。方中去蒲公英、贯众、银花、黄连等味以缓清热解毒之效，以免伤正。另添炒枳壳、新会皮、带壳紫蔻仁行气化痰，茵陈清湿热，广藿香芳香化浊。

## 案 2　湿热蕴阻

童　五十一岁。四月十二：酒客，上唇反花疮，舌黄厚腻。

鲜生地　枳椇子　连翘　萆薢　银花　子芩　茅术　木通　远志　川连　黄柏　焦山栀　茵陈　杏仁　姜半夏

【赏析】

此案患者因恣食膏粱厚味、酗酒等因引起脏腑积热，毒自内发而为病。上唇反花疮，舌黄厚腻为湿热蕴结之象，法当清热祛湿解毒。

方用黄连解毒汤化裁，方中连翘、银花、青子芩解毒，川黄连、黄柏、焦山栀、茵陈清热燥湿，鲜生地清热凉血养阴。苍术燥湿健脾，萆薢祛风利湿。枳椇子止渴除烦，可解酒毒。姜半夏散瘀止痛，解毒消肿。杏仁祛痰止咳。再添木通泻火行水，通利血脉，远志安神益智，祛痰消肿。

# 四十一、痈

## 案1 气血凝滞

郑左 缺盆痈，脓犹未透，四围已束，中心已等，痛犹不甚。脉左甚弦，舌苔薄滑，仍须清化。

瓜蒌皮一钱五分 象贝母二钱 炙鸡金一钱五分 广木香七分 炒枳壳六分 陈皮一钱五分 查肉炭二钱 丝瓜络一钱五分 冬瓜子（打）三钱 制香附二钱 带壳春砂仁（打）二粒

【赏析】

痈是指发生于体表皮肉之间的急性化脓性炎症，其特点是局部光软无头，红肿疼痛，发病迅速，易肿、易脓、易溃、易敛。本证为"缺盆痈"，即痈肿位于锁骨上凹陷处，四周束起，痛势不甚是痈脓已成而热毒尚轻，脉弦，舌苔薄滑可知是气血凝滞之证。本病之治，宜先明其所因，随势利导，夹风者表之，热郁者清之，痰凝者化之，行其气血，令之条达。故此患治当理气活血，消肿化脓。方中瓜蒌皮、象贝、冬瓜子等化痰消肿，与陈皮、木香、枳壳等理气活血药物同用，则痈肿可除。

## 案2 湿热蕴阻

叶左 腹皮痈，针溃得脓，余肿尚坚，法宜清化。

瓜蒌皮二钱 焦枳实八分 楂肉炭三钱 象贝母三钱 制半夏二钱 鲜竹茹二钱 焦栀子二钱 炒丹皮一钱五分 陈皮一钱五分 花槟榔一钱 砂仁壳四分 大腹皮三钱

【赏析】

"腹皮痈"首见于《外科大成》，指发生于腹部皮里膜外之痈疽者。该病多因饮食不节，或内伤七情郁滞化火而成。张氏认为腹皮痈与他证之脓成皮里者，显然不同，内必以托毒外出为主，外以呼脓拔毒，非精良之药不为功，苟得脓毒透达，即可十全无憾。此患者痈脓虽已得破溃而出，但余肿尚坚，以方测证，可知本证是由湿热郁阻所致，余邪未尽，当以清热消肿法治之。药用瓜蒌、栀子、丹皮、象贝、竹茹等清热化痰消肿，枳实、陈皮等理气行滞。诸药合用有行气消肿之功。

## 案 3　真阴亏虚，湿热下注

胡左　肛门起核，是阴虚湿热下注，不易速愈。脉右关尺弦搏，所谓脉与大肠相表里也。舌滑，先以养阴而参升举。

炒贡潞二钱　绿升麻五分　山萸肉二钱　大白芍二钱　丹皮一钱五分　川柏皮一钱五分　生西芪二钱　生桑白皮二钱　熟女贞子三钱　大生地四钱　带壳春砂仁（打）四分　生玄胡一钱五分　玄参二钱

二诊：肛门痈，是真阴不足而湿热下注，颇不易瘥，前授滋阴佐升清化湿，其势已减，姑仍踵步。

炒贡潞一钱五分　绿升麻五分　生西芪一钱五分　川柏皮一钱五分　槐花芯二钱　生苡仁三钱　白茯苓三钱　带壳砂仁四分（打）　广藿梗一钱五分　焦山栀三钱　炒山萸肉一钱五分　西茵陈二钱　陈皮一钱五分

三诊：肛痈已平，脓水无多，胃纳已佳，余无他苦，脉犹弦搏，阴中有火，舌色甚清，是宜填阴，兼清余焰。

砂仁末四分同打　大生地四钱　山萸肉二钱　川柏皮二钱　西茵陈二钱　甘杞子二钱　生苡仁三钱　潼蒺藜三钱　女贞子四钱　旱莲草三钱　福泽泻一钱五分　生鳖甲四钱　生牡蛎六钱

【赏析】

肛痈属于中医"痈疽"、"疮疡"范畴，是直肠周围间隙发生的急慢性感染而形成的脓肿，即现代医学所谓的肛门直肠周围脓肿。其特点为发病急骤，肛周剧痛，并伴有全身的高热，酝酿成脓，脓腔溃破后易形成瘘管，致使肛周长期有脓血性分泌物流出，使得瘘管伤口经久不愈并且反复发作。陈实功《外科正宗》提出肛痈病因一是火毒内壅，二是因虚致疮，本证患者即是因虚所致。真阴耗散，虚火内生，火热下迫肠道，湿热互结，湿阻气机则气血阻滞，热盛则肉腐，血肉腐败，故酝酿化脓。故治当滋阴固本，清利湿热，托里消毒。

方中生地、山萸肉、白芍、女贞子滋阴固本，黄柏、丹皮、桑白皮清利湿热，升麻、黄芪、党参补中益气之法，托里消毒，使鼓舞脾胃之气，以资气血生化之源，诸药合用奏补脾益气，滋补阴血之功，使痈脓消除，新肉自生。二诊病重药轻，不可速效，故遵前方之意。三诊肛痈已消，虚火未尽，故投滋阴潜阳之品。

## 案4　正虚邪恋

陈左　日来溃处渐就范围，但旁边余肿有酿脓之势，且将复穿一处，所幸痛止块消，可望安澜之庆。脉形软弱，舌苔尚腻，自知体力疲弱，头目眩晕。逾甲年华，阳气先衰，稍添滋养，两调肝胃。

生西贡潞一钱五分　生绵黄芪一钱五分　生白芍二钱　生鸡内金一钱　广藿梗一钱五分　制半夏一钱五分　生牡蛎五钱　生远志肉二钱　干竹茹一钱五分　象贝母二钱　老竹黄一钱　广橘红一钱　广木香六分　生玄胡一钱五分

二诊：骨槽痛，全肿全化，已庆安澜，但微有脓水，则收口尚不宜速。眠食俱佳。脉仍细弱，是当和阴养肝。

砂仁末四分同打大生地三钱　贡潞参二钱　生西芪二钱　生白芍二钱　广藿梗一钱五分　广木香八分　制半夏一钱五分　生远志肉二钱　生山萸肉一钱五分　甘杞子一钱五分　川朴花一钱五分　生玄胡一钱五分　陈枳壳五分

【赏析】

此患乃痈肿已溃之证，痛止块消，有将复起之势，脉形软弱，头晕目眩，舌苔尚腻，可知气血衰少，气化不利，且素体阳气微弱，故治疗无需考虑清热解毒消肿，只当益气滋阴，行气化痰。使营血得复，肝气得疏，内饮得化，则无痈肿复发之忧。

古人治疡，注重气分，洵为握要之图。为此，张氏倡说：疡之为患，必肿必痛，贵其因，气血壅滞，窒塞不通而已，其治唯行气理瘀必要，而行气可万全无害，抑且血之壅，即由于气之滞，苟得大气斡旋，则气行血行，一举两得，故凡通达经隧，宣导络脉之法，无一不在"行气"二字之中者矣。

# 四十二、疽

## 案 1　背疽初起，邪毒未聚

包左　背疽证虽不甚，巨形势高知痛，犹为顺候，但毒尚未聚，是宜温经提毒，须得脓见可妥。

川桂枝—钱　西羌活—钱五分　姜半夏—钱五分　炒川芎—钱五分　全当归—钱五分　川断肉二钱　原红花—钱五分　生玄胡—钱五分　焦谷芽—钱五分　炙鳖甲—钱　广皮—钱五分　广木香八分　壳砂仁（打）四分

【赏析】

《灵枢·刺节真邪》中："热气淳盛，下陷肌肤，筋髓枯，内连五脏，血气竭，当其痈下，筋骨良肉皆无余，故名曰疽。"疽之名又各有不同，生于颈项者，名脑疽；发于脊背正中者，名背疽；疽发于背且大者，为发背；名虽各异，然其病因病机、临证治疗多有相似，辨证明了，随之遣方用药则可。

《景岳全书》："发背，属督脉膀胱经，凡阴虚火盛，或醇酒浓味，或郁怒房劳，或丹石热毒，皆能致之。若肿赤痛甚，脉洪数而有者，热毒之证也，为易治。若漫肿微痛，色黯作渴，脉虽洪数而无力者，阴虚之证也，为难治。若不肿不痛，或漫肿色黯，脉微细者，阳气虚甚也，尤为难治。大抵发背之证，其名虽多，总惟阴阳二证为要。若发一头或二头，其形赤肿高，发热疼痛，头起者为痈，属阳易治。若初起一头如粟，不肿不赤，闷痛烦躁，大渴便秘，睡语切牙，四五日间，疮头不计其数，疮口各含如粟形，积日不溃，按之流血。至数日或八九日，其头成片，所含之物俱出，通结一衣，揭去又结，其口共烂为一疮，其脓内攻，其色紫黯者，为疽。属阴，难治。"……又《灸法》曰：予常治发背，不问日期阴阳肿痛，或不痛，或痛甚，但未成脓，或不溃者，即与灸之，随手取效。或麻木者，明灸之，毒气自然随火而散。或疮头如粟者，灸之尤效，亦有数日色尚微赤，肿尚不起，痛不甚，脓不作者，尤宜多灸，勿拘日期。更服甘温托里药，切忌寒凉之剂。……又《治法》曰：肿硬痛深脉实者，邪在内也，可下之。肿高痛脉浮者，邪在表也，宜托之。痛烦躁或咽干，火在上也，宜泻之。肿高或不作脓者，邪气凝结也，宜解之。肿痛饮冷，发热睡语者，火也，宜清之。不作脓或不溃不敛者，阳气虚也，宜补之。瘀肉不腐，或积毒不解者，阳气虚也，宜助阳气。脓多或清者，气血俱虚也，宜峻补之。脉浮大或涩，而肌肉迟生者，气血俱虚也，宜补之。右关脉弱，而肌肉迟生者，宜补脾胃。

本案包左患背疽，巨形势高知痛，毒尚未聚，阳气虚也，宜助阳气、温经提毒。方用辛温之桂枝、羌活、姜半夏温经通络、燥湿化痰，川芎、当归、红花活血通络，炙鳖甲软坚散结，佐延胡索行气止痛，陈皮、木香、砂仁、谷芽行气燥湿、健脾开胃，调理后天之本，使气血生化有源，以助阳气来复。全方共奏温经散寒通络、理气活血调营之效，气血得以流通则背疽得愈。

## 案2　气营亏虚，三阴未复

包左　背疽大症愈后，时或作痒，眠食已安，而肢节痠楚，足跟隐痛，脉弦舌清，明显气营尚亏，足三阴未复。

元地五钱　杞子三钱　萸肉三钱　归身二钱　潞党参二钱　沙参三钱　沙苑子三钱　山药二钱　冬术一钱五分　炙甘草四分　黄芪二钱　陈皮一钱五分　茯苓三钱　枣仁三钱　木瓜一钱五分　木香六分　砂仁二粒

【赏析】

患者包左背疽大症虽愈，而愈之不了了，观其舌脉，脉弦，舌面少苔，当属气营未复之象。背疽血肉腐化为脓，耗伤气血津液，气营亏损，筋脉肌肉及四肢关节无营血以濡润充养，则见肢节酸痛，所谓"不荣则痛"之理也。张氏认为，肿疡恒无发痒之例，即有之，在上必兼风化，在下必兼湿化。治当补气养血、滋阴荣筋。

张氏方用党参、白术、茯苓、炙甘草、陈皮、木香、砂仁、黄芪，取香砂六君子汤以益气健脾、行气和胃助运，补后天，以助气血生化之源；生地、山药、山茱萸为六味地黄丸之三补，枸杞、当归、沙参、沙苑子养血补肝益肾，取一贯煎之意，枣仁补中益肝，养阴气，肝主筋，肝血得养，则筋骨自荣，皆为补先天；木瓜舒筋活络，延胡索行气止痛。全方先天后天并补，脾肾同调，益气养营药之中佐行气之药，使补而不滞，气补则血生，气行则血行，筋脉得养，痹证自除。

至于补益之法，张氏认为：除虚损流痰，腰疽肾俞，附骨环跳，绝少虚证，而此类疡证，皆为气血俱衰、运化不健，痹着不行，非得补益之力，流动其气机，则留者不行，着者不去，然必非恃参芪可以渎中。此外，脑背疽，既经腐化，脓毒不畅，息肉不脱，无非气血不充，不能托毒外泄，亦非补益不为功。老人虚人，尤宜温补。就溃疡而论，其人果有虚证，必当补养，然以宣络行气为先务，因毒未清，终防死灰复燃，补而益炽，习俗之滥用黄芪之弊端，直是养痈贻害。并说：医以治病，非以治虚，有病则以去病为主，"补养"二字，绝非通治百病之法。

## 案3 脓腐内盛，气滞血瘀

叶妪 上搭手，内已有脓，恶腐甚盛，泛恶胸闷，脉涩，舌腻，先拟开泄。

淡吴萸一分 制半夏一钱五分 炒川芎一钱 西羌活一钱 桂枝四分同炒大白芍一钱五分 全当归二钱 川断肉三钱 原红花八分 制香附二钱 陈皮一钱五分 生鸡金一钱五分 砂仁壳四分

【赏析】

疽生于背两侧者称搭手，又分为上、中、下搭手。患者叶某，老年女性，患上搭手，疽已成脓，恶腐甚盛，属疽之溃脓期，当先开泄，使脓物排出。若开泄不畅，脓腐阻塞，脓液蓄积，则邪无出路，易变生他证，所以开泄为当务之急。是清热排脓，还是温阳托毒，需仔细斟酌。张氏对疡患的辨证，首重分别阴阳。习惯所谓：热证为阳，寒证为阴；红肿焮热为阳，平塌坚硬为阴。先生认为不能仅囿于这一概念，指出：阴阳二证，虽无代表之字面，未尝无界限之可言，但取义也非一端，可据人体经络部位、结构之内外，病因之寒热虚实，病势之迟数，病形之浅深，肿痛之坚软缓急等而分辨之，绝不能就症而论。并强调红肿一症，未可定为阳证之代表，力辟《外科证治全生集》以"痈疽"二字判分阴阳，以高突红肿为痈，为阳证，坚块不红者为疽，为阴证之说，并阐明"痈疽"二字本义：

痈者壅也，疽者止也，皆为气血壅闭，遏止不行之统称，绝不可执此二字而妄为分别。列举了脑背疽，病在太阳寒水之经，虽有外形红肿焮发，而患者脉多细小，舌必白腻，均是阴证之确候，于法必当温经宣托，方免内陷，误投凉药，危证立见。

观患者脉涩，乃气滞血瘀，气机不畅，泛恶胸闷舌腻乃脾虚气滞、内有湿停、运化失职之象。故当温经宣托，以免内陷。方用辛温之桂枝、羌活、吴茱萸温经通络，半夏以开痞散结、化痰止呕，血肉腐化成脓，年老体弱，必致气血亏损，当归、炒白芍养血活血，川芎、红花活血化瘀，川续断补益肝肾，通利血脉，香附、陈皮、砂仁以行气运脾，生鸡内金以健脾化湿。由于患者脓毒已溃，正气已虚，故全方重用当归、炒白芍、续断、制半夏、制香附、陈皮、生鸡金等药，意在扶正以祛邪，遵循调补气血之大法，使残留邪毒得出，既不伤正，又不留邪。现代药理研究认为清热解毒中药可以抗菌抗炎抗病毒，故而许多医生一见化脓性感染，就用金银花、连翘、蒲公英等药，不辨阴阳寒热虚实。观此例，可窥得张氏临证治疽之法多遵循中医独特理论和"托里，疏通，荣卫"三大治则，而不为现代药理学研究所惑。在疽之不同阶段须采用不同治法治则，才能做到辨证而治。

## 案4 阴虚阳浮，春生木动

张左 上石疽，本是阴虚阳浮，春升木动，宜乎近复加剧。脉左浮弦劲，舌滑少液。治法只宜养阴潜阳，为标本兼顾，庶乎带病延龄。

大元地四钱 炒山萸肉三钱 条子芩一钱五分 甘杞子一钱五分 北沙参三钱 川石斛三钱 白薇三钱 白前二钱 鲜竹茹一钱五分 陈皮二钱 大白芍三钱 晚蚕矢三钱 甘菊花二钱 生石决明五钱 生牡蛎八钱 生龟板五钱 生鳖甲四钱（四味同打先煎）另羚角四分（水磨冲）

【赏析】

生于颈项顶部之石疽谓之"上石疽"。《医宗金鉴》中提到："石疽生于颈项旁，坚硬如石色照常，肝郁凝结于经络，溃后法根据瘰疬疮。"此疽生于颈项两旁，形如桃李，皮色如常，坚硬如石。多与肝经郁结，气血凝滞经络有关。

　　以医案推测，张某应为老年，平素阴虚阳亢，虚火上炎，患上石疽，正直春季，阳气升发之时，虚火阳亢更重，故而病情加重。左脉主心肝肾，浮为春脉，"春脉浮，如鱼之游在波。"（《内经》）弦劲提示肝阳上亢，肝火偏旺，舌面少苔少液属阴虚。治以滋水涵木、重镇潜阳、清肝平肝。方中生地、山茱萸、枸杞、北沙参、石斛滋补肝肾肺之阴，生石决明、生牡蛎、生龟板、生鳖甲滋阴潜阳，菊花、条黄芩、羚角清肝平肝，白芍敛阴柔肝，鲜竹茹以清胃凉血除烦，白薇凉血退虚热，木火刑金则咳，白前止咳化痰，以降肺气，蚕矢、陈皮、玄胡活血行气止痛。全方滋阴药中不忘加入行气之药，使得气血得行，滋而不滞，共奏滋阴潜阳之功，标本兼治。且方中用药重视调补气血，乃治疽之根本之法。临证之际仍须深知虚者补之，实者泻之，标本兼治，随证治之，方能药到病除。

　　张氏强调据脉辨证，形神合参。历代脉学之精微，大率皆为内科而言，张氏根据多年经验，针对外疡诸证特点认为证发于外，脉见于里，亦自有彼此影响，历验不爽之理，并就28种脉象，切合外疡者，详其形态，溯其源流，以定吉凶、以别疑似，务必见微知著，心与神归。

　　就疡科计，张氏认定，切脉辨证之时，必随四时阴阳，其人禀赋虚实，气体动静而相与变迁，凡28种脉象无一不当作如是观。择要而论，浮沉者，仅浮主表，沉主里，已不能切中病机，符合事理，以脉对证，浮唯上焦风热诸证，病本在表而又属风邪热毒；沉则附骨大疽，痃癖积聚，寒凝络室，气血壅塞者偶有之，绝非轻恙。但疡患为肌肉之病，虽曰痛则不通，脉必不宜过于浮露然壅者不化，结者不开，脉常沉涩不起。迟数者，脉之缓急也。肿疡脉数，皆为病邪之有余，其势方张，其毒方盛；脉迟多属正气不支，寻常之疡所不应有。脉之大小言，一般为禀赋使然，如从病脉计，肿疡已成，气滞血凝，其脉宜大不宜小；溃疡即气泄血耗，其脉宜小而不宜大。滑涩者，脉之气势也。肿疡脉盛或湿邪停滞，皆实邪窒塞，气行不利，脉象多涩；酿脓之际，气血相搏，脉象多滑。故肿疡已成、未成之时，阅历者即可以脉之滑涩决之。只是溃疡脓泄，脉以滑利为顺，涩滞为逆。滑则正气之充，涩则血灌已耗。长短脉虽随人之禀赋，临证却可决正邪虚实。肿疡脉长无非阳邪势盛；脉短则大毒坚凝。溃后排泄，短看似尚合宜，长者必多变幻。虚实者，脉学之纲领，难于肿疡不可等视。肿疡脉虚，虽曰病有余，脉不及，然苟非大证，形神未馁，未必遽为大害；肿疡脉实，虽非病为实邪，脉证相合，然大毒盘踞，蒂固根深，究属可虑。又弦紧革牢从实治；软弱微散从虚求。扤主失血，为疡不恒有此，有则补养滋填，势不可缀。动脉主痛，伏脉亦然，唯伏脉苟非病邪之深邃，则阴寒之凝固，必非一朝一夕之故。至于结代脉，代死结生，显有区别，而疡证不当有此，非内痈固结，或痛势极炽，即真元不续，终非佳兆。促脉，短速之义，多为上部实热壅而为疡。上鱼入尺，主病有余，上则心肝阳盛，为疡多见头面疔毒实火之症；下则肝肾火炽，二阴毒火诸恙方张。水疔阳发，时亦见之。张氏据脉辨证，既论其常，又析其变，非仅仅拘于脉之形迹，强调要各随其病势进退而相宜得失，阅历有得之见，尽在其中。

## 案5　气滞血凝，火毒凝聚

樊左　耳疔外溃，变幻蔓生，耳下肿坚，将有石疽之累。从前药误，一至于此。姑再清肝活络，消肿散结软坚，尽力图维，尚不知果能全绩否也。

生杭芍三钱　怀牛膝二钱　全当归一钱五分　玄参三钱　贯众四钱　生玄胡二钱　象贝二钱　法半夏一钱五分　川柏一钱五分　条芩一钱五分　雅连四分　元明粉七分　蒲公英三钱　女贞子四钱　红重楼二钱　生锦纹六分　焦栀子三钱

【赏析】

《素问·生天通气论》中："高粱之变，足生大丁。"疔之所生，多由火热之毒为患，以致气血凝滞、火毒结聚而成。足少阳胆经起于眼外角，向上到达额角部，下行至耳后（完骨穴），外折向上行，经额部至眉上，复返向耳后（风池穴），再沿颈部侧面行于手少阳三焦经之前，至肩上退后，交出于手少阳三焦经之后，向下进入缺盆部。耳部分支：从耳后（完骨穴）分出，经手少阳翳风穴进入耳中，过手太阳经听宫穴，出走耳前，至眼外角后方。故耳疔之疾，多与胆火上炎有关。

张氏认为，疔疮大肿，脑背疽之漫肿，毒势未达，脓犹未成，走散内陷，为祸基矣！而溃疡流脓畅达，四围余肿渐消，此又气血流通，除旧布新之佳兆。古人尝谓："痛则不通，通则不痛。"然痛之形势、部位、情状不齐，症势大异，统论之，以知痛则吉，不痛则凶，若肿势既束，痛反剧者，毒已成熟，由深及浅，此内脓已聚之征也。腐烂既巨，而始终不甚痛者，唯湿疡为然。皮肤之病，湿重热轻，如臁疮之类，治宜清燥；而脑背疽，元气式微，间亦有之，则非温补托毒不为功。要言之：痛者其症犹轻，必多易治；如其日久如故，竟不作痛，每多痼疾难疗。它如乳岩、石疽、瘰疬之属，附骨、流痰之伦，皆疡患之多酸少痛，总是重症。溃疡之毒去痛衰为吉，痛渐减，病渐瘥。若既溃而痛仍炽，非治疗不当，即手术之不精，或外治不合机宜，自然之坏症。

患者樊左，本为耳疔之疾，变幻蔓生，加之他医用药之误，导致病生他变，恐有石疽之累。病情虽有转归变化，但仍属实证，且治病必求于本，还须从疔而治，谨遵治疗之大法，清热解毒。方用黄芩、黄连、川黄柏、贯众清热解毒，大黄、栀子、芒硝泻火解毒（患者可能有大便燥结），玄参、蒲公英、重楼解毒消肿散结，象贝母、法半夏化痰散结，当归、延胡索、怀牛膝活血消肿止痛、引火下行，白芍、女贞子滋阴养肝清热。全方主要以清热解毒为主，适逢疔疾之治疗大法，才能切中病之要害。且头面为诸阳之首，火毒蕴结于此，则反应剧烈，变化迅速，若治疗不当，挤压碰撞，毒邪易于扩散，甚则可导致"疮疔走黄"的危险。临证当辨证清晰，治病求本，才可避免出现他医之误，亦不会使患者有石疽之累。

## 案 6  湿热壅滞，气机不畅

叶幼  环跳疽自溃，漫肿尚盛，脉数舌滑，先宜清化。

川独活一钱  全当归一钱五分  大腹皮三钱  炒川柏一钱五分  生鸡内金一钱五分
广藿梗一钱五分  生苡仁二钱  川断二钱  红花一钱  陈皮一钱五分

二诊：环跳久溃，腐化且巨。昨授清化，肿势稍减，脉细数，舌滑，本元亦薄，而未可遽与扶元。仍宗宣络行气。

川独活一钱五分  小青皮一钱五分  大腹皮三钱  川断肉二钱  炒建曲一钱五分  全当归一钱五分  怀牛膝一钱五分  生鸡内金一钱五分  广郁金一钱五分  焦苡仁三钱

【赏析】

发于髋部环跳穴者，名环跳疽。《外科大成》云："环跳疽生于环跳穴，蔓肿隐痛，尺脉沉紧，腿不能伸"。此病多因肝肾不足，气血两虚，湿热壅毒，深窜入里，流于筋骨，使筋脉阻塞，气血不和，血凝毒聚而成。治以清热化湿，和营解毒为法。

患者叶幼，环跳疽自溃，说明正能胜邪，正气充足；漫肿尚盛，说明脾虚湿盛；其脉数舌滑，为湿热之症，所以治当清热化湿为主。方用独活以祛风胜湿，散寒止痛，藿香梗芳香胜湿，陈皮行气燥湿，薏苡仁健脾利湿排脓，大腹皮行气利水，黄柏清热燥湿，续断活血散瘀，且补筋骨，当归、红花活血化瘀，方用多种祛湿之法，且祛湿药中配伍行气药，取气化则湿亦化之意。湿祛热清，血脉通畅，则可缓解漫肿之盛。

二诊之时，服一诊之药漫肿已稍减，而环跳久溃，其脉细数，恐有阴血亏虚之候，且患者素体元气亏虚。但察其舌仍滑，患者虽阴血已虚，但体内湿邪未除，尚不能滋补，否则会闭门留寇，加重病情。服一诊之方收效，可见治法无误，效不更方，只于前方之中去川黄柏、藿梗、生薏米等，加怀牛膝补肝益肾，活血通经，加建曲健脾消食，郁金行气化湿，炒薏米健脾除湿，健运后天之本以扶元。共奏宣络行气之功。

张氏认为，治疗疮疡需分辨症候，审因论治，至关重要。认为肿之形势，各有不同；病之源流，亦非一致。大率肿在皮肤之表，肌肉之中，虽有大疡，尚多易治；若在筋骨之间，大节之界，起病虽微，亦多难疗。强调不宜单凭肿之大小缓急辨别轻重，要视病位之浅深，肿痛麻木之形势，及全身情况，综合判断。一般而言，肿势四围分明为顺；散漫无畔岸者为重。先肿而后痛者，其病浅，多为外疡轻症之常态；光痛而后肿者，其病深，非附骨大疽，即流痰、流注之属。但肿而不痛者，上为风邪，下为湿邪及赘瘤也。肿渐坚巨而渐痛者，内脓已成，难期全散；肿常绵软而不甚痛，气血必衰，真元败坏。凡肿势蔓延而痛在一处，脓毒有定，其形虽巨，可冀其聚而不散；肿势散漫而无处不痛者，毒邪四散，其势方张。

## 案 7　气滞血凝

杨左　气滞血凝，骰阳结块，形巨而坚，恐为附骨疽，脉弦涩不爽，舌尚不腻。宜和营运滞。

川独活一钱五分　　油当归二钱　　川断肉三钱　　桃仁泥四钱　　怀牛膝二钱　　藏红花四分　　鸡血藤一钱五分　　大腹皮三钱　　带皮苓三钱　　苏方木一钱五分　　桑寄生二钱

【赏析】

《景岳全书》中："附骨疽一证，近俗呼为贴骨痈。凡疽毒最深，而结聚于骨际者，皆可谓之附骨疽。"《备急千金要方》曰："以其无破，附骨成脓，故名附骨疽。"附骨疽因其所患部位不同，历代文献中亦多不同称谓，有谓之"附骨疽"，有谓之"咬骨疽"，亦有谓之"股胫疽"。然病因证治大相仿，统称"附骨疽"。其治多以清热化湿、行瘀通络为原则。并要尽早干预治疗，防病传变。

本案患者髋阳结块，恐为附骨疽，诊其脉弦涩不爽，乃气滞血瘀之象，舌尚不腻，其内应无湿聚，所以治当活血化瘀、和营运滞为主。方用独活祛风除湿，散寒止痛，张元素提到独活可"散痈疽败血"。当归、鸡血藤、桃仁、藏红花、苏木以活血化瘀通络，方中重用桃仁，可能有便秘之症；川续断、怀牛膝、桑寄生活血消肿，补肝肾，强筋骨，通经络，带皮茯苓、大腹皮以健脾行气利湿。全方以活血化瘀和营为主，亦加入祛湿之药，患者舌虽不腻，但也须防止气滞血凝而致气机不畅，进而水停为湿之变。《金匮要略》中所言"血不利则为水"，治血之时所当兼顾治水是也。血水同治，气机得畅，气滞血凝则除，疽得自愈。

张氏强调红肿一症，未可定为阳证之代表，力辟《外科证治全生集》以"痈疽"二字判分阴阳，以高突红肿为痈，为阳证，坚块不红者为疽，为阴证之说，并阐明"痈疽"二字本义：痈者壅也，疽者止也，皆为气血壅闭，遏止不行之统称，绝不可执此二字而妄为分别。

至于提毒拔毒，在疡患之成，初无托里之法，唯附骨大疽，脓成于里，不能透达外泄，一时未便奏刀，则不得不投透脓之剂，速其外达，皂刺、山甲固也偶为借重，漫肿无脓，不可轻投。对于脑背疽，以有脓外达为顺，无脓内陷为危，非用透脓之法，不过宣通气机，疏达腠理而已，川芎、当归、续断，足以了之，非皂刺、甲片之任也。轻重缓急，恰到方寸。尤须注意的疔毒大疡，解毒清热，必不可杂以透脓之药而脓自无不透，此外疡又不可不知。

# 四十三、流　注

## 案1　脾阳虚弱　寒湿内乘

张左　脾阳素弱，中气本寒，劳力受寒，中阳不运而经络为滞，外则畏寒冷汗，上则吐逆嗳气，下则髂根坚肿，右足不伸，脉细神疲，面色皆白，舌苔淡滑，此系寒湿乘中，专顾中气，犹虑变端，加以泄泻，更伤其本，证情不为不险。姑先温中健脾，宣络养胃，冀得转机。请明正。

炒贡潞一钱五分　炮姜炭一钱五分　原红花一钱五分　明附片六分　生芪一钱五分　生玄胡二钱　威灵仙一钱五分　广木香七分　淡吴萸十四粒　桑寄生五钱　生楝子七粒　川独活一钱五分　带壳砂仁四分　全当归二钱　制香附三钱

二诊：昨授温中宣络，坚块稍化，按之不痛，但自觉少腹胀闷，大便昨早仍泄，小水亦少，面罩焦黑，呕当不免，脉细且迟，舌底白尖淡，仍宜踌步，以觇进退。如内外再有转机，方为幸事。

炒贡潞一钱五分　淡吴萸四分　川黄连四分　制半夏二钱　生鸡金二钱五分　炮姜炭四分　全当归一钱五分　小青皮一钱五分　广木香七分　制川朴五分　陈木瓜一钱五分　威灵仙一钱五分　川椒红七粒　川断肉二钱

三诊：中阳不运，缩脚肠痛，两授温养泄化，痛势稍减，漫肿依然，纳谷稍多，仍是泛呕，舌质白苔黄腻，嗳矢气，且挟食滞，再参疏化是宜。

炒贡潞一钱五分　炮姜炭四分　查肉炭二钱　炒枳壳七分　全当归二钱　淡吴萸七分　西茵陈二钱　生鸡内金二钱　生淮山药三钱　广木香八分　青皮一钱五分　陈皮一钱五分　川独活一钱　怀牛膝一钱五分　砂仁四分

【赏析】

立斋曰："流注之证，多因郁结，或暴怒，或脾气虚，滞气逆于肉理，或腠理不密……皆因真气不足，邪得乘之，故气凝血聚为患也。"且流注多发于肌肉丰厚之处，有此处未愈他处又发之特征。流注病因虽多，然归根为其正气不足，"邪之所凑，其气必虚"。

案中患者张某，脾阳素虚，阴寒内生，阳气不得运，卫气不能卫外而为固，则畏寒冷汗。脾胃不和，胃气上逆，则发为吐逆嗳气。脾胃居中焦，为气机升降之枢，脾阳亏虚，寒湿内阻，则阻遏气机，气血不畅，下则髂根坚肿，右足不伸，发为流注。加之脾虚作泻，更伤其正，流注亦愈剧。初诊之时，张氏便以温中健脾为主，用党参、黄芪、吴茱萸、炮姜、附片等温药健脾益气、温阳散寒，陈皮、木香、砂仁、香附之属以行气和胃燥湿，当归、红花、延胡索之类活血止痛，香附、川楝子疏肝理气，独活、桑寄生、威灵仙温通经络。所用之方共奏温中健脾、和络养胃之功，脾胃为后天之本，气血生化之源，脾胃一虚，百病丛生，故需健脾扶正以祛邪。

二诊，三诊时患者病情已有好转，虽有少腹胀满，呕恶，食滞等证，但治法皆以温中健脾为主，再随症加减即可。脾胃得以健运，气血得以生化，后天得养，方能驱邪外出。流注之证病情复杂，非一剂两剂药可除，临证当随时观察患者疾病发展转归，随症加减，方能奏效。

在内服诸法中，张氏首先强调退消为大法。所谓未成者必求其消，治之于早，虽是大证，而可以消散于无形。并说，消肿之法，最为细密，一病有一病之来源，病本外因，则风寒暑湿之浸淫，各随其感触而成疡患；病本内因，则气血痰郁之壅滞，流注于经隧而发大痈，故须正本清源。外感者，撤其邪；内伤者，理其气，行其血，导痰涤饮，无一非退消之良剂。并明确指出诸疡之系于六气者，乃由气化之偏，时邪之胜，袭于肌腠筋肉而成，与内科时病，殊途同归，理无二致，其治必先撤其外邪，而痈肿乃有消失之望。

古人治疡，注重气分，洵为握要之图。为此，张氏倡说：疡之为患，必肿必痛，贵其因，气血壅滞，窒塞不通而已，其治唯行气理瘀必要，而行气可万全无害，抑且血之壅，即由于气之滞，苟得大气斡旋，则气行血行，一举两得，故凡通达经隧，宣导络脉之法，无一不在"行气"二字之中者矣。温养补益，治疡者亦为必备之法，张氏谓：外疡宜于温养大约只有两种：一则脑背疽，寒在经络，其外形且多红肿发热，唯病发脑后，部位属阴，且太阳寒水之经，外证必恶寒畏风，舌必淡白无华；其湿痰盛者，则多白腻、腻厚，舌亦必不红绛，脉必细涩无力；即间有浑浊大者，则毒盛肿盛之故，于法必温经宣化，且必升举大气，通行经络，虽有大证，效如反掌、误投凉解，危象立见。一则附骨环跳之寒在筋骨，初起经掣骨痛，不能行动，甚者足短不伸，动则大痛，而皮肤肌肉尚未肿也，治亦温经散寒，通经宣络。然此类症候，张氏特别指出：日久势必寒邪化热，热药必不可过度，过则热化，助其脓成，与脑背疽始终治从温化，同中有异。它如寒湿证，虚寒证用药，均须从此。

## 案 2　痰湿中阻，气机不畅

王　四月十四日：损指流注，身热不彻，胸满不食，脉数，舌满白而润不厚，脓未聚。

淡豆豉一钱五分　羌活一钱　当归二钱　丹皮一钱五分　川芎六分　瓜蒌四钱　浙贝三钱　山栀一钱五分　莱菔子三钱　枳壳一钱五分　杏仁三钱　郁金一钱五分　远志二钱

二十日：脓未畅，环跳大痛，势且续发。

川石斛　川断　枳壳　独活　木瓜　大腹皮　郁金　当归　伸筋草　威灵仙　苍术　川柏　川牛膝

【赏析】

患者王某损指流注，脓未聚，应为流注初期，症见身热不彻，胸满不食，乃痰湿内阻，气机不畅之象。观其舌脉，脉数，舌满白润，为内有痰湿。治以化痰散结为主。方用淡豆豉宣透郁热，羌活胜湿止痛，当归、川芎、丹皮活血行血，瓜蒌、浙贝、杏仁化痰散结、莱菔子、枳壳、郁金以行气化滞，远志祛痰解毒消肿。

二诊于六日之后，患者流注脓已成，但不畅，所以见环跳大痛，病势有继续加重之趋势。此时与一诊相比病情已发生变化，当更方而治，方用石斛滋阴清热，独活、威灵仙、川牛膝、伸筋草、木瓜除湿止痛，伸筋疏络，枳壳、郁金、当归、大腹皮行气活血，苍术、川黄柏燥湿解毒。全方于辛燥除湿行气药之中少佐甘淡滋阴之石斛，使湿气得除而津液不伤，共奏除湿止痛，行气活血之效。初诊与二诊因病情发展到不同阶段，用药亦当随证而变。疮疡在上肢用羌活，在下肢用独活。

外疡从痰论治，又是张氏心得之一。明·李中梓《医宗必读·痰饮》云"脾为生痰之源，肺为贮痰之器"，以肺为呼吸之机，胃为水谷渊薮，此痰饮潜滋暗藏于之中，显而可据。对此，他独具见地，尝谓：若夫经络肌肉亦多痰病，则非肺胃之痰可以随气血流行以入经隧，责其运行不健，营卫周流偶滞，遂令络中固有津液，留顿于不知不觉之中，此四肢百骸，皮里膜外所以停痰积饮之渊源，可外发痈疡之多痰证。并且指出：痰能为疡，其基础本于气机之阻滞，其成就亦别感触之原因，同是痰病，浅深、部位不一，果能分别源流，投机处治，当亦可以十全八九。其论别开生面，多有发挥。

## 案3　肾气亏损，气滞血虚

吴左　肾俞流痰两月，已酿脓，脉细。

香附一钱五分　杜仲一钱五分　独活六分　当归二钱　川断二钱　狗脊三钱　木瓜一钱五分　鹿角霜二钱　谷芽四钱　甲片三钱　川芎八分　陈皮一钱　银柴胡八分　砂仁一粒

二诊：肾俞流痰，经四月而自溃，溃后四五月矣。不痛不肿，止有小孔时流清水，脉细弱，舌正红，是宜清养，

全当归二钱　川芎四分　元地四钱　鳖甲三钱　羌活六分　独活六丹，川断三钱　杜仲一钱五分　潞党一钱五分　黄芪一钱五分　白芍二钱　橘红一钱　砂仁一粒

【赏析】

流注以正虚为主因，治疗之时，各个阶段皆须补肾扶正为重，初期要散寒化痰，脓成时要托脓排毒，辨证多分为阳虚寒凝、阴虚内热、肝肾亏虚三型，但临证病情多复杂，强调内治与外治相结合，并要及早治疗，以图消散。

患者吴左肾俞流痰两月，病程日久，久病则可虚，其脉细，其人气血当有亏虚，但流注已酿脓，内亦有湿邪为患。且久病及肾，肾气亦亏损。方用杜仲、鹿角胶温肾助阳，甲片、当归、川芎活血散结，独活、木瓜、狗脊祛湿，舒筋活络，陈皮、香附、砂仁理气。

二诊时患者流注已有四五月，不痛不肿，只有小孔时流清水，当属流注溃后

期，其脉细弱，舌正红，当为血虚象，治以补益气血为要。以圣愈汤加味，圣愈汤主治诸恶疮血出过多，心烦不安，不得睡眠，一切失血或血虚，烦渴燥热，睡卧不宁；疮证脓水出多，五心烦热，口渴等。杜仲、川断补益肝肾，橘红、砂仁、延胡索行气止痛，鳖甲软坚散结养阴。

审察脓血水，以决病之虚实，又是张氏辨证之特色。疡患不散，终将化脓成溃，然脓之与水，皆其血肉所蕴，阅历者常以验体质之盛衰，决病情之险夷。张氏深通其法，他说：以脓之形质言，宜稠不宜清；其色泽，宜明净不宜污浊。稠厚者，其人元气较充；淡薄者，其人本真必弱。若质稠而清华朗润者，气血充足，最是佳境；黄浊稠厚，色泽鲜明，为气血有余。指出凡普通疡患，常以溃脓为顺，流水为逆。如若溃已有日，其脓清澈不稠，或仅见黄水，或竟流清水，绵延渐久，是其人正气不充，滋养力薄，必以养胃健脾，助其生化之源。若疔毒不聚，有水无脓，及脑背疽化脓不成，仅见黄小隐隐，则肿必大坚，毒易内陷。脓血不分，形色不纯，已有正虚邪盛之虑；凡见紫暗晦滞，如腐败之猪肝，黑白难名，日久迁延，多有变幻。肿疡已成，不能早知有脓，早决泄毒，则外不达而内溃日深，易成坏证。张氏指出，习俗所谓：指按深凹者无脓；按而即起有脓。皮肤热者为有脓；不热者为无脓，甚至有谓漫肿无垠，以湿纸贴之，有一处先干，则其处有脓等，皆不足据，并总结了一整套指下辨脓的经验。如：漫肿不束，按之皆坚，病势未甚，脓未成也；若按之已痛，而以指端重按一处，其痛最差者，其中必已成脓，但深在肉里，未便即动刀针，仍须围药以束其四周，而服透达之剂，提脓外边，一两日其肿较高其脓较浅，再按之指下已软，可以奏刀矣！若漫肿坚巨，以指端按之四围坚硬，而中有软陷者，肿成而尚在浅处；或肿势散开，延及盈尺，按之皆坚，而以二指距离一两寸，彼此迭按，坚肿之下，隐隐软陷者，亦深处之已成脓者也；若至漫肿焮起，皮肤绷紧光亮，则不必手按，则已知皮内皆软，脓必盈盆。对于溃疡后期，他提出要以养胃为主，认为只要毒焰已衰，无论如何大证，但得胃气一调，转机立见，纵其溃烂巨，亦可指日收功。还指出：溃疡脓泄已多，正气须顾，但厚腻必所不胜，早投蛮补，碍胃减食，尤多变幻，能守轻清养胃，才是疡医老手。待脓去痛定，余肿渐消，胃气旺则鲜猪白肉在所不禁，取其清热化毒，又可养阴以助津液，血肉有情，竹破竹补，正是疡家应需妙品。

# 四十四、瘰疬

## 案1 阴分火炎，痰热内盛

林左　稚阴未充，孤阳偏旺，内热酿痰，气升为咳，入络结核，脉数，舌尚楚楚。自述咳多于午后，阴分火炎是其明证，胃纳未减，宜滋阴养液，宣络化痰。

大元地四钱　大白芍三钱　象贝母三钱　旱莲草二钱　女贞子三钱　生紫菀三钱　广橘红络各八分　京玄参二钱　壳砂仁四分　昆布一钱五分　海藻一钱五分　陈胆星八分　大麦冬二钱　银州柴胡七分　丝瓜络一钱五分

二诊：稚阴未充，偏阳独旺，午后潮热，热则干咳，胃纳甚旺，亦是火气有余，挟痰淤结少阳之络，则瘰块累累。此非养阴涵阳，并以化痰宣络，久服不为功，不可求速效者。

大生地三钱　山萸肉二钱　生白芍三钱　女贞子四钱　地骨皮一钱五分　肥知母二钱　大天冬二钱　川柏皮一钱五分　象贝母二钱　夏枯草一钱五分　昆布二钱　壳砂仁（打）四分　生紫菀三钱　竹茹一钱五分　旱莲草二钱　生牡蛎五钱　生打代赭石二钱

三诊：阴虚潮热，干咳久延，两项侧瘰疬累累，纳谷兼人，脉小且数。此先天本薄，甚非轻恙。治法毓阴涵阳，然非多服难效。

大生地四钱　生白芍二钱　象贝母二钱　玄参二钱　竹茹一钱五分　沙苑蒺藜四钱　银柴胡一钱　淡鳖甲四钱　青蒿珠八分　紫菀二钱　大麦冬二钱　知母二钱　天冬一钱五分　条芩一钱五分

【赏析】

瘰疬之名始见于《灵枢·寒热》，其小者为瘰，大者为疬。《医宗金鉴》中："小瘰大疬三阳经，项前颈后侧旁生，痰湿气筋名虽异，总有忿忿郁热成，更审缠绵诸证治，成疬日久不收功"。由肝气郁结，阴虚火旺或疬毒入侵所致。

患者张某，稚阴未充，阴气亏虚，阴不敛阳，致阳气独旺，"气有余便是火"，火热内灼，炼液为痰，日久痰淤凝结，则可发为瘰疬。气火上冲灼肺，肺失宣降则咳，且患者午后多咳，当是阴分火旺。初诊则方用贝母、紫菀、胆南星、丝瓜络以化痰，旱莲草、女贞子滋补肝肾，凉血清热，海藻、昆布消痰软坚散结，砂仁、橘红行气，气化则痰湿亦化，银柴胡清退虚热，白芍、麦冬养阴敛阴。全方滋阴养液，化痰散结。

二诊之时见其胃纳盛旺，乃气火过盛所致，所以于前方加生代赭石、生牡蛎等以加强滋阴潜阳之效。三诊之时，阴虚火旺之象益加突出，遂以育阴清热为主，多用生地、白芍、玄参、天冬、麦冬、青蒿、鳖甲、银柴胡、知母等养阴退虚热药。然阴阳失和，非一日之功，所以张氏多次提到不可求速效，非多服难效。临证之际，一者用药不能求快，二者当多与患者沟通，求得合作，方能使病情慢慢好转。

张氏认为痰核疬串，乳疬乳岩，失荣石疽诸顽症，其始坚硬异常，未始非阴寒凝结之象，而此等病源，皆挟郁火，且多阴虚之体，和血养阴，犹虞不济，慎不可辨证不清，一味温散清解。

## 案2 脓毒未尽，余邪尚存

王左　素体丰伟，痰涎不免，项后结核亦是痰凝。前日溃后脓毒未净，收口太速，余块尚存。夜央咳嗽，痰浓滑，脉弦，舌苔薄白。宜宣络顺气，清化和肝。

瓜蒌皮二钱　象贝母三钱　生紫菀三钱　黄射干一钱五分　丝瓜络一钱五分　鲜竹茹一钱五分　薄橘红八分　苦桔梗一钱五分　柔白前三钱　全当归一钱五分　川断肉二钱　生远志肉二钱　橘络四分

【赏析】

患者王左，素体丰伟，所谓胖人多痰湿，故王左乃素属多痰湿之人，稍有正气不足或他邪入侵则易导致痰湿停聚，凝结于项则可发为瘰疬。现瘰疬溃后收口太快，使邪气留于内，致体内痰涎壅盛于内，观其舌苔薄白，脉弦，且夜央咳嗽，是外寒引动内痰。所以治时则需标本兼治。方用紫菀、白前止咳化痰，贝母、瓜蒌、丝瓜络、射干清热化痰，橘红、橘络理气化痰，远志祛痰解毒消肿。全方以化痰为主，宣络顺气，清化和肝。

瘰疬治疗总以扶正祛邪为原则，早期治疗可使肿块消散，成脓后宜及时切开排脓，且不可收口太快，否则邪不能尽透而生他变。

## 案3　痰热内阻，气机不畅

朱　十七岁。四月十六日：颔下结核，秋冬则瘥，春夏则起，已阅五年，脉细色瘪。

瓜蒌皮　杏仁　山栀　菖蒲　新会皮　丹皮　浙贝　天葵　木香　制半夏　枳壳　牡蛎　远志

十八日二诊：痛减，上方去瓜蒌皮、木香，加玄参、通草、海带、海蜇。

二十二日三诊：核大减，上方去菖蒲、枳壳、海带，加瓜蒌皮、杞子、昆布。

**【赏析】**

患者朱某瘰疬，秋冬愈，春夏又发，如此反复五年之久，春夏乃阳气生发旺盛之时，秋冬阳气逐渐收藏，阴气渐盛。患者之病春发秋愈，由此可得患者之瘰疬当是阴衰阳盛所致，诊其脉细，当是气血不足、邪盛正虚之象。所以治当清热化痰为要。

初诊方用瓜蒌皮、半夏、浙贝母、杏仁化痰，菖蒲、远志通窍祛痰，陈皮、木香、枳壳行气以化痰，牡蛎、天葵软坚散结，栀子清热泻火解毒。二诊时痛减，可见痰湿已化，血络得以通畅。故再加强软坚散结之功，于原方加玄参、海带等软坚散结之药。三诊核已大减，遂于上方减菖蒲、枳壳、海带，加枸杞子润肺清肝、滋肾益气（《本草备要》）、瓜蒌皮、昆布化痰散结理气，以巩固疗效。

# 四十五、失 荣

## 案 失荣自溃，阴血不足

郎左 病起牙关紧急，耳后结块，于今有年。近始自溃血水，反不减，此失荣之流，最非易治。脉细极且软，虚证何疑？姑议养阴和肝，即希明哲商正。

大元地二钱 石决明五钱 甘杞子一钱五分 生鳖甲二钱 生龟板三钱 丝瓜络一钱五分 炒白芍一钱五分 潼蒺藜二钱 制女贞子三钱 全当归一钱五分 陈皮一钱五分

外用黑龙丹涂敷。

二诊：失荣自溃，昨议养阴，滋水减少，而头痛不已。脉极细且软，再踵昨意。

砂仁末四分同炒大元地四钱 炒萸肉二钱 生灵磁石三钱 甘杞子二钱 怀牛膝二钱 旋覆花二钱 明天麻二钱 大白芍三钱 杭菊花一钱五分 晚蚕矢三钱 原枝金石斛一钱五分（劈开先煎） 生苍龙齿三钱 生牡蛎八钱先煎

### 【赏析】

明·陈实功《外科正宗·杂疮毒门》中云："失荣者，先得后失，始富终贫……半载一年，方生阴痛，气血渐衰破烂紫斑，渗流血水……犯此俱为不治。"失荣之证与情志因素密切相关。余听鸿治疗本病提出"气郁宜达之，血郁宜行之，肿则散之，坚则散之。"后世治疗本病也用疏肝理气、活血化瘀、软坚散结等。

患者郎左，耳后结肿，已有年余，现今加重，溃血水，久病及此，实为难治，且失荣之病本属"四绝之一"。日久津血流失，其气血必虚，当属虚证无疑，虚则补之，法从养阴和肝。方用生鳖甲、生龟板、石决明平肝潜阳，养阴清热。枸杞、女贞子补肝益肾，蒺藜、白芍平肝柔肝。陈皮、当归行气活血。且外用黑龙丹涂敷，以拔毒外出，内服外敷，二法相和，方能缓解此难治之疾。二诊之时，另见头痛不已，其脉细且软，当为阴亏阳亢所致，故加强平肝潜阳之功，加用磁石、龙齿、生牡蛎等矿物质药，菊花、旋覆花、明天麻清肝平肝。同时亦守一诊养阴之法不变，药量加重。失荣难治，临证多棘手，无从遣方用药，但亦并非无药可用，治之得当，也有一线希望。

张氏对疡患的治疗，内服外施，诸法咸备。疮疡为病，发见于外，病本内因，治宜内服外施，交互为用，不可偏废。尤其是大痈大疽，非通乎内科学，不能措手。他盛赞余听鸿氏《外证医案汇编》注重内证论治，一洗外科通用套方之陋，理法精密、颇得治疡正轨。然亦指出：疡之外候，层出不穷，按之实际，无不以内证为权衡，而对于外证，如消毒止痛，去腐生新之类，必须有二三味合宜之药为之导引，而后内外各如其分，否则全无关系，又安能收覆杯取效之应？张氏认为疡家药剂，必随其人寒热虚实、七情六淫、气血痰湿诸证而调之。并列举了退消、行气、治痰、清热、理湿、温养、补益、提脓拔毒、溃后养胃等内服之法，条分缕析，探本穷源。至于外治诸药，退毒围毒、温散凉散、提毒消毒、止痛止血、收湿止痒、去腐生新，诸法咸备，与内服煎剂，各收效果。

# 四十六、脚　癣

## 案　素体湿盛，血分有热

郑右　禀体多湿，脚癣年发，兼以肌肤搔痒，则血分热也。脉右手重按颇弦，舌尚不腻，宜清热理湿。

炒茅术一钱　川柏皮一钱五分　茵陈三钱　白藓皮三钱　丹皮一钱五分　山栀皮三钱　赤苓三钱　生苡仁三钱　银花三钱　怀牛膝二钱

**【赏析】**

脚癣又名"脚气"，其发多与湿邪密切相关。《素问·太阴阳明论》中："阳受风气，阴受湿气。伤于风者，上先受之；伤于湿者，下先受之。清湿袭虚，则病起于下；风雨袭虚，则病起于上。"湿为阴邪，其性趋下，湿流于下，则可发为脚癣。

郑右为湿家，素体湿盛，湿病又缠绵难愈，故脚癣年发，肌肤瘙痒，乃是血分有热。其脉右手重按颇弦，属阳证、实证，乃湿阻气机，气机不畅所致，其舌不腻，可见湿邪未重。治以清热利湿。方用苍术、黄柏、牛膝、薏苡仁、茵陈、赤茯苓，取四妙散以清利湿热，汪昂《本草备要》载：银花治"痈疽疥癣"、白鲜皮治"风疮疥癣"、丹皮、栀子清热凉血，"治风先治血，血行风自灭"，血分之热可除，肌肤瘙痒亦得治。茵陈以清热利湿，祛风止痒。全方以利湿凉血为主，抓住主要病机，对症治疗。

方中四妙散乃元·朱震亨《丹溪心法》中"二妙散"加减而来，为传世效方，现今病人之体质属湿热者亦越来越多，笔者于临证之际常用"二妙散"加减治疗证属湿热者，不论是上焦湿热，或是中焦湿热，亦或下焦湿热，每每用之，屡试不爽，多奏佳效。所以脚癣之病用之，也定当奏效。

# 四十七、痔

## 案1 湿热下注

吴左　湿热下注，肛痔便坚，脉来甚弦，六部一律，舌根黄腻颇厚，治宜清泄燥湿。

知母二钱　川柏一钱五分　怀牛膝二钱　西茵陈五钱　玄胡粉一钱五分　槐花米二钱　柏子仁三钱　白藓皮三钱　粉草薢三钱　生苡仁三钱　玄参二钱　银花四钱　北丹皮一钱五分

【赏析】

《景岳全书·痔漏》载：立斋曰："痔，属肝脾肾三经，凡阴血亏损者难治，多成漏证。若肺与大肠二经，风热湿热者，热退自愈……作痛者，风热也。大便燥结者，火也。"

患者患肛痔，乃属阳明湿热下注大肠，热盛伤津，肠道失于濡润，大便则干结坚硬，燥屎内停已久，阻滞气机，气血运行不畅，久则发为痔。肺与大肠相表里。肺金燥热，肺失宣降，亦致大便停滞，阻滞气机，气血瘀阻，久则发为痔。诊其脉六部皆弦，乃湿热内盛，气分血分皆热，为大实之症，其舌根黄厚腻亦是湿热内盛之象。治宜清热利湿、凉血解毒、清肺润燥为主。方用知母清肺润燥，黄柏清大肠火热，薏苡仁、茵陈、怀牛膝清热除湿，引热下行，银花、槐花、丹皮、玄参清热凉血润燥，柏子仁润肠通便，白鲜皮、草薢皆入阳明而清热利湿，主"痔瘘恶疮"。总以清泄燥金为法。湿热祛除，大便通利，气血通畅，痔疮瘀血可除。

## 案2 湿热内盛，热伤血络

陈国怀　四月十三日；粪后血是内痔，脉小，舌无腻苔。丸方：

川连八钱　炙草一两　女贞子三两　槐米二两　地榆一两五钱　侧柏叶一两五钱　茅术一两五钱　川柏一两五钱　白头翁二两　猪大肠打丸

### 【赏析】

先便后血，此为远血也，而此粪后血乃是内痔所致，粪中有血应当是湿热下注，热伤血络所致。故还当以清热利湿，凉血止血为主。方用苍术、黄柏、白头翁清热解毒燥湿，槐米、地榆、侧柏叶凉血止血。脉小为虚，因其便血，恐日久伤及阴血致使阴虚，遂用女贞子平补肝肾、安五脏，炙甘草益气和中。猪大肠润燥补虚，止渴止血，且为血肉有情之品。因患者为内痔，病程日久，非朝夕而成，所以全方做丸剂以便久服，方能治愈，并防止复发。

对于方药的选用，张氏认为，病在皮里膜外最多，汤药荡涤，急则徒伤肠胃，不达病所；缓则病重药轻，亦复无济。是方丸以缓治，直达下焦，留连以宣通之，所以投之辄应。作为大丸，欲其久藏而香气不泄，打作小块吞咽，欲其缓缓消化，方能达到肠间，犹有力量以及患所。

# 四十八、臁　疮

## 案　血虚血燥

胡左　高年宿恙，臁疮无水而痒，是血虚也，不宜理湿。

大生地三钱　生龟板四钱　生鳖甲三钱　川柏（炒）一钱　炒苍术八分　丹皮（炒）二钱　焦栀子一钱五分　白藓皮三钱　全当归一钱五分　银花一钱五分　焦米仁三钱

【赏析】

臁疮为发于小腿下部的慢性溃疡，又称为裤口毒、裙边疮，俗称"老烂腿"。多因久行久立，过度劳累，耗伤气血，气血运行不畅，湿热之邪趁虚而入，发为疮疡，肌肤溃烂，日久不愈而成。

患者胡左年事已高，气血本有不足，今臁疮无水而痒，可见体内无湿邪为患，当是血虚血燥而致，所以治时不再以清热利湿为主。当以滋阴凉血润燥止痒为主，方用生地滋阴生津凉血，生龟板、生鳖甲滋养阴血、潜阳熄风，防止阴虚阳亢，当归养血活血，黄柏、苍术、白鲜皮、栀子清热解毒止痒，栀子泻心肺三焦之火，可治"紫癜白癞，疱皶疮疡"（《本草备要》），牡丹皮泻血中相火，除烦热，疗痈疮。丹皮、银花凉血活血。银花、白鲜皮皆是疮癣要药。全方滋阴养血兼清热解毒，使阴血得补，热毒得除。臁疮虽多湿热，但临证亦有不同，要辨证而治。

# 四十九、牙 疳

## 案　胃火上熏，邪毒内盛

胡幼　稚龄胃热上熏，身热牙龈腐烂，病延匝月，其势已张，大便坚，脉数。症是牙疳，甚非轻恙，急清胃火，导热下行，苟得腐化渐定，方为化吉。

鲜生地五钱　鲜铁皮石斛五钱（二物打破同煎）　象贝三钱　紫草二钱　胡黄连一钱　川黄连五分　连翘壳二钱　怀牛膝二钱　生石膏八钱　丹皮一钱五分　银花四钱　鲜芦根一两去节　肥知母四钱

二诊：两进清胃，血溢虽减，腐化未定，症颇可危，不敢遂称可治。再拟清解，须得不再烂开，方冀吉人天相。

生打石膏五钱　南花粉三钱　怀牛膝二钱　肥知母三钱　骨碎补一钱　紫草四钱　银花四钱　贯众一钱五分　鲜石斛三钱　鲜芦根一两去节

三诊：咬牙疳，自脱腐骨一片，鲜肉已生，并无血泄，是为佳景。大便虽溏，小溲仍赤秽气，肺胃热邪犹未尽净，仍须清解。

鲜铁皮石斛三钱　生肥知母二钱　象贝母三钱　怀牛膝二钱　条子芩五钱　生桑白皮三钱　生紫草二钱　白茯苓三钱　鲜芦根（去节）一两　杜花粉二钱

四诊：牙疳腐骨自落，大处新肌已生，惟面前正齿旁边腐烂未定，鼻旁尚肿。此阳明痰热未净，大便虽溏，当是实火上蒸，仍宜清泄为上。

瓜蒌皮二钱　肥知母二钱　象贝母三钱　生石膏六钱　怀牛膝二钱　北丹皮一钱五分　鲜竹茹一钱五分　鲜芦根一两（去节）　鲜石斛三钱（打先煎）　生打牡蛎五钱　漂淡海藻一两五分　漂淡陈海蜇二两　煎汤代水煎药。

五诊：牙疳日久，虽不深化，亦未收束，胃火未清，大便时结时溏，仍宜清泄。

鲜生地三钱　鲜石斛三钱　象贝三钱　宋半夏一钱五分　生石膏四钱　肥知母三钱　润玄参二钱　鲜芦根（去节）尺许　香白芷四分　怀牛膝二钱

## 【赏析】

金·张从正《儒门事亲·卷五》："牙疳者，龋也。龋者，牙龈腐烂也。"足阳明胃经起于鼻翼旁，挟鼻上行，左右侧交会于鼻根部，旁行入目内眦，与足太阳经相交，向下沿鼻柱外侧，入上齿中，还出，挟口两旁，环绕嘴唇。手阳明大肠经，其分支从锁骨上窝上行，经颈部至面颊，入下齿中，回出夹口两旁，左右交叉于人中，至对侧鼻翼旁，经气于迎香穴处与足阳明胃经相接。故牙龈红肿溃烂属于阳明经、大肠经热毒上攻所致。本病的治疗以清阳明胃热、泻大肠火为主。本病亦有属风热者，宜疏风清热，泻火解毒；属寒湿凝滞者，宜祛寒燥湿；属余毒未尽者，治宜解毒，清热，祛腐。

本案胡幼，稚阴未充，稚阳未长，年幼胃火过盛，上熏于口，热盛肉腐，见牙龈腐烂。其脉数、便坚乃胃与大肠火热内盛之象，治当清胃泻火。胃为多气多血之海，胃热则血热，血热则津伤。实则泻其子，亦当清心火。初诊方用玉女煎、白虎汤、清胃散加减，石膏、知母清气分之火，鲜芦根清热生津，生地、石斛清胃滋阴，银花、连翘清热解毒，丹皮、紫草清热凉血，浙贝母清心润肺，功专散结除热，敷恶疮，敛疮口，怀牛膝引火热下行，活血消肿。二诊之时，胃火稍减，守上法，仍以清解为主，因腐化未定，遂加花粉等消肿排脓。三诊、四诊腐肉已去，新肉渐生，虽有他证丛生，但总属胃火过盛而致，故肺胃之火仍须清解，仍守法不变。五诊之时，病已基本好转，但考虑患者胃火素盛已久，且大便时结时溏，胃火仍未收束，不可掉以轻心，再投清解之剂以巩固疗效。自初诊至五诊，自牙疳初期到溃腐及腐去新生，张氏始终守法不变，辨证准确，随证加减，方得佳效。

对于火毒内郁，肉腐成脓，张氏首肯世俗注意于清润寒凉一途，主张用药宜轻灵而不泥。他说方有不齐，求其分量咸宜，似亦不易，仅记芩、连、膏、黄、银花、地丁数味，难尽疡医之能事，并引证临床认为：宜于大剂寒凉，而不虑其太过，唯毒火疔疮、红丝疔之属。足部水疔乃湿火，毒火相合，治当微分门径，犀、羚、芩、连可救危难，而必以淡渗辅之。至于溃疡，则视症之险夷，苟非阳发水疔，绝少大凉之法。虽说溃后有火宜清，但最宜顾其元气，而尤以调和胃气为主。若寒损胃，且耗真元，若不知分量，唯以清凉解毒，不但无功，反致贻害。

# 五十、下　疳

## 案　湿热下注

胡左　湿火下注，小溲闭塞，下疳肿而且腐，为日已久。其势甚盛，急宜清理。

土茯苓一两　鲜生地三钱　丹皮一钱五分　茵陈三钱　大腹皮三钱　生紫草三钱　车前子二钱　胡连八分　黄连一钱五分　紫花地丁三钱　粉草薢三钱　银花三钱

【赏析】

《医宗金鉴·卷四十三》："下疳者，下以言阴，疳以言疮，乃男女前阴蚀疮之通名。"至若下疳为病，古人又称之为"蛀梗疳"、"袖口疳"、"鸡嗉疳"等。

本案胡左，湿热下注，发为下疳，小便闭塞且疳肿而腐，来势较盛，急则治其标，当以清热消肿、通利小便为主。使其小便得利为要。方中重用治"下疳要药"土茯苓，以及草薢、茵陈、车前子利尿清热消疮，大腹皮利尿消肿。生地、丹皮、紫草清热凉血，胡连、黄连、紫花地丁、银花清热解毒、散肿消痈，皆为疮疡常用之药。全方共奏清热解毒、利尿消肿之功，标本兼治。

# 五十一、横 痃

## 案 湿热下注，内已酿脓

吴左 湿热下注，股阴结核，形巨痛炽，势已酿脓，脉数细小，正气已亏，舌浊腻异常。先宜清化。

炒茅术二钱 当归尾二钱 川柏皮二钱 桃仁泥四钱 九菖蒲六分 炒枳壳五分 独活一钱 川黄连五分 红花一钱五分 土茯苓四钱 粉草薢三钱 西茵陈二钱

二诊：湿热阻下，股阴形块作痛，势且酿脓，脉涩小，舌根腻，仍宜清化。

炒茅术一钱五分 土茯苓四钱 当归肉一钱五分 玄胡索二钱 大腹皮三钱 桃仁泥二钱 独活一钱 怀牛膝一钱五分 原红花一钱 川断肉三钱 生苡米三钱

【赏析】

明·陈实功《外科正宗·卷三》云："该病由不洁交媾，染毒所致。证见初起肿物如杏核，逐渐长大，坚硬不通，微热不红，如疮口溃破，则难以收敛。"

本案吴左所患横痃乃湿热下注所致，初诊势以酿脓，其舌浊腻异常、脉细小，可见体内湿盛，且有正气亏虚之象。治以清热利湿，活血化瘀、散结消肿。方用苍术、黄柏、黄连清热燥湿，泻火解毒，土茯苓、茵陈以清热利湿消疮，菖蒲、草薢祛湿疗疮，重用桃仁、当归尾、红花以活血消肿，独活疗水湿伏风，散肾经伏风，善行血分，能散脚气，化奔豚，疗疝瘕，消痈肿（《本草汇言》）。枳壳行气以化湿。二诊时湿热阻下，气滞血瘀，不通则痛，则见痛势较盛。便于前方清热化湿之药稍做加减，以活血行气止痛。但仍以湿热为重，故亦守前法。

# 五十二、聤　耳

## 案1　肝肾阴虚，阳亢无制

朱左　聤耳加以头鸣，总是阴虚于下，阳浮于上，症关肝肾根本，非滋填不可，且非可求效于旦夕者。脉象弦大而涩，舌苔不腻，宜清肝滋肾，标本两顾，似可多用无弊。

砂仁四分同炒大元地二钱　生玄胡一钱五分　龙胆草八分　潼蒺藜一钱五分　甘杞子二钱　象贝二钱　生杭芍三钱　杭菊花一钱五分　女贞子二钱　红旱莲二钱　枣仁泥二钱　木通一钱　生打牡蛎二钱　生龙齿二钱　石决明四钱　生代赭石三钱（以上四味先煎）　白藓皮一钱五分

另羚羊角尖（水磨冲服）四分

【赏析】

《诸病源候论·卷二九》曰："劳伤血气，热乘虚也，入于其经，邪随血气至耳，热气聚，则生脓汁，故谓之聤耳。"又"肾在窍为耳"、"南方赤色，人通于心，开窍于耳"、手足少阳之脉"从耳后，入耳中，出走耳前"，均与耳病关系密切。脑为髓之海，《素问·五脏生成》曰："诸髓者，皆属于脑"，肾藏精、主骨、生髓充脑，髓海不足，难以充养，或髓海被扰，难以安宁，均可致脑鸣。

此案聤耳、头鸣同见，内伤杂病中，多与肝肾相关，舌苔不腻，则非湿非痰；其脉弦大而涩，则是肝肾之阴亏乏于下，髓海不充则头鸣；阳亢无制，上扰清空，灼伤络脉，化腐成脓为聤耳，故张氏以清肝平肝、滋补肝肾，标本兼顾为法。

方中大元地凉血补血，补真阴不足，潼蒺藜、甘杞子、女贞子、红旱莲等滋养肝肾，生牡蛎、石决明、生代赭石等平肝，羚羊角、龙胆草、杭菊等清肝兼解毒，生杭芍敛肝柔肝，象贝功专解毒，兼散痰滞，白藓皮通关节，利九窍及血脉，木通可通利九窍血脉关节，砂仁炒大生地用法，此药大寒，宜斟酌用之，恐损人胃气，故用辛温之砂仁同炒，制其寒性，防碍胃气。

## 案 2  肝火挟痰，灼伤络脉

徐左  肝胆火炎，挟痰上壅，右耳胀肿，其势甚炽，是聤耳之重者也，当以疗法论治。颊车不利则络为之闭也。拟清肝化痰，抑降宣络。

真羚角尖水磨浓汁三分冲服  生石决明八钱  生打牡蛎三钱  生磁石三钱  象贝母三钱  陈胆星一钱五分  鲜竹茹一钱五分  胡丹皮一钱五分  焦栀子三钱  怀牛膝二钱  玄明粉一钱五分（冲）  鲜荷叶边半圈入煎  橘红八分

【赏析】

《灵枢·经脉》曰："胆足少阳之脉，起于目锐眦，上抵头角，下耳后……其支者，从耳后入耳中，出走耳前"、"三焦手少阳之脉……上项，系耳后，直上，出耳上角，以屈下颊至𩠀；其支者，从耳后入耳中，出走耳前"。少阳与耳的经脉联系密切，又肝胆互为表里，生理功能相关，病理相互影响。

此案右耳胀肿，其势甚炽，颊车不利，以邪实为主，张氏诊为聤耳重症，属肝胆之火，挟痰循经上炎，络脉闭阻。拟清肝平肝，化痰解毒宣络之法。方中羚角、生石决明、生牡蛎、生磁石等，清肝平肝；象贝母、胆南星、鲜竹茹、橘红等，化痰；丹皮、鲜荷叶等宁络宣络；怀牛膝味苦善降泄，引血下行，以降上炎之火；芒硝，味辛甘性冷，则治热病明矣。《本草蒙筌》曰：风化消轻而不降，乃膏粱家易化顽痰捷方。

# 五十三、乳 癣

## 案 肝经郁滞，湿热中阻

陈右 乳癣兼有湿热，皮肤痒搔，牵引腋下，脉滑，舌不腻，胃纳不爽，先以和血化湿。

全当归二钱 白鲜皮三钱 藿梗一钱五分 茵陈二钱 玄参二钱 丹皮一钱 半夏一钱五分 橘叶一钱五分 沉香曲一钱五分 木香五分 丹参二钱 山栀二钱

【赏析】

清·高秉钧《疡科心得集·辨乳癣乳痰乳岩论》曰："有乳中结核，形如丸卵，不疼痛，不发寒热，皮色不变，其核随喜怒为消长，此名乳癣。"乳房与众多经脉联系密切。如足阳明胃经贯乳中；足太阴脾经，络胃上膈，布于胸中；足厥阴肝经上膈，布胸胁绕乳头而行；足少阴肾经，上贯肝膈而与乳联；冲任两脉起于胞中，任脉循腹里，上关元至胸中；冲脉夹脐上行，至胸中而散。可见乳房之生理病理与足三阴经、足阳明胃经及冲任二脉均有关系，尤与肝、胃二经关系更为密切。

本案乳癣牵引腋下，皮肤瘙痒，脉滑，胃纳不爽，是病在肝胃，经气郁滞，湿热中阻，泛溢肌肤，张氏拟疏肝和血，行气除湿之法。

方中全当归、丹参、玄参、丹皮养血和血，白鲜皮清热燥湿，祛风止痒；藿梗、茵陈、山栀清热化湿，半夏理气健脾，燥湿化痰；橘叶疏肝行气，散结消肿；木香气香醒脾，味辛能行，味苦能泄，既可行气健脾，又能疏肝利胆；沉香曲，疏表化滞，舒肝和胃。

# 五十四、月经不调

## 案 1  肝寒犯胃,气滞血瘀

永昌某氏  正月初九:信阻三月,后则行期无定,瘀晦杂至,腹中结块,上逆为吐,脉细,舌光红。

川楝子三钱  瓜蒌皮二钱  椒红十粒  川连五分  吴萸十粒  代赭石三钱  竹茹二钱  石决明五钱  五灵脂二钱  延胡一钱  半夏一钱  郁金一钱  乌药一钱五分  鳖甲煎丸八分

【赏析】

月经后期,多为血虚乏源,或气滞、寒凝、血瘀、痰阻等邪气阻滞,致经水后期而至。此案信阻三月,行期无定,又瘀晦杂至,腹中结块,结合脉细,舌光红,显系肝寒气滞,有血瘀之象,又见上逆为吐,是肝寒犯胃之征。

张氏拟暖肝疏肝,行气活血,软坚散结之法,方中椒红、吴茱萸、乌药暖肝温胃,川楝子、延胡索、郁金疏肝行气,代赭石、石决明平肝降逆,瓜蒌皮、半夏行气降逆散结,五灵脂行气活血止痛,再配鳖甲煎丸,活血化瘀,软坚散结。

月经不调之属实证者,往往病因并不单一,气滞、寒凝、血瘀、痰阻等多相互影响,互为因果,多种病邪兼夹为患,只着眼于局部,难免偏颇,故拟法选方用药时,要兼而治之,方可面面俱到。

## 案 2  阴虚肝郁

某右  阴血不充,肝胃浮阳易动,月事前后不定,临期厥阴络脉似有形块,腰痛耳鸣,齿龈肿胀,见症虽多,血虚则一以贯之。药当汛水之后,清养柔肝和胃为先。

北沙参三钱  炒萸肉三钱  金铃子三钱  广木香八分  青橘叶一片  甘杞子二钱

砂仁壳<sub>四分</sub>　生厚牡蛎<sub>六钱</sub>　天仙藤<sub>六钱</sub>　鸡血藤<sub>一钱五分</sub>　原支金斛<sub>二钱</sub>　晚蚕砂<sub>三</sub><sub>钱</sub>　炒白芍<sub>一钱五分</sub>

**【赏析】**

月经先后不定期，唐·孙思邈《备急千金要方·月经不调》记载为"妇人月经一月再来或隔月不来"。此案月事至期不定，又经前厥阴络脉似有形块，张氏以为，其主要病机是阴血不足，不能涵养肝气，则疏泄失常，行经无定期。经前厥阴络脉似有形块，是肝经气滞之象；《灵枢·经脉》曰："肝足厥阴之脉……其支者，从目系下颊里，环唇内……是动则病，腰痛不可以俯仰"，厥阴与少阳为表里，少阳之脉，"从耳后，入耳中，出走耳前"，则腰痛耳鸣与肝血不足，相火妄动关系密切；张氏认为阴血不足，肝胃浮阳易动，又手足阳明之脉均入齿中，则齿龈肿胀与胃火上炎有关。

张氏拟清肝养肝，柔肝和胃之法，方中炒萸肉、甘杞子、炒白芍可养肝柔肝，北沙参、原支金石斛清养肝胃，金铃子、青橘叶疏肝行气止痛，晚蚕砂和胃化湿、祛风除湿、降浊，天仙藤、鸡血藤活血通络，生牡蛎软坚散结，广木香、砂仁壳行气和胃。

## 案3　肾阴亏虚，肝胃不和

周右　向已居经及期，今又四月不行，时见泛恶而脉则两尺甚弱。仍是真阴不足于下，肝胆气浮于上，舌色尚和，姑再潜阳纳气。

大白芍<sub>一钱五分</sub>　宋半夏<sub>二钱</sub>　炒竹茹<sub>一钱五分</sub>　旋覆花<sub>三钱</sub>　四花青皮<sub>一钱五分</sub>制香附<sub>二钱</sub>　炒杜仲<sub>三钱</sub>　乌梅肉炭<sub>二枚</sub>　金毛狗脊（去毛）<sub>二钱</sub>　潼蒺藜<sub>三钱</sub>　玫瑰花<sub>二钱</sub>

二诊：居经四月余，腰脊有胀坠之势，漾漾泛恶，中心懊恼，脉两尺极细，无非阴虚阳浮，未可攻破。舌色㿠白，屡授涵阳和阴，尚属相安，姑仍踵步。

大白芍<sub>一钱五分</sub>　炒萸肉<sub>一钱五分</sub>　制半夏<sub>一钱五分</sub>　广郁金<sub>一钱五分</sub>　姜竹茹<sub>一钱五</sub><sub>分</sub>　炒杜仲<sub>二钱</sub>　淡吴萸<sub>十四粒同炒川古勇二分</sub>　炮姜炭<sub>四分</sub>　金毛狗脊<sub>二钱</sub>　甘杞子

二钱　　生延胡一钱五分　　茺蔚子三钱

**【赏析】**

居经者，月事三月一至，属于正常。今四月不行，系月经后期，两尺脉甚弱、两尺极细，张氏诊为肾阴不足；其泛恶、漾漾泛恶、心中懊恼，是阳浮于上，拟补肾潜阳和阴之法。

初诊方中杜仲、金毛狗脊、潼蒺藜补益下元，半夏、炒竹茹、旋覆花、四花青皮、制香附、玫瑰花、大白芍、乌梅有疏肝和胃，降气潜阳之功。二诊方中炒萸肉、炒杜仲、金毛狗脊、甘杞子培补下元，茺蔚子、白芍清肝养肝柔肝，制半夏、广郁金、姜竹茹、生延胡、淡吴茱萸同炒黄连、炮姜炭行气降气，温中和胃。临证要注重治随证变，此案两诊中，其症有轻重之别，初诊舌色尚和，二诊舌色㿠白，故其法有所调整，方中加用炮姜炭、淡吴萸以温中和胃。

## 案4　肝寒犯胃

某右　汛期已届，姅尚未行，腹胀满闷，饱嗳恶心，脉涩且小，舌滑无苔，是宜泄降和肝。

炮姜炭六分　　广郁金一钱五分　　制半夏一钱五分　　姜炒竹茹一钱五分　　桃仁泥二钱
生延胡二钱　　生楂肉二钱　　泽兰三钱　　益母草三钱　　厚朴花一钱五分　　天台乌药一钱五分
大腹皮二钱　　小青皮一钱五分　　淡吴萸二分

**【赏析】**

此案月经后期，伴腹胀满闷，饱嗳恶心，脉涩且小，舌滑无苔，是以肝寒为主，有犯胃之征象。张氏拟暖肝和胃，行气除满，活血调经之法。

方中炮姜炭、天台乌药、淡吴萸有暖肝温中之功，用制半夏、姜炒竹茹降气和胃，用郁金、生楂肉、生延胡、厚朴花、大腹皮、小青皮疏肝行气除满，用泽兰、益母草、桃仁泥活血调经。本案虽以月经后期为主，中焦脘腹症状亦较明显，体现了脏腑相关在疾病发生发展中的重要影响，肝主疏泄，调畅气机，既调节经水的按时盈溢，也对中土枢纽的正常升降有重要影响。

### 案5　营血虚滞，虚热内扰

王右　阴虚潮热，延经半年，骨节烦疼，汛阻已久，脉弦且数，舌根黄腻。姑先和营活血。

生延胡二钱　制半夏一钱五分　当归尾一钱五分　制香附二钱　西赤芍一钱五分　地骨皮二钱　川断肉二钱　炒杜仲二钱　广藿梗一钱五分　茺蔚子三钱　炒川柏一钱五分　大丹参二钱　广郁金一钱五分　生鳖甲五钱　生牡蛎六钱（两物先煎）

二诊：阴虚潮热，汛事久稽，天柱萎软，骨酸疲愈，脉细，而沉则弦搏，舌亦不腻，昨授和营退热，稍知一二，法宜踵步，不易近功。

苏木屑一钱五分　当归尾一钱五分　生延胡二钱　地骨皮二钱　大元地二钱　砂仁末四分同打　山萸肉二钱　川断三钱　桂枝四分同炒大白芍三钱　生鳖甲四钱　台乌药一钱五分　广郁金一钱五分　四花青皮一钱五分　生鸡内金一钱五分　生牡蛎六钱

三诊：阴虚潮热，经事久居，两拟和荣，其势稍减，脉弦，舌润色正，带脉不固，再以固摄养阴。

砂仁末四分同打大元地三钱　广藿梗一钱五分　生鸡内金一钱五分　地骨皮二钱　甘杞子一钱五分　生延胡三钱　制女贞三钱　旱莲草二钱　大白芍二钱　生山萸肉二钱　生紫草三钱　生鳖甲四钱　生牡蛎四钱（二物先煎）

四诊：阴液久虚，信事久阻，带脉不摄，脉小涩。前授和营摄纳，未始不应，舌尚不腻，且能引饮，近因灸法，夜热弥加，所谓火气虽微，内攻有力。阴虚得此，其效见矣！姑再滋潜，请质明哲。

大白芍二钱　山萸肉三钱　生延胡二钱　苏方木二钱　生鸡内金二钱　青蒿子一钱五分　银柴胡一钱五分　地骨皮二钱　茺蔚子三钱　熟女贞四钱　旱莲草三钱　台乌药一钱五分　另生苍龙齿二钱　生打牡蛎八钱　生鳖甲五钱（三物先煎）

【赏析】

一诊：《金匮要略·妇人杂病脉证并治》有云："妇人之病，因虚、积冷、结气，为诸经水断绝。"妇人气血充盈、血脉畅通、气机升降如常则月事以时下。本案患者本因营血亏虚，冲任不充，血海空虚，无血可下，故经断半年不至。阴虚生内热，发为潮热，精亏血少，骨失所养，见骨节烦疼。治宜和营活血，清热调经。

当归甘温质润,长于补血,更能活血,赤芍清血分热,凉血活血,延胡索行气活血,三药合用共奏养血活血之功,更有丹参、茺蔚子活血调经。杜仲、续断补肾充髓,强筋健骨。黄柏、鳖甲、地骨皮三药同用,清虚热退骨蒸,生牡蛎更助清热潜肝阳之功。香附、郁金行气解郁调经,藿香醒脾和胃,以助气机升降。全方共奏和营活血,清热调经之效。

二诊:服上方后月经未行,仍阴虚潮热,脉弦,骨节烦疼稍好转,舌不腻,可知上方合营清热活血之法有效,继予此法,重用滋阴理气,但不可操之过急。桂枝辛甘温、芍药酸苦凉,二者合用调和营卫,桂枝量大,又可温经调经。苏木性善活血通经,当归活血补血,延胡索行气活血,三药共奏养血活血、行气通经之效。生地滋阴清热,养阴生津,山茱萸、续断补肾充髓健骨,鳖甲、地骨皮、生牡蛎,清热潜阳退骨蒸。乌药、郁金疏肝行气,青皮、砂仁健脾理气,鸡内金健运脾胃,共奏调畅气机之效。

三诊:连用合营之法,患者阴虚之势稍减,月经仍未行,考虑为带脉不固,予固摄养阴之法。女贞子、墨旱莲补肾滋阴,山茱萸、枸杞子补肾养阴充髓,白芍养阴合营。鸡内金、砂仁健脾,藿香芳香醒脾,共奏健脾理气之效。鳖甲,牡蛎清虚热退骨蒸,紫草清热凉血。全方补肾健脾,固带养阴。

四诊:患者停经已久,阴虚较甚,所谓"有形之血不能速生",养阴调经非一朝一夕可以显效,前用合营摄纳之法,患者潮热骨蒸已有好转,且舌苔不腻、能引饮。再予滋阴清热之法调理。女贞子、墨旱莲、茺蔚子、山茱萸补肾生髓滋阴,白芍养阴合营。银柴胡直入阴分,退热而不苦泄,地骨皮凉血退蒸,青蒿善透伏热,鳖甲滋阴潜阳,共奏退热除蒸之效。生龙齿、牡蛎更助清热潜肝阳之功。苏木、延胡索行气通经活血。鸡内金健脾理气,以助运化,使阴液得生。乌药既可温肾行气,又可制约大队滋补药物的甘寒之性。

## 案6 肝火犯肺,痰热内蕴

孙右 痰热未楚,咳嗽减而未净,汛事逾期,腹筋稍膜胀,此气火上行,致令经尚未行。舌根黄腻，脉则左弦，是宜柔肝泄降，化滞通经。

生延胡二钱　四花青皮一钱五分　制半夏（打）二钱　当归尾一钱五分　生打光桃仁三钱　泽兰叶二钱　山楂肉二钱　生紫菀三钱　杜兜铃一钱五分　炒荆芥一钱五分　茺蔚子三钱　瓜蒌皮二钱

二诊：经事未净，腹胀已蠲，胃纳已醒，鼻流浊涕，脉左弦搏，舌心薄黄，是肺肝郁热。再以毓阴培本，清肺治标。

炒萸肉一钱五分　甘杞子二钱　厚杜仲二钱　象贝母三钱　杜兜铃一钱　生桑白皮二钱　霜桑叶二钱　鲜竹茹一钱五分　炒荆芥一钱五分　泽兰叶二钱　生紫菀四钱　天台乌药一钱五分

**【赏析】**

此案病症纷繁，上有咳嗽减而未净，中有腹筒膜胀，下有汛事逾期不至，当辨其主次、缓急、标本，才可有条不紊。张氏先以柔肝泄降，化滞通经，兼止咳化痰为法，服后月事至，腹胀除；再以毓阴培本，清肺治标。

初诊方中延胡、青皮疏肝行气，当归尾、桃仁、泽兰叶、茺蔚子养血活血调经，山楂行气消胀，制半夏、生紫菀、杜兜铃、炒荆芥、瓜蒌皮降气宽胸，化痰止咳。复诊方中炒萸肉、甘杞子滋养肝肾，象贝母、杜兜铃、生桑白皮、霜桑叶、生紫菀、鲜竹茹、炒荆芥等降气化痰止咳，厚杜仲补肝肾、强筋骨，乌药行气调经，泽兰叶活血调经。

## 案7　肝胃不和，痰饮内停

包右　二三月间汛事阻隔，本月已如常而至，虽有泛恶，纳食无味，脉亦滑利，挟痰也恒如是。舌有腻苔。姑先和调肝胃，未可轻以妊论。

淡吴萸廿粒　川黄连二分　宋半夏一钱五分　乌药一钱五分　益智仁一钱　川椒红十粒　广木香六分　陈橘红一钱　炒鲜竹茹一钱五分　紫苏叶二分　带壳砂仁（打）二粒　象贝母一钱五分

**【赏析】**

此案是经停二三月后，又如常而至，伴泛恶、脉滑利、苔腻，张氏教人辨别此种月经后期与妊娠，因痰饮为祸，也可出现泛恶、纳食无味，脉滑利等症，类似于妊娠。

此案月经不调，伴泛恶，纳食无味，脉滑利，苔腻，是痰饮为患，又痰饮随气而走，无所不至，若扰于冲任、胞宫、肝脉、三焦等，均可影响月事之盈溢，故肝胃为标，痰饮为本。方中半夏、陈橘红、炒鲜竹茹、象贝母等，均可燥湿行气化痰，广木香、苏叶理气宽中，淡吴萸、乌药、川椒红温以散寒。

故为医者，既要胆大，也要心细。所谓胆大，在辨证准确时，当用是法、是方、是药、是量，则放胆用之，以药物气味之偏，救疾病阴阳之偏，而不因某方效宏、某药有毒、某量过大等，而畏首畏尾。所谓心细，即对于相似证候，要抓住其细微差别，准确辨证，若无十足把握，断不可贸然攻补，犯虚虚实实之戒，贻误病情，害人性命。

## 案8 中阳不足，痰饮内停

诸葛少卿夫人 三月二十四日：阴分素弱，经事淋漓，几无止歇之时，已阅半年。此次饮冷而病，胸懑不食，呕吐清水，畏寒暮热，昨议小建中合姜茹等味，二服畏寒已除，夜热较淡，大府溏泄，胸痞较爽，而胃脘仍未舒泰，脉细弱，舌白腻薄薄满布，不渴不饮，呕吐清水，谷仍不思。乃肝木侮土，痰浊未化，不能遽顾本虚，姑仍和肝化饮。尚有咳嗽，参以泄肺家之感。

炮姜四分　焦蒌壳一钱五分　木香六分　丝瓜络一钱五分　紫菀一钱五分　川连四分
炒薤白一钱五分　橘红一钱　浑杏仁三钱　白前三钱　法半夏一钱五分　带皮茯苓三钱
茅术八分　石菖蒲八分　白薇三钱

【赏析】

此案经水淋漓不尽，阴血素亏，又因饮冷而致胸懑不食，呕吐清水，畏寒而暮热，此阴素虚，又冷饮损伤中阳，小建中汤出自《伤寒论》，有温中补虚，和里缓急之效，是阴阳同补之剂。服后畏寒除，夜热减轻，而大便溏，胃脘不舒，不渴不饮，呕吐清水，食欲不佳，苔白腻而薄，张氏诊为肝木侮土，兼痰浊未化，若一味补虚，恐弄巧成拙，故仍以抑木扶土，化痰止咳为法。

方中炮姜温中、温经，茯苓健脾渗湿，橘红、法夏、苍术、石菖蒲燥湿行气消痰，紫菀、杏仁、白前化痰止咳，焦蒌壳、薤白理气宽胸。

## 案9 气血两虚

童右 十八岁。四月二十二日：汛事逾期，淋沥色鲜，目眩耳鸣，逢期腹痛，纳减且膜，腰酸脊楚，奇经受伤，且五心烦热，脉细数，舌无苔，四肢早夜清冷。

党参 枣仁 远志 杜仲 茯神 青陈皮 黄芪 白术 龙骨 牡蛎 当归 白芍 狗脊 木香 砂仁 桂枝 银柴胡

二十三日：服药腹筲不舒，向来信届宿有胀痛，脉右沉弦，暂参利导。上方去远志、杜仲、茯神、龙骨、牡蛎、狗脊、黄芪、桂枝、银柴胡，加杞子、五灵脂、当归尾、鸡血藤。

【赏析】

《儒门事亲·卷一·证妇人带下赤白错分寒热解六》曰："冲任督三脉，同起而异行，一源而三歧，皆络带脉。"月事按时盈溢与任、督、冲、带密切相关，故张氏认为，腹痛、腹胀、腰酸脊楚，是奇经受伤，因督脉行于背部正中，沿脊而上，任脉行于腹部正中，带脉环腰腹一周，《难经·二十九难》："带之为病，腹满，腰溶溶若坐水中。"

此案月经淋漓不尽，其色鲜红，伴目眩耳鸣，且五心烦热，脉细数，舌无苔，四肢早夜清冷，是阴血损失过多，又血为气之母，必然伴有阳气的耗伤，张氏以补益气血调经，兼潜镇为法。后服药腹筲不舒，虑及既往经期腹胀痛，遂加活血调经之法。方中党参、白术、茯神，黄芪补气健脾，当归、白芍、枣仁补肝养血，龙骨、牡蛎潜镇，杜仲、狗脊补益肝肾，青陈皮、木香、砂仁行气止痛，银柴胡清虚热。

# 五十五、崩　漏

## 案1　肝肾阴虚，阳亢于上

王右　崩后血虚，投摄纳补中，带脉渐固，纳谷渐醒。惟脉尚见弦，头空欲弦，仍是阴不涵阳之征。舌滑无苔，色稍降，仍须一路滋填，果能静养，可许康复。

炒贡潞二钱　炒净萸肉二钱　桑螵蛸（炙）一钱五分　炒杜仲二钱　甘杞子二钱　生白芍三钱　生芪皮三钱　佛手花一钱　绿萼梅七分　生牡蛎三钱　生鳖甲三钱　乌药一钱五分　大元地二钱砂仁末五分（同打）

【赏析】

血崩不止，耗血伤气，投补中益气、生血统血以治本，摄纳以治标，则脾胃运化恢复，气血化生，带脉渐固。而其脉仍弦，舌绛无苔，张氏以为阴不涵阳，改滋填潜镇之法。方中山萸肉、甘枸杞子、大生地、炒杜仲、炙桑螵蛸补益肝肾，生牡蛎、生鳖甲滋阴潜阳，党参、生芪皮、生白芍补气养血，佛手花、绿萼梅疏肝理气，砂仁炒大生地是本有食欲差，防滋腻碍脾胃。

此案包含标本、缓急治法。根据其脉症，是因崩后气血耗伤为急，阴不涵阳，脉弦头眩为缓，先急后缓；其崩后气虚血亏为本，血不循经，盈溢无度为标，标本同治。

## 案2　脾不统血，肾阴亏损

郑右　冲任不摄，经漏绵延，所失不少，真阴伤矣。腰酸背痛，脉细软，体痿年弱，治宜固摄。

炒潞党一钱五分　制於术一钱五分　生打牡蛎五钱　炙桑螵蛸一钱五分　血余炭一钱五分　生延胡一钱五分　炒厚杜仲二钱　鲜艾叶四分　广木香六分　带壳春砂仁四粒

二诊：经漏日久，昨议补中固摄，仍是鲜瘀杂下。脉细弦涩，舌滑无苔，阴虚本质，虚阳不摄，且有干咳，宜摄纳固护奇经。

西洋参一钱五分（另熬调冲）　甘杞子二钱　苍龙齿二钱　生牡蛎八钱　炙乌贼骨二钱　炙桑螵蛸二钱　炒山萸肉二钱　生杜仲二钱　大生地四钱　石榴皮炭二钱　侧柏炭二钱　小蓟炭三钱　丹皮炭二钱五分　带壳春砂仁四分（杵）

【赏析】

此案因经水淋漓不止，日久伤及真阴，致腰背酸痛，脉细软，故以补气固摄为法。服药后，鲜瘀杂下，脉细弦涩，舌滑无苔，虑其病机为阴虚阳浮，故治以滋阴潜阳摄纳为主。初诊方中党参、白术、广木香、砂仁补中运脾醒脾，艾叶温经止血，生牡蛎补阴固摄，桑螵蛸补肾固精，血余炭收敛固摄，炒杜仲补肝肾、强筋骨，生延胡疏肝行气调经。复诊方中甘枸杞子、炒山萸肉、大生地滋补肝肾，西洋参补气养阴，炙桑螵蛸补肾固精，生杜仲补肝肾强筋骨，石榴皮炭、侧柏炭、小蓟炭、丹皮炭收摄止血，砂仁行气宽中，防滋腻碍胃。

本案初投补中固摄，而收效甚微，张氏结合其脉症，考虑其阴虚阳浮，而致经漏不止，遂改滋阴潜阳摄纳之法，体现了其临证思辨的过程，也教人灵活处理收效与更方的辩证关系。

## 案3　肾阴亏虚

菊　四月十九日：汛事淋沥，延已数月，脉细，脊痛腰酸。

龙骨　鹿角霜　夜交藤　益智仁　胡桃　牡蛎　枣仁　杜仲　沙参　白芍　金脊　木香　桂枝　补骨脂　杞子　蔻壳

【赏析】

此案月经淋沥数月而不止，脉细，是已伤及真阴，其脊痛腰酸，乃奇经受损，张氏以补肾填精，固护奇经为法。方中鹿角霜、补骨脂、金脊、杜仲、益智仁、胡桃温肾助阳固精，枸杞子、白芍、沙参、枣仁滋养阴液，龙骨、牡蛎补阴收敛止血，夜交藤、桂枝通经止痛，木香、蔻壳行气宽中。

# 五十六、带　下

## 案　脾虚不运，阴虚阳浮

徐右　营阴久虚，肝气横逆，胃纳知饥而碍于运化，汛期转为带下，此奇经暗伤，不能化赤也。舌滑而光，夜寐不酣，目花耳鸣，无一非阴虚阳扰。先宜滋填潜阳，非可旦夕近效。

潞党参二钱　枣仁泥二钱　生淮山药三钱　制白术一钱五分　沙苑子二钱　金钗斛二钱　旱莲草三钱　净萸肉二钱　生鸡内金一钱五分　朱茯神一钱五分　生石决明三钱　西藏青果八分（打）　带壳春砂仁六分

【赏析】

此案是脾虚不运，奇经暗伤，则经水难以化赤，反致带下增多；舌滑无苔，目花耳鸣，夜寐不安，则是阴虚于下，阳扰于上。张氏以滋填真阴，潜镇浮阳，健运脾土为法，并强调此种病证，须缓图之，难成速效。方中党参、山药、白术、砂仁、鸡内金健运中土，萸肉、沙苑子、金钗石斛、旱莲草滋补阴液，枣仁泥养心安神，朱茯神、生石决明重镇安神。

# 五十七、恶　阻

## 案1　肝寒犯胃，肾阴不足

汪右　肝胃宿恙，兹以信阻四月，痛势颇剧，呕吐频仍，痛时四肢厥冷，肩背掣疼，脉尚流利而带弦劲，舌质不腻。顺气温燥，非可恣投，暂且摄纳肝胃。

炒山萸肉<small>一钱五分</small>　炮姜炭<small>四分</small>　台乌药<small>一钱五分</small>　川雅连<small>三分</small>淡吴萸<small>一粒</small>同炒　川椒红<small>七粒</small>（去目炒）　紫苏叶<small>三分</small>　制半夏<small>八分</small>　甘杞子<small>一钱五分</small>　金铃子<small>一钱五分</small>　川断<small>三钱</small>　木瓜<small>一钱五分</small>　川朴花<small>一钱</small>　白砂壳<small>三分</small>

二诊：麟体四月，素有肝胃宿恙，近稍加甚。但此数日来，痛已不作，惟清涎未免上泛。昨议温养，两和肝胃，益养肾阴，今天胃纳尚安。仍守昨意踵步，不妨多服数剂，真液渐充，可冀肝气驯服。

砂仁末<small>四分</small>同炒生地<small>一钱五分</small>　生萸肉<small>二钱</small>　女贞子<small>二钱</small>　煨姜炭<small>三分</small>　台乌药<small>一钱</small>　制半夏<small>七分</small>　川黄连<small>一分</small>同炒淡吴萸<small>七粒</small>　益智仁<small>八分</small>　甘杞子<small>二钱</small>　金铃子<small>一钱五分</small>　宣木瓜<small>一钱</small>　川断肉<small>一钱五分</small>　广木香<small>一钱五分</small>　广藿梗<small>一钱</small>　绿萼梅<small>八分</small>

【赏析】

清·程国彭《医学心悟·恶阻》曰："娠妊之际，经脉不行，浊气上于清道，以致中脘停痰，眩晕呕吐，胸膈满闷，名曰恶阻。"因腹中胎儿柔弱，治疗须谨慎，如张氏所言，顺气温燥之品，非可恣投。此案肝胃宿恙，初诊妊娠四月，频繁呕吐，腹痛剧烈，伴四肢厥冷，其脉流利，而带弦劲，舌苔不腻，仍责之肝气郁滞，犯及胃土。正如《伤寒论》316条四逆散证，因气郁而致阴阳气不相顺接之厥冷。拟调和肝胃，滋养肾阴之法。二诊疼痛已除，胃纳尚安，虽时有清涎上泛，病机基本同前，仍守前法略事调整。

方中炒山萸肉、甘杞子、金铃子养肝疏肝，炮姜炭、乌药、川椒红温中和胃，苏叶、制半夏、木瓜、川朴花、白砂壳化湿行气和中，左金丸清肝和胃；复诊重用滋养肝肾阴液之品，如生地、女贞子等，冀其肝气驯服。

## 案 2　肝郁乘脾，阴液不足

徐右　汛阻三月，纳谷碍化，时有泛恶，亦或作呕，神稍疲困，脉右三部尚为流利，当宜怀娠论处。舌薄黄而燥，阴液素薄，法宜养液而助运，兼以调肝。

润玄参二钱　苏半夏一钱五分　淡吴萸二分同炒川黄连二分　山萸肉一钱五分　川续断三钱　带壳春砂仁三分　生鸡内金八分

【赏析】

此案月事三月未行，纳食欠佳，时有呕恶，神疲，右脉滑利，确系怀娠之象，又舌苔薄黄而燥，虑其素体阴液亏虚，则滋养阴液，健运中土，兼调肝之法。方中润玄参、山萸肉滋养阴液，砂仁、续断安胎，半夏、鸡内金健运中土，淡吴萸与黄连等量同炒，有调肝之意。

对于怀娠、或可能怀娠者，胎儿娇嫩，难耐攻伐，拟法选方用药务必慎之又慎，时刻考虑安胎，此言安胎，并非以补益为主，亦非指单用炒白术、砂仁、炒黄芩、续断、当归等"安胎"之品，若确因邪气之实，扰胎不安者，祛邪即所以安胎，要辨证看待。

## 案 3　肝郁犯胃

胡右　经阻五月，泛恶呕吐，颇似怀娠。但腹胀且疼，有时形块震动，情势却非妊娠状。脉又无神，舌则如恒，姑与和肝顺气以觇动静。

金铃子一钱五分　炒橘核一钱五分　生延胡一钱　制半夏一钱五分　淡吴萸二分同炒川黄连三分　川郁金一钱五分　象贝母二钱　旋覆花二钱　大腹皮二钱　姜炒竹茹一钱五分　生代赭石一钱五分　苏梗一钱

【赏析】

此案经停五月未至，伴泛恶、呕吐，似妊娠，又腹胀痛，有时形块震动，其脉无神，又不似妊娠，张氏指出，疑惑之时，不可妄用攻伐，拟和肝顺气之法，和缓图之，以觇动静。方中金铃子散疏肝理气，郁金疏肝活血理气，炒橘核、象贝母理气散结，制半夏、姜竹茹、苏梗化痰降气和中，旋覆花、生代赭石降逆止呃，大腹皮下气宽中消胀，左金丸调肝和中。

　　经停之证，虚实各异。其虚者，多为肾精不足，阴血亏虚等；其实者，可为气滞、血瘀、寒凝、痰阻等，其证均似妊娠，根据其脉证，大多可以鉴别。若确无法分辨者，须小心谨慎。

# 五十八、产后病

## 案 1 气血两虚

厉右 二十余岁。六月初二，产后年余，汛水见过两次，淡黄不赤，寒热往来，畏风日久，五心烦热，夜央少寐，脉数，舌淡无苔，神萎色衰。昨议补养，诸恙皆减，胃纳知味。

党参　黄芪　白术　桑螵蛸　乌贼骨　杜仲　炮姜　木香　青陈皮　乌药当归身　白芍　砂仁　杞子　银柴胡

【赏析】

产后多有气血亏耗，调养不慎，易留后患，此类病证，治之宜早。此案产后年余，经水虽两至，但其色淡黄不赤，伴寒热往来，畏风，五心烦热，夜寐不安，精神不振，面色少华，脉数，舌淡无苔，是属因产而亏耗气血，加之胃纳不佳，则后天运化不行，补充乏源，张氏拟气血双补之法。方中党参、黄芪、白术、炮姜温中健脾，归身、白芍、枸杞子养肝补血，木香、青陈皮、砂仁健脾行气和中，杜仲补肝肾，乌药暖肝温胃，乌贼骨涩精收摄，银柴胡清虚热。

产后病多有气血亏耗的特征，不可忽视。但不可不假辨证，一味补益，要根据四诊所得辨别其病机之主次，从而拟定治法的先后或偏重，此其一；其二，脾胃为气血生化之源，议补养之法，要从健运中焦着手，则气血生化有源，是一劳永逸之法。

## 案 2 阴阳两虚

李右 产后阴阳两虚，经久不复，萎黄乏力，脘痛呕恶，畏寒，脉细微已甚，舌㿠白无华。幸胃纳尚佳，亟投温养，冀得转机。

川连一分同炒淡吴萸四分　北细辛四分　明附片一钱五分　炒潞党一钱五分　焦冬

术一钱五分　天仙藤一钱五分　台乌药一钱五分　姜半夏一钱五分　九节菖蒲七分　川椒红十粒　乌梅炭四分　木香七分　茯苓二钱

【赏析】

此案因产而病，面色萎黄、乏力，脘痛呕恶，畏寒，脉细微欲绝，是阴阳两虚，气血亏耗，张氏治以温养为法。肾为先天之本，寓元阴元阳，脾胃者，仓廪之官，脾胃运化相因，气血生化之源充足。

方中明附片、北细辛、川椒红、乌药温肾阳，党参、白术、茯苓健脾益气，吴茱萸、川黄连、木香、姜半夏、九节菖蒲和胃醒脾；天仙藤行气活血，通络止痛。

## 案3　气血两虚

陈右　重九后一日：七月十七日小产后鲜瘀杂下，淋漓不绝。八月初旬崩中数次，所失甚多，迄今未已，进且大下，脉细小，胃纳尚安。去岁七月亦曾小产。

党参一钱五分　冬术一钱五分　炮姜四分　乌贼骨二钱　归炭二钱　陈棕炭三钱　柏叶炭三钱　青皮一钱　陈皮一钱五分　黄芪一钱五分　白芍二钱　牡蛎一两　桑螵蛸二钱　木香五分　阿胶珠一钱　砂仁壳四分

【赏析】

此案时隔一年，两度小产，崩中数次，是气血亏损，根本不固，难以涵养胞胎，张氏拟温养收摄之法。

方中党参、白术、炮姜、黄芪温中益气；桑螵蛸益肾固精；白芍、阿胶珠养血止血，当归炭养血活血止血，陈棕炭、柏叶炭、牡蛎、乌贼骨收敛止血，青皮、陈皮、木香、砂仁壳理气和中。

脾为后天之本，气血生化之源，脾主中气而统血，温者，温中焦；养者，养气血，其治皆在中土，是治其本；又用大剂收敛止血之品，则是防失血过多，治其标。

## 案4　阴血亏耗，阳气将绝

俞右　曾患崩中，久虚未复，近又分娩，崩漏已危，昨又鲜红直下，脉细微无神，舌光无苔，本无薄弱，已臻极步，非大补真阴，何以挽回元气？奈何尚以芎、归升动为固脱耶！

老山别直参一钱　生西芪三钱　滴乳香一钱五分　净没药一钱五分　甘杞子三钱　带壳砂仁四分　净萸肉二钱　炒白芍二钱　生牡蛎三钱　花龙骨一钱五分　枣仁泥二钱　新会皮一钱五分

### 【赏析】

《诸病源候论·卷三十八》："崩中者，腑脏伤损，冲脉任脉血气俱虚故也。冲任之脉，为经脉之海，血气之行，外循经络，内荣腑脏，若无伤则腑脏平和而气调，适经下以时，若劳动过度，致腑脏俱伤，而冲任之气虚，不能约制其经血，故忽然暴下，谓之崩中。"此案本有崩中病史，又因分娩，鲜血直下，舌光无苔，脉细微欲绝，此系阴血亏耗，阳气将绝，急以大补元气以固脱。

方中人参、生西黄芪大补元气以固脱，生牡蛎、花龙骨补阴收敛止血，甘枸杞子、净萸肉、白芍、枣仁泥于阳中补阴，砂仁、新会皮行气和中，防本虚之体，不耐滋补，乳香、没药活血化瘀，使瘀血得祛，新血得生。

此种危急状况下，若以大补真阴为主，只怕有心无力。惟以大补元气之法，方可力挽狂澜，固摄将脱之阴阳。《素问·阴阳应象大论》曰："阴在内，阳之守也，阳在外，阴之使也。"要辨明阴阳的关系，才能把握其机巧。

# 五十九、妇人杂病

## 案1  肝肾阴虚

朱右  肝肾阴虚，临经腰痛，曾投滋填培本，功效已彰，月事亦准。脉左细右兼弦滑，舌仍白滑。治法踵步，毋事改辙。

大生地三钱  山萸肉二钱  淮山药二钱  甘杞子二钱  归尾一钱五分  川续断二钱  大白芍三钱  炒杜仲三钱  广木香五分  茯神二钱  枣仁三钱  天台乌药一钱五分  小青皮一钱五分  带壳春砂仁二粒（杵冲）

【赏析】

患者曾有月经周期不定，经滋填培本治疗后，月事按时而至，现经前腰痛，脉左细，右脉兼弦滑，舌白滑，张氏以为，其病仍以肝肾阴虚为主，仿前滋填培本之法。方中大生地、山萸肉、淮山药、茯神、甘杞子仿六味地黄汤法，滋补肝肾之阴，杜仲、续断补肝肾、强筋骨，枣仁、归尾、白芍养血和血，木香、砂仁、小青皮行气宽中，防滋腻碍胃，乌药散寒行气止痛。

此"效不更方"之旨，虽其病症有变，然其病机不变，故治疗大法不变，稍作调整，是以此案滋填肝肾之阴是正治，然要考虑大量生地、山萸肉、枸杞等有碍胃之弊，顾及中土运化，可酌情加行气宽中之品，张氏其他病案中有用砂仁炒生地者，即是此种用法。

## 案2  阴虚阳浮，痰凝经隧

某右  营阴不充，肝木偏旺，带脉不摄，只是疏泄太过之咎。临信腹痛头痛，但少安寐，心跳，脉甚弦劲，木焰肆恣，何莫非阴不涵阳。加以灼液凝痰，逗留隧络，项间结块，三五杂见，舌滑不腻，阴亏阳扰之病情如绘。经年宿恙，不易旬日藏功。差幸胃纳粗安，拟于平日进以毓阴潜阳，宣络化痰之剂，经事来临，则另拟方药治之。

大元地四钱砂仁末六分同打 净萸肉二钱 生打牡蛎三钱 生石决明三钱 炒竹茹二钱 紫背天葵二钱 甘杞子一钱五分 炙桑螵蛸一钱五分 生白芍一钱五分 新会皮一钱 润元参一钱五分 制半夏一钱 杏仁泥一钱 淡昆布一钱五分 台乌药一钱五分

又预定经事将临，腹痛头疼时暂服方，拟以疏肝顺气，潜降和血立法。

台乌药一钱五分 楂肉二钱 泽兰叶一钱 生石决明三钱五分 光桃仁一钱 生延胡一钱五分 小青皮八分 广木香七分 藏红花一钱 炒黑香附一钱五分 炒白芍二钱 鸡血藤一钱五分 全当归一钱

又预定经事将临时第二方，拟以和肝清养，参以调经主治。

炒白芍一钱五分 茺蔚子一钱 全当归一钱 制半夏八分 甘杞子二钱 泽兰叶一钱 生打牡蛎三钱 广木香八分 台乌药一钱五分 藏红花一钱 净萸肉二钱 炒杜仲二钱 焦楂肉三钱

## 【赏析】

《素问·调经论》曰："肝藏血"，主疏泄，具有易郁、易热、易虚、易亢等特点。妇人以血为本，若素性忧郁，或七情内伤，或他脏病变伤及肝木，则肝的功能失常，影响冲任而致病。此案经前腹痛头痛，寐不安，心悸，脉弦有力，是阴亏于下，而阳扰于上；项间结块，三五杂见，舌滑不腻，则是虚火灼液为痰，留于项间经隧。又平日与经期之病机主次有别，故张氏拟平日以毓阴潜阳，宣络化痰为主；经期则以调肝和血调经为法。

方中大生地、甘杞子、润玄参、白芍益阴和血，滋水涵木；生牡蛎、石决明镇肝潜阳，炙桑螵蛸、乌药益肾固精，杏仁降气化痰；竹茹、法半夏、陈皮、紫背天葵、昆布燥湿化痰，软坚散结。经事来临，以疏肝顺气，潜降和血立法，山楂肉、香附、木香、青皮、延胡索、乌药疏肝理气止痛；泽兰叶、桃仁、藏红花、当归活血调经；石决明、炒白芍平抑肝阳、柔肝止痛。经事再临，而以和肝清养、辅以调经为法，白芍、茺蔚子、当归、甘杞子、吴茱萸肉养血敛肝阴，当归、泽兰叶、藏红花、焦山楂肉活血调经，乌药、木香行气止痛；牡蛎敛阴潜阳。

案中强调辨治妇人病，要因时而异，把握主次。患者素有肝肾阴亏，肝司疏泄的功能多不正常，辨证施治时，要因时而异，平日以填阴潜阳为主，经期则以疏肝调经为要。

### 案3 瘀血伤络，水液内停

胡右 及笄年岁，汛事未行，忽尔衄血大涌，渐以面浮足肿，全体俱膨。此血络不疏，挟水汹涌，本非轻恙。再授泄水化瘀，病机稍转，身肿已减，脉弦沉涩，舌不腻，宜踵前意，无事更张。

生元胡二钱　全当归一钱五分　台乌药一钱五分　生紫菀二钱　杏仁三钱（打）　炒车前三钱　五加皮三钱　茜草二钱　小蓟二钱　路路通二钱　木蝴蝶一钱　杜兜铃一钱五分　楂肉炭二钱

另冬瓜皮八两　杉木片一两　丝通草五钱　三物先煎代水

二诊：衄后足肿面浮，是肝肾阴亏，而肺亦失展布之职，脉左弦搏，舌不甚腻，证非易疗，姑再宣肺金以通水道。

杜兜铃一钱五分　生桑白皮四钱　条子芩二钱　肥知母一钱五分　生元胡二钱　山楂肉二钱　生研代赭石四钱（包煎）　五加皮三钱　路路通二钱　广郁金二钱　干地鳖虫三枚

另兰田三七八分（研细末，分二次药汁吞）　冬瓜皮五钱　大腹皮五钱　丝通草四钱　三物煎汤代水

【赏析】

《素问·上古天真论》："女子七岁，肾气盛，齿更发长；二七而天癸至，任脉通，太冲脉盛，月事以时下，故有子。"《礼记》曰："女十五而笄"。常人二七天癸至，患者十五岁尚未初潮，或因先天不足，天癸未至，或因血脉瘀阻，经水不畅，结合其忽衄血大涌，至面足全身浮肿，则知此系血络瘀阻，经水不出，《金匮要略·水气病脉证并治第十四》曰："血不利则为水"，故面足周身浮肿。张氏两用泄水化瘀宁络之法，身肿减轻，其脉仍沉弦，舌不腻，知症情虽减，病机仍大体同前，故仍仿前法。

血不利则为水，气行则血行，血行则水行。方中延胡索、乌药活血行气；车前子、五加皮除湿利水，茜草、小蓟、路路通活血利水；紫菀、杜兜铃、木蝴蝶、

杏仁宣降肺气，通调水道；当归、茜草、路路通、楂肉炭活血调经止血。杉木散瘀止血，冬瓜皮、丝通草活血利水消肿，三物先煎代水，加强利水功效。衄后仍足面浮肿，是肝肾阴亏，肺失通调，治以宣肺利水之法，杜兜铃、桑白皮、黄芩宣降肺气，五加皮、路路通、冬瓜皮、大腹皮、丝通草利水消肿，延胡索、郁金活血行气，山楂、三七活血散瘀调经；代赭石重镇降逆，凉血止血，知母滋补肝肾。

《素问·阴阳应象大论》曰："治病必求于本。"此案虽以衄血为肇端，以面足周身浮肿为发展，然衄血、浮肿乃其表象，血络瘀阻，经血疏泄不畅，溢于脉外，更增血瘀之势，影响水液输布，遂成浮肿，是其本质，不可不知。再者，此类病证，除化瘀利水外，也要辅以疏肝行气，以助化瘀之功，复经行之畅。

## 案4　肝郁脾虚，痰湿内停

冯右　脾虚欠运，湿阻碍化，神阙黄水自滋，时见淡红，经临腹痛，纳减泛恶，潮热进退，脉涩不爽，舌则㿠白。兹当芽见，先以和肝顺气。

炮姜炭四分　台乌药一钱五分　制半夏一钱五分　广郁金一钱五分　茅术炭一钱　芫蔚子二钱　生楂肉二钱　泽兰叶二钱　制香附一钱五分　生元胡一钱五分　广藿梗一钱五分　干佩兰一钱五分　西茵陈三钱　淡吴萸三分同炒川黄连二分

二诊：脾虚积湿，神阙流黄浊之水，汛前则发，汛后则减，脉涩舌红，后根稍腻，再以扶土化湿。

苍白术各一钱五分　西茵陈三钱　炒车前二钱　天台乌药一钱五分　四花青皮一钱五分　生鸡内金一钱五分　汉防己二钱　粉草薢二钱　制香附二钱　生苡仁三钱　干佩兰一钱五分　带壳春砂仁四分

【赏析】

脾虚与湿阻，互为因果，此案神阙流黄水，经前腹痛，纳减泛恶，伴潮热进退，脉涩，舌㿠白，足见其湿邪困阻之严重。湿邪易阻气机，影响肝的疏泄与条达，恰逢经水来潮，则先以疏肝行气，除湿止痛为主，以确保经行顺畅。复诊经水已止，则改扶土化湿为主。

方中炮姜、半夏、苍术温运中焦，藿梗、佩兰、茵陈芳香除湿，吴茱萸配黄连疏肝和胃，乌药、郁金、延胡索、香附行气止痛，香附、泽兰叶、山楂、茺蔚子疏肝行气，活血调经。复诊以扶土化湿为主，苍术、白术、砂仁、薏苡仁、鸡内金健脾化湿，茵陈、车前子、萆薢利水除湿，乌药、青皮疏肝行气，气行则水行。

此案体现了标与本、急与缓、主与次、整体与局部的辩证关系。要察其标本，判断缓急，辨别主次，把握整体与局部的辩证关系，拟定恰当的治疗方案，以确保疗效。

## 案5　寒凝气滞，冲任瘀阻

吴右　二十一岁。三月九日：汛阻成癖，延已及期，形巨而无痛楚。脉细四至，舌如平人。胃纳佳而举动如常。述前服攻破，曾吐瘀而汛见，一度瘀黑杂至，症形少减，是非温通不可。此病去年经断，医认为孕，想服安胎之剂不少。

潞参一钱五分　炮姜四分　龟板三钱　桃仁三钱　归尾二钱　延胡一钱五分　蒲黄一钱五分　灵脂一钱　木香八分　甘草四分　青皮一钱五分　香附二钱　怀牛膝一钱五分　乌药一钱五分　金匮鳖甲煎丸一钱五分（分两次吞）

十日二诊：昨方一剂，汛事即通，并无紫瘀，脉形起色，举动如常，乃去失笑散、元胡，减桃仁，用一钱，改全当归一钱五分，余照原方。

三诊：脉象更变，形势有力，汛息如平时，亦无紫瘀，少腹微膜，余则无所不适。舌苔平常，不燥不腻。血行气行，脉乃大显，是为佳兆，再与归脾加减。

潞参一钱五分　於术一钱五分　川楝三钱　乌药一钱五分　青皮一钱五分　怀牛膝一钱五分　当归身六分　全归一钱五分　醋香附三钱　炮姜三分　白芍三钱　木香六分　炙甘草四分　枣仁三钱　金匮鳖甲煎丸一钱

十三日四诊：前方两服，信事未已，并不甚多，间以紫黑，尚无瘀块，脉亦平静，眠食如常。外贴消痞狗皮膏两天，仍无动静。述痞块外形其大如掌，坚硬高突，即重按亦不痛瘆。既由经闭而来，总以因势利导，疏肝行滞，兼补脾阴，弗伤于峻。

党参二钱　白术一钱五分　归身八分　归尾一钱五分　延胡索六分　桃仁六分　灵脂八分　青皮一钱五分　香附二钱五分　炮姜四分　炙草四分　木香八分　乌药一钱五分　鸡血藤一钱五分　金匮鳖甲煎丸一钱五分（分两次吞）

十六日五诊：前方三服，信事如恒，间有紫色，亦无成块，且所见不多，询得亦兼色淡，则信来六七天，行且自止。脉细而和，胃纳有加，皆是佳况，腹膜亦和。惟瘕形如故，则久恙非旬日可瘳，仍守归脾，参柳洲滋养肝阴。

潞参二钱　白术二钱　远志三钱　黄芪一钱五分　枣仁三钱　木香八分　枳壳六分　芥子三钱　茯神三钱　川楝子三钱　杞子三钱　炙草六分　当归身八分　全当归一钱五分　砂仁一粒　青陈皮各一钱　鳖甲煎丸一钱

嘱昨方备日后经行时服三四贴。

十七日六诊：返棹还乡，舟中痞痛，咯吐紫瘀数口，尚无鲜血，此瘕痞已动其机，但不下而上逆，甚非佳兆。幸一吐即止，痞痛尚不剧，此舟行摇曳，致肝气上逆，所以耳鸣眼花。抵家后痛即止，经事亦止，益信行已八日矣。起居如常，胃口亦好，皆是泰境。来函更方，议归脾汤，仍参导瘀破瘕意，冀以刘其痞块之根，但柔脆之质，终不可放胆攻破耳。设在经净之初，尤不可稍涉于峻。

党参二钱　白术二钱　当归身一钱五分　黑香附一钱五分　枣仁三钱　乌药一钱五分　降香一钱　血余炭二钱　白芥子三钱　鸡血藤一钱五分　炙黑草六分　杞子三钱　生熟蒲黄各八分　桔梗六分　带壳砂仁一粒　青陈皮各一钱五分　鳖甲煎丸一钱五分

【赏析】

本案为闭经、癥瘕病。闭经一病，有血枯、血隔之分。血枯为虚，因冲任亏败，源断其流；血隔为实，因邪气阻隔冲任，经血不通。本证闭经延已及期，而生癥瘕，多考虑气滞血瘀为患，况前服攻破，吐瘀而经至，瘀黑杂见，考虑为寒凝气滞，冲任滞涩，气血运行阻隔，血海不能满溢，遂致月经停闭，瘀久而成癥瘕。治以行气活血，温经通脉之法，方用膈下逐瘀汤、生化汤、失笑散加减。木香、香附、青皮行气通经，使气行以助血行；乌药，炮姜温经通脉，行气通经；桃仁、延胡索、当归尾补血活血，通络行经，蒲黄、五灵脂加强活血止痛之功，同时服用金匮鳖甲煎丸，以破瘀消癥，软坚散结。服药一剂，月经来潮，无紫瘀之象，遂减少活血止痛之药，加当归以补血活血，使瘀祛而不伤正。此后三诊、四诊、五诊，患者脉象由细转为有力，经色、经质如常，眠食正常，提示邪势已去，遂在疏肝行滞之时，逐渐增加健脾益气、补血养血之药，恐妄行攻破易伤正气。经净之后，一则虑其气血未复，不宜峻药猛攻，二则顾其气滞血瘀之病机，两相考虑，遂以归脾汤加减行气活血药调理善后。

## 案6　心肝气逆，血室不宁

祝永源子妇　二十岁。五月二十日赴诊：二月底起寒热时病，愈后体虚未复，至四月底莑事如期而至，逮三天未净，寒热作于申酉，热时忽笑忽哭，热退即止，前医重用痰药，然素体柔脆；肤如凝脂，骨格瘦小，寒药太过，中宫不舒，遂尔停药。嗣后寒热自解，但每觉胸中气室，即两目上视，沉沉睡去而呓语喃喃，常与家眷亡人畅谈不休，似所见无非鬼物，不间昼夜，时且如是。呼之亦不易醒，醒则神志了然，半月以后发作渐密，食饮无多，二便如常而不多，近又莑事按期而临，先有腹痛微微。小腹膜胀，莑见先有紫色，继则为恒，今已第四日，渐以无多而胀痛已安，惟迩日呓语中恒述闻外不及见之人物，无不与目击者一一吻合，已到离魂景象。今日其翁来校延诊，适就诊者络绎不绝，坐守约两句钟同去视诊，适在清醒之时，安坐内室，神清了了，但察其神气兴会全无，言语低小，酷似阴证，面色虽不萎败而凝脂白洁，大乏华采，又似阴精消亡之象。按脉左寸关不见，右关中按弦大有力，但不甚数，尺后隐隐垂长，是心肝两脏之气遏郁不宣，宜乎魂神不安。惟忽笑忽哭起于汛后，恐是热入血室。兹当莑事，议潜镇化痰安神，少添导痰。

焦蒌皮二钱　炒枣仁四钱　辰茯神三钱　干菖蒲根一钱五分　生远志二钱　真天竺黄一钱五分　大贝母三钱　黄郁金一钱五分　橘红八分　五灵脂四分　桃仁泥四分　生牡蛎四钱　灵磁石三钱　玳瑁片三钱　青龙齿三钱　紫贝齿五钱（后五味先煎汤代水）

### 【赏析】

《灵枢·九针》曰："心藏神……肝藏魂"。此案患者寒热时作于申酉，乃"往来寒热，发作有时"，似为热入血室之证。又热时忽笑忽哭，热退即止，胸中气室后，沉睡呓语，异象眩惑，其病呈加重趋势，病症发作渐密，经期"已到离魂之象"，象如神灵所作，病起于汛后，故其病在心神不宁，肝气不调，故神魂难安。参考诊时按脉左寸关不见，右关中按弦大有力，不数而长，张氏认为是心肝之气逆乱，兼热入血室，故治以潜镇化痰安神，因经行紫暗，是瘀血之象，况正值经期，故少佐化瘀之法。

方中生牡蛎、灵磁石、玳瑁、青龙齿、贝齿重镇安神，先煎代水；炒枣仁、茯神养心宁心安神；天竺黄、菖蒲、远志、郁金、大贝母、橘红、焦萎皮行气化痰；桃仁、五灵脂活血化瘀。

此案患者曾用寒药，中宫不舒，来诊时安坐内室，神清了了，神气全无，酷似阴证。然其病呈间断发作，若发则如上诉诸症；若静则神志了然，神清了了，其脉右关中弦大有力，虽有"离魂"之象，与元气将脱之"循衣摸床、撮空理线"之状不同，要注意鉴别。又其发病与经水来潮密切相关，故与肝气不调、热入血室亦有密切联系。

# 六十、麻 疹

## 案 风热犯肺

某幼 期岁。三月二十一日：初四发麻，五日即隐。咳嗽缠绵，麻不复见，痰塞气促，是邪不外达，反而内陷。稚龄载重，那堪绝大风波。既承远道求诊，勉议辛凉泄肺开痰，苟能还归于表，方是逢凶化吉，然而难言之矣。录方候高明质政。

大力子一钱五分　葶苈八分　甜杏仁三分　象贝三钱　马兜铃一钱　九孔子二钱　枳实四分　橘红一钱　法半夏一钱五分　粉葛根四分　桑叶二钱　菖蒲一钱

十二复诊：肤汗津津，腹鸣漉漉，气喘略松一筹。舌根白腻，指纹风关下紫，表热较淡，神情较振，原法出入。

大力子一钱五分　桔梗八分　甜杏仁三钱　象贝三钱　薤皮一钱五分　薤白一钱五分　马兜铃一钱　橘红一钱　法半夏一钱五分　桑叶二钱　丝瓜络一钱五分　菖蒲根八分

### 【赏析】

明·王肯堂《证治准绳·幼科》曰："麻疹初出，全类伤风，发热咳嗽，鼻塞面肿，涕唾稠黏，全是肺经之证。"指出其病关乎肺。《小儿药证直诀·疮疹候》曰："疹为脾所生"，则强调其病在于脾。此病又分顺逆之证，若疹透于表，按序布达全身，疹收热去，此为顺证；若邪毒内陷，或闭郁肺气、或蒙蔽心包、或引动肝风，则为逆证。

此案疹虽退去，但咳嗽痰壅，气息喘促，是邪不外达，内陷于肺，张氏拟辛凉泄肺开痰之法。复诊有汗出，指纹风关下紫，气喘减轻，是邪势已弱而未尽，仍以前法出入。

方中牛蒡子、葶苈子、杏仁、马兜铃、桑叶、象贝辛凉泻肺，化痰止咳平喘；枳实、橘红、法半夏化痰止咳，菖蒲芳香豁痰；葛根、牛蒡子发散表邪、透发麻疹；路路通入络，能通十二经穴。复诊时邪气未尽，仍守前法，桔梗、瓜蒌皮、薤白加强宣降肺气；丝瓜络通经络，和血脉，化痰顺气。

# 六十一、急惊风

## 案1 肝火挟痰，上扰清窍

包幼右 十四岁。八月初六：二十七日闻雷惊仆，初尚相安，至初二午后天阴又生恐畏，乃蒙被蜷卧，惊怯异常，竟至毫不识人。按脉六部滑大，重按相等，左手较为有力。症情不可谓不奇，总是因惊气乱，气血上涌，亦脑经之一病耳。面赤唇红，舌色亦鲜红无苔且润，大腑四五日未行，姑先镇坠摄纳开痰以通大腑，冀地道一通，下行为顺，庶有瘳乎。

龙齿三钱　牡蛎一两　石决明一两　胆星一钱五分　竺黄一钱五分　菖蒲八分　大贝母三钱　茯神二钱　郁金二钱　柏子仁二钱　连翘心一钱五分　玄精石三钱　当归龙荟丸四钱（包煎）　生铁落二两（先煎代水）

【赏析】

宋·钱乙《小儿药证直诀·急惊》曰："小儿急惊者，本因热生于心……小儿热痰克于心胃，因闻声非常，则动而惊搐矣。"此案因惊而起，气机逆乱，热郁于心，又逢天气转阴，恐雷再至，热势更甚，扰乱心神，病情加重，蒙被蜷卧，易惊胆怯，竟不识人。其脉六部滑大，左手为甚，知其病在心、肝，舌鲜红无苔尚润，津伤不甚，又大便四五日未行，是热结在里。张氏以重镇平肝、清热涤痰为法。方中龙齿、牡蛎、石决明、生铁落重镇降逆；胆南星、菖蒲、大贝母、郁金、天竺黄、玄精石清热化痰，清心定惊；茯苓、柏子仁、连翘心养心清心安神；当归龙荟丸清肝利胆，泻火通便。

张氏强调重视邪出之路。案中大便四五日未通，恐热结于里，若使大便通畅，使邪出有路，则其热势易解。

## 案2  热盛动风

某幼  五岁。四月初十：初四猝起急惊及张，瘛疭牵制频仍，自汗溱溱，牙紧言糊，舌光红尖刺，是宜清润。

北沙参三钱  牡蛎五钱  磁石二钱  浙贝母三钱  钩藤一钱五分  丹皮二钱  石决明四钱  胆星一钱五分  白芍三钱  栀子三钱  旋覆花（包）三钱  瓜蒌皮一钱五分  天麻一钱五分  丝瓜络三钱  另万应锭一锭

【赏析】

此案起病急骤，角弓反张，抽搐频繁，自汗多，牙关紧闭，吐词不清，舌光红尖刺，是热盛动风之象。张氏拟清润解毒，平肝熄风之法。方中北沙参、白芍养肝柔肝；牡蛎、磁石、石决明、钩藤、天麻平肝熄风；栀子、丹皮清热泻火；浙贝母、胆南星、旋覆花、瓜蒌皮清热降气化痰；丝瓜络通经络，和血脉，化痰顺气；万应锭，清热镇惊解毒。

其病重势急，具有惊、风、痰、热四证为特征，急当清其热而息其风，然热势甚者，必灼其津，又此病往往兼夹痰邪，故治法中同用化痰、养阴柔肝之法，对于建立急惊风的辨证思维，有指导意义。

# 六十二、疳 积

## 案1 中寒积滞，胃阴不足

吴幼 八月初七日：腹膨作痛，大腑溏泄，脉小舌无苔，疳积之症，虚虚实实，宜两顾之。

南沙参二钱 木香六分 使君肉六分 楂炭三钱 鸡内金一钱五分 五谷虫一钱五分 白术一钱五分 炮姜五分 青皮一钱五分 干蟾腹一只 槟榔八分 砂壳四分

【赏析】

《小儿药证直诀·脉证治法》："疳皆脾胃病，亡津液之所作也。"此病亦可因乳食失调，甘肥无节所致，病机多为虚实夹杂，关键在脾胃。本案患儿腹膨作痛，是有形实邪停滞；大便溏泄，是脾胃运化失常；脉小舌无苔，是脾胃气虚，胃阴不足，胃气不能上蒸于舌。张氏认为其病虚实夹杂，宜补虚泻实，两者兼顾。

方中白术、炮姜健脾温中；楂炭、鸡内金、五谷虫、使君子肉健脾消积、杀虫，化滞除疳；木香、青皮、槟榔行气止痛；南沙参甘寒滋养胃阴。其中南沙参用法甚妙，因此病病程一般较长，食积痰饮停滞日久，有化热之虞，久则灼伤阴液，更增其热势，况舌象无苔，是其苗窍，不可不察。

## 案2 脾胃虚弱，积滞内停

吴幼 疳积腹筋绷结，食不易化，大便不结，时或腹疼，脉小且数，舌滑不腻，尖红。法宜扶脾胃，助消化，须禁生冷面食及碍化者为要。

炒贡潞一钱五分 生怀山药（打碎）三钱 广木香七分 炮姜炭四分 枳实五分 生鸡内金一钱（打） 干蟾腹一只 枣儿槟榔（去壳）二粒 使君子肉四粒（去壳） 台乌药一钱五分 大腹皮二钱 壳香砂仁四分（打，后入）

**【赏析】**

疳积之为病，或喂养不当，脾胃受损，或肠道寄生虫等病，经久不愈，损伤脾胃等引起。此案饮食不化，大便不结，脉小而数，舌滑，是正气之虚，为主；腹部绷紧如结，是邪气之实，为次。大便不结，是尚未化热，或表明食滞尚轻浅，张氏拟健运脾胃，行气消积兼杀虫之法。方中党参、山药、炮姜炭、乌药温运脾胃；木香、砂仁行气止痛；枳实、鸡内金、大腹皮行气宽中除滞；枣儿槟榔、使君子肉兼有杀虫之功。

张氏强调应禁生冷面食及碍化者，是本有脾虚食滞在先，又生冷面食等不易消化，更伤脾胃，加重食滞，则病情解除之前，禁食此类，恢复之后，亦少食此类碍化之品。

## 案3　真阴不足，脾虚挟滞

某幼　六岁。三月初三：龟背本于先天不足，不可愈之理。但腹高便结，面赤颧红，夜咳频仍，舌光红而滑，真阴久乏，食滞不消，且有疳积之虞。议毓阴化滞以助脾运，土旺自能生金，庶可扶持以延岁月。且宜节食，忌食生冷干硬碍化诸物。

北沙参二钱　炒西党一钱五分　淮山药一钱五分　炙鸡内金八分　炙五谷虫八分干蟾腹半枚　木香四分　带壳砂仁二粒（杵）　牡蛎四钱　全当归八分　秦艽一钱五分狗脊一钱五分　怀牛膝一钱五分　青皮一钱　陈皮一钱

常服清鱼肝油，早晚各一小匙。

**【赏析】**

患儿腹部膨隆，大便干结，面赤颧红，夜咳频繁，舌光红而滑，是真阴亏乏，食滞不消。故张氏拟养阴化滞运脾之法。方中北沙参滋养胃阴，党参、山药健运中土，鸡内金、五谷虫、干蟾腹消积除疳；木香、砂仁壳、青皮、陈皮行气止痛；全当归养血和血；秦艽退虚热，疗疳热；狗脊、怀牛膝益肝肾，强筋骨，以补先天之不足；牡蛎滋阴软坚。

张氏强调脏腑相关，故以补土之法，土旺金生，不治咳而咳止，体现了"培土生金"的治法。其人脾胃本虚，故强调节食，忌生冷干硬碍化之品，防脾胃未复，而更伤脾胃。

## 案4  积滞中阻，阴阳两虚

幼  七岁。四月三日：疳积腹膨脐突，大肉尽削，舌光淡白，脉数不细，夜热两月，先前有汗，今已无汗，此疳劳重症。

北沙参三钱  炮姜五分  干蟾八分  炙甘草四分  冬术一钱五分  鸡内金二钱  五谷虫一钱  潞党参一钱五分  银柴胡一钱五分  鳖甲三钱  杞子二钱  木香五分  青皮一钱

十六日：改去五谷虫，加使君子肉八分。

【赏析】

明·万全《育婴秘诀》曰："疳、痨皆气血虚惫，乃脾胃受病之所致。"张氏称此为疳劳重症，观其症：腹部膨隆脐突，极度消瘦，是虚中夹实；舌光淡白，脉数不细，夜热，先前有汗，现已无汗，是阴损及阳之象，故张氏拟温运中土，清热益阴，行气消积之法。方中炮姜、党参、白术、炙草取理中汤之义，温运中阳；北沙参、枸杞子益胃阴；银柴胡、鳖甲清虚热除疳热；鸡内金、五谷虫、干蟾消积除疳；木香、青皮行气止痛。

其中"夜热两月，先前有汗，今已无汗"，表明其阴液亏耗的过程，呈加重趋势，阴损及阳，是窥其阴液状况，察其病势之苗窍。

## 案5  中阳不足，食滞内停

王  十一岁。四月十一日：疳积腹膨，过下伤中，便溏溲多，形消色夺。理中加鸡内金、木瓜、青陈皮、枣仁、银柴胡、干蟾蜍、砂仁壳。

十三日：理中加沙参、银柴胡、杞子、鸡内金、木香、枣仁、青陈皮、砂仁壳、干蟾蜍、大腹皮。

十五日：大便见虫不少，腹膨少可，胃气渐甦，夜热未已，有汗，舌前半光红。十三日原方加原金斛、五谷虫、使君肉、鳖甲、地骨皮、牡蛎。

**【赏析】**

患者疳积腹部膨隆，前医过用下法，导致中阳损伤，而便溏溲多，形体消瘦，面失常色，其病机系中阳损伤，兼食滞。张氏拟温中消滞之法。方用理中汤以温中阳，加木瓜、砂仁壳除湿醒脾，鸡内金消食除滞，青陈皮行气消胀，银柴胡除疳热。干蟾蜍可疗疳积，消臌胀，化解一切瘀郁壅滞诸疾；枣仁，入心、肝二经，酸甘化阴。二诊病情好转，加沙参、枸杞子以养胃阴，使君肉杀虫消积，五谷虫除疳热，消滞；大腹皮行气止痛。三诊患者大便见虫不少，腹部膨胀减轻，舌苔前部剥脱舌质红，为胃阴不足且化热之象，加石斛益胃阴，鳖甲、地骨皮清虚热，除疳热，牡蛎补阴敛汗，使君子杀虫消积。

此类病证，虽有脾胃损伤，然积滞日久会化热，灼伤胃津，则更炽其热势，故用银柴胡、地骨皮等清虚热、除疳热之品，不可忽视。其积滞已成，虚实夹杂，难以辨识，妄用攻伐或补益，非但病症不除，反而贻误病情，故临证须谨慎对待。

# 六十三、解　颅

## 案　先天不足

某幼　八个月。四月：病起呕吐，天柱软倾，面色㿠白，渐以解颅，头大如六七岁之人，哭声不扬。父母年逾知命，先天之弱，恐无治法，姑与鹿茸一分研细末分三日服；外用旧法，细辛一钱，肉桂三钱，干姜五钱，研细，温水涂囟门。

五月三十日复诊：声色神振，头能举动，形已缩小，笑颜可掬，肤润泽，面有血色，但囟门虽起，而软处大逾经寸以外，未可乐观。

潞党参二钱　黄芪二钱　冬术一钱五分　甘草一钱　紫河车四分　明附片四分　鹿角片六分　陈皮一钱五分

前方子母同服。

另用鹿茸血片二分，研，分十日服。外敷药如前。

【赏析】

隋·巢元方《诸病源候论·小儿杂病诸侯·解颅候》云："解颅者，其状小儿年大，囟应合而不合，头缝开解是也。由肾气不成故也。肾主骨髓，而脑为髓海，肾气不成则髓脑不足，不能结成，故头颅开解也。"此案患儿天柱软倾，面色㿠白，哭声不扬，囟门大于同龄小儿，头大如六七岁之人，显系肾精不足，又其双亲年逾知命，则虑其病因于先天不足。又虑先天之亏乏非药石之力所能回天，张氏初投温肾填精之法以试探之。至五月底复诊，略有成效，故以脾肾同补之法治之。

张氏采用内外兼治之法，初诊内服方用一味鹿茸，温肾阳，填肾精。复诊内服方中，紫河车、明附片、鹿角片温肾阳、填肾精；潞党参、黄芪、冬术、甘草，补后天以充先天；陈皮理气健脾，防中焦壅滞，适得其反。外用方中，干姜、肉桂温补脾肾，用细辛为少阴经之引经药。

案中以先天肾精不足为主要病机，而其治则先后天兼顾，忖度其意有二：一者，先天之精赖后天充养，先后天同补可有事半功倍之效；二者，补肾填精之品难免滋腻，补中健脾可保药食之运化如常，静候疗效。母子同服之法，因患儿仅八个月，服用之量极其有限，故以母子同服之法，间接增加其用药量。

# 附录一　张山雷生平与临证经验简介

## 一、作者生平与著作

### （一）作者生平

张山雷，名寿颐，字山雷，江苏省嘉定（今属上海市）人，生卒于 1872 年－1934 年间，清末至民国时期医家。禀赋聪颖，自幼好学，于诸子百家之书靡不涉猎，光绪十七年入泮，为邑庠生（秀才），时年十九。后因母病风痹，遂弃儒学医，对历代医家著作，朝习暮研，手不释卷，不几年，学业大进，戚友邻居时以疾病相告，给方服药，渐能桴应，于是求治者日众。为求深造，乃于光绪二十八年负笈于同邑黄墙村名医朱阆仙之门。朱氏为中医世家，精通各科，对疡科尤有专长，平时诊务繁忙，门庭若市。先生亲聆朱氏教诲，尽得薪传，是以学识益广，医术愈精。其时，西学东渐，中医面临严重挑战，朱氏有感于传统学医都系师徒相传，漫无定轨，乃自出家资，筹设中医学校于黄墙家塾，并委先生以拟订教学规划、编纂教材和讲义之重任。1914 年创办的黄墙中医学校是全国最早的中医学校之一，开我国中医办学之先河。讵料甫及两载，阆仙病逝，黄墙医校亦告中辍，先生旋即去沪行医。

1920 年夏，先生由上海神州医学会介绍，应浙江兰溪中医专门学校聘请，赴兰溪担任医校教务主任之职。先生为编写教材和讲义，废寝忘食，夜编日教，达诸笔、宣诸口，朝夕如是者十余年。其间，受业学生达六百余人，莘莘学子遍布江、浙、皖、赣、沪等省市，桃李满天下矣。由于长期工作于教学、临床一线，终积劳成疾，因胃病复发于 1934 年阴历五月初八逝世，享年六十二岁。先生毕生为继承和发扬祖国医学，培养中医人才呕心沥血，鞠躬尽瘁。他不幸病故，不仅校内外师生深感悲痛，噩耗传播，全国医药界同仁，也颇为震惊，纷纷发表挽词，以志哀悼，足见先生在医界的影响及同道对先生逝世的悲痛心情。

（二）著作简介

先生勤于笔耕，给后人留下了大量宝贵的医学文献。其著述有《中风斠诠》《疡科纲要》《难经汇注笺正》《脏腑药式补正》《沈氏女科辑要笺正》《病理学读本》《本草正义》《小儿药证直决笺正》《经脉俞穴新考正》《古今医案平议》《脉学正义》《谈医考证集》《籀簃谈医一得集》《读素问识小录》《籀簃医话》《医事蒙求》《合信氏全体新论疏证》等二十余种。此外，还留下了部分医案（临证手录）。先生著作的特点是善于发表独到见解，理论密切联系实际，继承中有发扬，整理中见提高，诚如郑召棠评价说：所述"皆本积学心得，不拾他人牙慧，发前贤未言之奥，破诸家涂附之谜"。

（三）学术思想概要

先生虽强调"融洽西中"，但限于当时历史条件，仍十分注重中医学术理论与临床的重要性。认为《内经》《难经》《伤寒杂病论》《神农本草经》等是中医学的基础，应当认真掌握。至于临床，虽有内、外、妇、儿科之不同，亦各自有其理论，而要提高临床治疗的水平，还应十分重视医案的学习。俗话说："熟读王叔和，不如临证多。"只有多临床，不断积累临床经验，从中体会中医理论的应用，才能更好地掌握临床各科治病的实际能力。而医案中所载，都是前人治疗疾病的实际经验，反复揣摩，深入领悟，则有如病人在侧，可以从书本中继承与了解前人的经验，加深对理论的认识。先生的这一观点，是有重要意义的。此外，先生在学术上的贡献，突出表现在对中风病证的认识和治疗上。

先生认为杂病之中风是以内风为主要病机，因此治疗时强调应以"潜镇摄纳"为总原则。在此基础上，按其病情，分为闭证、脱证两大类，并根据具体表现，总结出治疗八法。如开窍法，用于气室声不出，牙关紧闭者，可用通关散（细辛、牙皂为末，吹鼻中）以搐鼻取嚏，同时针刺水沟、合谷等穴。固脱法，用于中风病证中由于正气之散亡，无根之火暴动而见的脱症。潜镇法，用于中风发作之前可以防患于未然，在已发作之后可以抑制病情的变化。开泄法，用于肝阳上扰，气火上升，同时挟痰浊上壅，阻塞气道，可用稀涎散、礞石滚痰丸（大黄、黄芩、礞石、沉香）、青州白丸子（白附子生用、半夏生用、胆南星生用、川乌生用）之类。若体质虚弱者，则宜用平和之剂以化痰泄痰，如二陈汤、杏仁、枳实、贝母、竹茹之类。另外，如胆南星、天竺黄、竹沥、荆沥之类，性最和平，可以重用。

此外，如顺降法，用于中风痰火上逆，气逆火升，气必然因之而逆，因此在临床上，可兼见喘促之证。此时治疗，宜定其横逆，调其升降，顺达气机，可用匀气散（白术、乌药、人参、天麻、沉香、青皮、白芷、木瓜、紫苏、甘草、生姜），乌药顺气散（麻黄、橘皮、乌药、僵蚕、川芎、枳壳、炙甘草、白芷、桔梗、炮姜、生姜、大枣）。育阴养血法，用于怔忡惊悸、健忘恍惚，肝血不足，不能养心，心血亏虚之证，可用滋水清肝饮（山茱萸、熟地、山药、茯苓、泽泻、丹皮、当归身、白芍、柴胡、山栀、大枣）、一贯煎（沙参、麦冬、生地、归身、枸杞子、川楝子）等。滋填肾阴法，用于肾水不足，不能制火，肝阳暴动而化风，可用六味丸之类。通经宣络法，用于半身不遂，手足不用以及疼痛瘫痪等证，可用独活寄生汤、桑枝煎、虎骨四斤丸（木瓜、天麻、牛膝、肉苁蓉）等。

张山雷先生的学术观点，虽然主张中西融合，但其于中医学的主要贡献，在于其对中风病的病因、病机、分类以及治疗的认识和总结。在前人经验的基础上，结合自己的个人经验，为后人在中风病的辨证分型和治法方面奠定了坚实的基础，故而成为民国时期的一大名医，为后人所称许。

## 二、主要学术成就和经验

### （一）对医经的研究和考证

先生治学，尤注重对医学经典的研究和考证。他认为"《灵》《素》《难经》终是谈医之鼻祖，《脉经》《甲乙》亦是吾道之大宗。虽皆采集于后人，要自贻传于上古，微言隽义，层出不穷"。其在《读素问识小录》《难经汇注笺正》等著述中，对医经的义理、精蕴，发微阐幽，详加考证。

首先，他深感《内经》传世久远，内容真伪混杂，文字亦正讹难辨，给后人学习带来很大困难，尝言："《素问》与《本草经》，其源最古，必在秦火以前，文字之朴茂简练处，古色古香，自有二种浑穆气象，迥非魏晋六朝人所能模仿。然其间为浅人羼人者，亦正不在少数，则传写之误，考订尤难。"先生精于小学，擅长训诂，故对《内经》《难经》等经典中某些字、词和文句，以及病名等，根据经史传记及《说文》等字书，结合病情药理，仔细予以考证，从而纠正了习俗相沿的错误。例如对《素问·阴阳别论》"阴阳虚，肠澼死"句"澼"字的考证：按宋校正：全元起本则"澼"作"澼"。先生指出：肠澼之名，《素问》屡见不鲜，其病即下痢脓血之滞下病，其字前后皆作"肠澼"，唯此处仿宋本尚无水旁……以滞下之病而名'肠澼'，颇难索解。今按'辟'有积聚之义，此病实因肠有积聚使然。幸仿宋本此处尚有一不加水旁之'辟'，而命名之义昭然若发蒙，自后人概用水旁之'澼'，而名义遂晦"。为此先生特别强调"此古书之所以不易读，而宋以后之书所以不足征欤"！又如对《难经》中"魄门"和《内经》"开鬼门，洁净府"的解释：《难经》中的"魄门"，向来注家大多引《内经》"肺藏魄"，以肺为大肠相表里说解，所以大肠下口名为"魄门"。先生则谓"假使以肺与大肠相表里之故，而以大肠下口名为'魄门'，则心与小肠亦为表里，经言'心藏神'，何以小肠下口不名为'神门'？比例最近，其非魂魄之'魄'甚明"。先生根据《庄子·天道篇》中以"糟粕"及其他有关"魄"字的解释，证明"魄"字是古今假解通例，从而说明以肛门为"魄门"，即从食物糟粕而出取义。先生更由此悟及《内经》中的"开鬼门，洁净府"二句，古人注解，均以前者指发汗解表，后者指攻下通里。先生指出："疑'鬼'字既此'魄'字之讹，亦是开泄糟粕之意。盖传写者误脱其半，遂致不可索解。其实'开鬼门，洁净府'，只是一义，前人注解，无一不误。"诸如此类的文字考证，不胜枚举，对于学习和理解经义，大有裨益。

《难经汇注笺正》是先生阐发《难经》精义，评议后世注家的力作。此书汇集古注，内容选择谨严，持论公允，足以纠前人之偏见。兹举述如下：

（1）对《难经·二十五章》心主与三焦有名而无形之论认为"名正言顺"，重释三焦

后世对此争议不一，如徐氏《经释》曰："言三焦而无形，已属未当，言心主为无形，则更无是说。"徐氏认为心主即心包络，代心行事，本无所藏，故不以藏名。《灵枢·本输篇》说："三焦者中渎之腑，水道出焉，属膀胱，是孤之腑也。"既谓之腑，则明是藏蓄泌泻之工具，何得谓之无形。先生笺正曰："经有十二，而

脏之与腑，实止各五……系以经络者，若仅就十者配以十经而止，则又苦于手足阴阳，更不平均，于是古人不得不寻出心包络、三焦二者，以分配此一阴一阳之经。"对心主、三焦本身，先生指出："心脏之外，果何有包而络之者，说者恒谓此即心脏之脂膜，所以护卫心主，作君主之宫城，然心有脂膜，仍属于心脏本体，不能析而为二。三焦之称，明指此身上、中、下者之三部，胸中心肺之位，则曰上焦；膈下脾胃之位，则曰中焦；腰下肾、膀胱、大、小肠之位，则曰下焦。参考经文，灼然可见，故经曰上焦如雾，则胸中阳气之蒸腾也；曰中焦如沤，则胃肠食物之熟腐也；曰下焦如渎，则二便通导之潴秽也……是以《难经》于此谓心主、三焦俱是有名无形，盖亦有见于此二者之必不可以指实，可谓名正言顺。不意洄溪于此，偏欲证明其为有形，亦是凭空着想，万不能指其部位之所在。"先生此说，论理简当，从实辩解，求是精神，使人膺服。

总之，先生解释三焦为：其一，部位概念。指上焦、中焦、下焦三个断面的部位概念；其二，评议唐容川三焦油膜说，认为唐氏之说为自弄聪明，指鹿为马，不可信以为实；其三，释三十一难"其府在气街"为疑错简或衍；其四，以西医解剖生理学解释"下焦者，当膀胱上口，主分别清浊，主出而不内（纳）"之论，提出了"溺之上流，来于两肾输溺之管，而直达膀胱，本与小肠无涉"的观点；其五，释三焦为腑概念；其六，质疑三焦"有元气之别焉，主持诸气"之论。认为是"空虚着墨，莫可证实，终是无可奈何之措辞"。由此可见，先生对《难经》三焦之论提出了鲜明的观点，结合西医解剖生理学，从实际出发，落实在人体具体的器官之上，说理有据。对正确理解《难经》三焦理论提供了新的思路，可见先生治学之严谨，学识之渊博，不愧为大师风范！

（2）先生对左为肾右为命门之说，据理争议

《难经·三十六难》有"其左者为肾，右者为命门"之说，王叔和《脉经》和之，以肾与命门相对待，薛立斋、赵养葵等极为推崇，遂致后世有左尺肾水、右尺相火之说，将左右两肾强分阴阳，俨若把两肾判若冰炭。先生于二十五难笺正曰："肾脏属水，而真阳之窟宅，即寓其中，所谓生气之源者，即此肾间之动气，所以肾之真水，能生万物。若水中无火，则何以为生生之本？故圣人画卦，坎为水，以一阳居两阴之间，是即肾脏之真相。所谓以水为体，以火为用者，一脏中

固具有此阴阳二气，然此二气又包含于两肾之中，亦如先天太极，阴阳未分，必不能析而为二路，一水一火……否则一为澄清之寒水，非冷即冰；一为烈焰之猛火，非枯则烬，尚复成何景象？"先生于三十六难又曰："肾虽有二，其体其用，究无分别，《难经》于此，独以左右分析言之，盖出于周秦之世，学说分歧，好为新颖，借以自树一帜，此亦当时风气使然……然谓命门为精神之所舍，原气之所系，则仍以为此是吾身精气神之根底，固亦与肾无所区别，三十九难且谓其气与肾通，是虽别立命门之名，而肾中水火阴阳并未劈分为二，不意后人因此遂生左水右火之议，自谓从《难经》得来，其实《难经》数节，何有是说。"先生此论，足见深察经旨，识力不凡。

（3）论《内经》《难经》"任脉为病，七痛瘕聚"，独具慧眼

疝为男病，瘕聚为女病，经有明文，隋唐以下，医者宗之，作为定论。先生认为疝与瘕聚，只有在气在血，一浅一深之不同，《内经》《难经》二经，以男疝女瘕分析言之则犹未确。先生曰："《素问·骨空论》谓任脉为病，男子内结七疝，女子带下瘕聚。《难经·二十九难》亦曰：任之为病，其内苦结，男子为七疝，女子为瘕聚。良以任脉发源于下，循腹上行，以升举为担任之职。故任得其宜，则升发元阳，布护大气。而任失其职，则升其所不当升，气血循行，有乖故道，结滞窒塞，即升非所升之咎，二十九难以'其内苦结'四字，为任病之大纲，见得其先之结尚在气分，则疝痛尤属无形。继而并及血分，则瘕聚乃为有象。疝与瘕聚，无非气血结塞，为之厉阶，爰以结字为之总括……《难经》于此，止有瘕聚，不及带下，尤为有条不紊。又说："疝之与瘕，一浅一深，在气在血，病固不同，而经文以男女分析言之，则犹未确。疝以气言，古人本非专指男子睾丸为病。《巢氏病源》详列疝病诸候，凡十一论，无一字及于男子之阴丸，是可为男女同病之确据。而《金匮·妇人杂病篇》则曰妇人之病，在中盘结，绕脐寒疝云云，且为妇人病疝之明文。宋金以降，七疝名称，乃始有癫疝、狐疝两种专为男子阴丸之病。"指出近世以疝病专为男子所独有，实为讹传之误。

更值得指出的是，先生研讨医经，常联系临床实际，加以印证和发挥。如《难经·十七难》说："病若吐血，复衄衄血者，脉当沉细，而反浮大而牢者，死也。"先生结合临证体会阐发说："大失血是虚证，故脉当沉细，如其浮大而牢，脉与病

反，固非所宜。"然浮大还须分常与变，"暴病之初，气火贲张，有升无降，脉来浮大有力，是其常态，果能投药得当，气降火潜，脉即安靖，亦不可皆以为必死"。"唯在大吐大衄之后，失血已多，而脉仍实大，则势焰犹盛，根本不支，斯为危候；抑或脱血久病，脉反弦大刚劲，全无和缓态度，即为真脏脉，亦不可治"。若非临床阅历丰富者，断难发此高论。

先生崇尚医经，但绝不食古不化，一味盲从，而是有分析有批判地加以接受。如对《难经》一书，曾说："须知八十一难本文，盖出于战国秦汉之间，各道其道，必非一时一人之手笔，所以诸条意义，各有主张，是亦诸子书恒有之体例，不必视为圣经贤传，遂谓一字一句不容立异，则是其所当是，而非其所当非，又何害于孔门各言尔志，举尔所知之义。"如《难经》有"男尺恒弱，女尺恒盛"之说，先生大不以为然，尝谓"男女形体，纵有不同，然禀受天地之气，父母之遗，原无所异，内而百骸脏腑，外而四肢五官，何非同斯结构，则脉为血络，运动流行，必无丝毫偶异之理，安得谬谓相反？"认为此乃"门外人全未知脉理学者之妄语"而羼入《难经》之中，并对"自汉以后，则学者见是《难经》之文，则又以为圣经贤传，必无后学置喙之理，于是随口读过，不复思索"之学风深表遗憾，大声疾呼"医学以实用为归，且脉理一端，尤其有诸内而形诸外，必不可呼马呼牛，唯吾所欲"。谆谆告诫"读古书之不可死于字句间者。若不分虚实，不辨病因，而昧然从事，亦何往而不为古人所误耶！"先生不迷信古书，于此可见一斑。

### （二）药物学研究的成就和经验

先生对药物的研究，首重于《神农本草经》，认为"其源最早"，是秦汉以前的文献资料，历史悠久，且"言简意赅，含蓄者富"；《名医别录》汇集了《本草经》以后的诸家本草著述，也有极高的价值。他撷取两书之精华，作《本草正义》七卷，在体例上设"正义""发明""正讹"等项，对诸药的性味、功用、主治、炮制、用法及宜忌等作了深入的阐发，集中反映了先生在药物应用和研究上的独到见解和丰富经验。

首先，对药物的性能、主治和临床应用等方面，除了广征博采古代有关文献外，还作了大量颇有见地的充实和发挥，体现了先生敢于发明创新的思想。如对远志的化痰止咳作用，根据《本草经》"主咳逆"的记述，着力予以阐发，认为本药有消痰饮止咳嗽之效，"今东瀛医者，专用以化痰止嗽，颇有奇功"。还对《三因方》有关远志能治痈疽的记述，加以发挥，指出"《三因方》治一切痈疽，最合温通行血之义，而今之疡科，亦皆不知，辜负好方，大是可惜。寿颐恒用于寒凝气滞，痰湿入络，发为痈肿等症，其效最捷"。又如对柴胡、大黄等药，发挥尤为精辟。认为柴胡的功用，约而言之，只有两层："一为邪实，则外邪已在半表半里者，引而出之，使还于表，而寒邪自散；一为正虚，则清气之陷于阴分者，举而升之，使返其宅，而中气自振。"至于肝络不疏，"实皆阳气不宣，木失条达使然"，于治疗剂中，"加少许柴胡，以为佐使而作向导，奏效甚捷"。并强调指出"此则柴胡之真实功用，以外别无奥义"。对大黄一物，他力辟后世本草著述称其有毒的说法，称本品能推陈致新，调中化食，安和五脏，"盖肠胃之消化，血脉之周流，本在以通为补，苟有宿垢留滞，则秽浊不去，即新生之血，亦易瘀积……唯能推荡陈腐，然后可以致新，庶几中气和调，食不碍化，而五脏皆赖以安和……近时西国医学，亦谓此物是补胃妙品，其旨正同"。这种既引经据典，又验之于临床，且融以心得体会的阐述发明，最能令人信服。

其次《本草正义》对部分药物的论述，设正讹、纠谬两项，其内容主要是评议各家论点，纠正讹误，摒弃荒诞不经之说。尽管有些批评持论有所偏执，不免有矫枉过正之嫌，但总的来看，大多切合实际，击中弊端，对于正确地认识药物的性能和主治，合理地用药，大有裨益。如对丹参一药，濒湖《本草纲目》引《明理论》有一味丹参散，功同四物汤之说。云治妇人经脉不调，或前或后，或多或少，产前不安，产后恶血不下，兼治冷热劳。先生对此大加非议，指出"四物方，通治妇女，已属盲人扪烛之谈，乃更出一物（指丹参）之方，宁非绝大笑话！世又安有不问寒热虚实，而用一药一方，可以统治万病之理？"。又如对丹溪"产后不可用芍药，以其酸寒伐生发之气故也"的观点，他也力斥其非，"芍是酸寒，虚寒者固不可用，然尚有小建中之成例在。若是实热当下，硝黄芩连，且皆不避，又安有独禁芍药一味，而乃曰产后不可用芍，则凡是娩身之后，独异此一味，其理安在？"如此辨证地谈医用药，纠正前人立论之偏，确能发人深省，有益于临床。

再次，对于荒诞不经之说，先生则据理驳斥，主张扬弃。如对使君子的应用，针对世俗有"杀虫至尽，无以消食"的说法，指出"凡是诸虫，皆当杀之使尽。今俗人之见，似乎肠胃当有此虫，则食物乃能消化，其说最是可嗤。濒湖《纲目》亦曰俗医谓杀虫至尽，无以消食，鄙俚之言也。树有蠹，屋有蚁，国有盗，祸耶福耶？可知世俗相传不经之说，亦已久矣"。这种坚持科学、弃异端邪说的态度是难能可贵的。

此外，先生对时弊的批评，亦是入木三分。如对桔梗一物，他说自洁古创桔梗升提，缪仲淳、景岳、石顽等宗之，认定为咽痛专药，但对风热实火喉咽病，"正是火势上当之候，更与温升，宁不抱薪救火，而益其炎？奈何庸俗之流，犹昧然盲从，而执定柑橘为咽痛之普通药剂耶！"又举俗医对黄芪"无不节取《本经》'排脓止痛'四字，泛指为疮家必用之药，所以庸俗之书治疡各方，类皆不问虚实，插入黄芪一味……。不知毒势方张而用实表之药，为虎傅翼"。在批评俗医以益母草作为产后套药时，言辞尤为尖锐，指出此药"为活血捷利之品，经前导滞，产后通瘀，皆其明验。然走而不守，有攻无补，血滞血瘀者宜之，而血虚血脱大忌。乃俗医以为破生新，而妇孺又谓女科必服之药，三吴习俗，尤为酷嗜，凡属经病产后，不问虚实，无不恒服，医者信手涂鸦，服者志心皈命。须知导滞之药，岂是一例可用……所见过于宣导，遂成虚怯者，亦所时有，安得家喻户晓，为吾邦一洗其恶俗耶！"

在药物研究上，重视实践是先生的一大特色。他说："医药以切合实用为主"，要"以实验为主"。在这种思想指导下，他对药物性能、主治、炮制等方面的论述，往往从临床实际出发，结合自己或他人的实践经验，予以深入地探讨阐发，使理论紧密联系实际。如对外科痈肿等症，医者每用酒和服，谓"乳痈乳核单方，古法多用酒服，盖欲其迅行及于患处，然此唯坚块初起，其形未大，肌肤亦未变色时，同或可施，而乳症多兼肝胆阳邪，酒能助火，未可概投。若形势渐巨，本欲酿脓者，适以速其成溃耳"。在论述党参补益作用时说："特力量较为薄弱，不能持久，此病后元虚，每服二三钱，止足振一日之神气……故凡古今成方之所用人参，无不可以潞党参当之。即凡百症治之应用人参者，亦无不可以潞党参投之。"凡此，皆本诸实践的有得之见。更值得指出的是，先生还广泛吸取他人的用药经验或自己的心得体会，扩大药物的应用范围，充实新知。如对忍冬一药，认为治痈疽疮疡的功效，其藤叶尤胜子花，尝谓"今人多用其花，寿颐已谓不如藤叶之力厚，且不仅煎剂之必须，即用以煎汤洗涤亦大良。随处都有，取之不竭，其所谓简、便、贱三字华备之妙药也。"他还善于吸取民间的用药经验，以充实药物的作用，如论述白毛藤时指出："吾乡人恒用以治肢节酸楚等症，甚有捷效。"

先生注重实践，还表现在他对药物的实地考察、亲身体验上。如对药物的性味，他常口尝身试，确切了解药物性能。如牵牛子，他作了如下详尽的描述"试细嚼之，唯其皮稍有辛味……又荄气戟人喉舌，细味之亦在皮中，所谓有毒，盖即在此。古方中凡用末子，均称只用头末，正以其皮黏韧，不易细碎，只用头末，则弃其皮，而可无辛荄之毒，颇有意味可思"。

对药物的炮制，先生也有深入的研究，甚至通过亲自尝服，了解炮制对药物的作用。如他对附子的炮制方法影响药效作了详细介绍："唯此物善腐，市肆中皆是盐渍已久，而又没之水中，去净咸味，实则辛温气味，即受制于盐之咸，复受制于水之浸，真性几于尽失，故用明附片者，必以干姜、吴茱萸等相助为理，方有功用。独用钱许，其力差缓。寿颐尝于临证之余，实地体验，附片二钱，尚不如桂枝三五分之易于桴应。盖真性久已淘汰，所存者寡矣！是以苟遇大证，非用至二三钱不能有效，甚者必四五钱。"又如对石斛的加工炮制与药效的关系，亦有精辟的论述，指出金钗石斛"市屋中欲其美观，每断为寸许，而以砂土同炒，则空松而尤为壮观，要之一经炒透，便成枯槁，非特无以养阴，且不能清热，形犹是而质已非……所以吾吴医家，每用其原枝不炒者，劈开先煎，庶得真味，且此物最耐久煎，一味浓煎，始有效力"。若非实地考察，亲自体验，断难有此真知灼见。

总之，《本草正义》是张山雷先生研究中药学主要著作之一，在体例上清晰完备，在内容上博采诸家学说，并详加考订，纠正谬误。书中体现了先生辨证用药的主要特点，反映了其应用药物的实践经验和对一些药物研究的独到见解，进一步丰富中药药性理论的内容。先生也对古今多种药物的炮制方法提出了自己的看法，列举了一些滥用炮制法的谬误。全书处处体现着先生辨疑纠谬、严谨求真、勇于批判，在批判中创新的治学态度，堪称中医药工作者治学之楷模。

（三）脉学研究上的贡献

临证不离四诊，四诊难离切脉，脉诊理论，历代论述诚多，却是多务玄虚，不便后学。先生有感于昔人论脉多"好谈神理，往往晦涩而莫名其妙，则与其失之高远，过求精深，反令后学望洋兴叹，毋宁以浅近言之，而可由迹象以渐启灵明之为愈"。遂博采先贤成说，撷其精义，编成是书，上自岐黄伤寒，下迄明清各家，凡论脉之有理而可为后学启迪者，靡不收撷评论，按类分编，以求脉学之大全。于是，先生所著《脉学正义》，引用正义者计有《黄帝内经》《难经》《中藏经》《伤寒论》《金匮要略方论》《脉经》《甲乙经》《景岳全书》《濒湖脉学》等60余种，分别按其内容，加以条理正义，先之纲领，以挈其要，继之诊法，以立其成，而后诸脉形象、诸脉主病，层次井然，既为研究古代脉学作出重大贡献，也为今后诊断学中脉诊的发展提供了依据，其所创立的分类编次思路，开脉学讲义之先河。诚如先生自己所说，是书之成"虽不敢谓脉学渊微，包涵已尽，要亦此道之精金美玉矣"。

在收录先贤成说之时，先生刻刻以浅近便学为宗旨，反对将脉理讲得高深莫测。例如对于脉神一章，他批评周澄之氏论脉"原文甚长，苦心刻画，有时失之捕风捉影，亦未易示人以无形之色相，乃为删节而录之……同有与原本不同者，皆颐以意增损，求其浅显易解耳"。遂将有神之说归纳为"应指冲和，往来清晰"数字，可谓要言不烦，一语中的。又如对《素问·平人气象论》"寸口脉沉而横，胁下有积，腹中有横积痛"一句为之正义曰："横当读去声，言其刚劲不和也。沉而刚劲，里实之象，故主有积。"深奥经旨一经先生点拨，其义昭然若揭，体现了先生以浅近释精奥的宗旨。类似之论，比比皆是。

先生以为脉学纲领在于脉理，辨脉纲领在于浮沉迟数滑涩长短大小虚实。二者虽有不同，但皆为纲要，故其卷一评论脉学纲领，列脉源、寸口、寸关尺部定位、脉合五脏、四时、胃神根以及阴阳虚实、表里上下、人迎气口、奇恒太素等共十九节内容，详细讨论有关脉学的基本原理，以求在明理的基础上学好脉学，达到纲举目张的目的。卷二诊法大要，力荐先贤辨脉大法旨要。先生认为脉象虽有二十八种之多，若不得要领，则猝难融合。因此主张挈领提纲以清眉目。他首推滑伯仁的"浮沉迟数滑涩"辨脉六纲；次举戴同父的"分、合、偶、比、类"辨脉五法；汪石山的"浮沉迟数"辨脉四要；卢子由的"部位至数形体浮沉往来"辨脉十法；《洄溪脉学》之"浮沉迟数虚实"辨脉六纲以及周学海的"位数形势"为经，"微甚兼独"为纬，博采众长，兼收并蓄。认为二十八脉必以六纲脉统之，才可示人简捷易守之楷模，达到事半功倍的学习效果，不能不说是先生治脉学经验之结晶。

先生论脉，务求切合实际，反对"神谈"、"玄学"。如在诸脉主病一章，对浮沉迟数四纲脉的评述花费不少笔墨。以外感论，浮脉主表，沉脉主里，似成公论，他结合临床认为若至病机变幻之时，则不可一概论之。外感表寒乍感，皮毛之气窒塞，其人尚未发热，脉来未必定浮，湿痹于表，脉亦可见沉细，因此认为临证决不能以脉来沉状不浮而拘泥里证，不敢掺半分表药，反致邪闭不去。又以迟数论，先生认为《素问》"迟者为阴，数者为阳"，只言脉之阴阳之大概，其实迟脉主虚主寒，也有主热主实者。如下利热结旁流，实结于里，脉反不数而见沉迟；痰凝气滞，闭塞隧道，脉亦迟而涩小，非只有元气不充者有之；大病之后，脉见迟缓，乃元气未复，余热未净，亦只宜清养善后，不可遽用温补。可见先生论脉独具只眼，其发挥则又多从临证出发，重视诊脉的实践运用，见解精辟，不同凡响。

先生论小儿脉法，别有见地。小儿脉法，古有定论，如钱乙《小儿药证直诀》曰："脉乱不治，气不和弦急，伤食沉缓，风浮，冷沉细"等。但先生认为，小儿在三岁以内，脉极难辨，赞同前人以食指三关脉纹为诊断依据。并指出"纹仅见于风关一节，为病最轻；若透至第二节气关，为病较重；若透至第三节命关，则病必危"，强调必以医者右手大拇指第一节内侧上廉，轻轻自小儿指端向虎口推之，不可以指面正中之罗纹推其指纹，"谓罗纹有火，恐若动儿热"；也不可自虎口向指尖推去，"使其纹暴长，直透命关"。先生诊指纹重视色泽、形态相结合，认为紫主内热，红主身寒，青者主惊，白者主疳，若见黑色则属不治。至于三岁以上小儿，则当兼察其脉，主张一指定三关，即以一指按定关部，以此指左右展转，以察其尺寸两部。至于脉象主病，先生认为，浮沉迟数、大小长短、形态气势，亦与大人无甚区别唯小儿息促脉数，七八至为平，太过不及均为病。又因小儿骨气未成，形色未正，在病理方面多发病急骤，变化迅速，易虚易实，易寒易热，脉象难凭。故先生于儿科临床证强调四诊合参，方免不误。

对脉学在临床诊断上的地位和作用，先生认为辨证仅据脉象，岂不自欺欺人耳。主张四诊合参，强调"问诊乃四诊中最切实者"。充分体现先生实事求是的科学态度。先生论脉，不仅善于博采诸家之长，更着力于发皇古义，立意新颖。如《素问》对滑涩二脉的机理提出："涩者阳气有余也，滑者阴气有余也。"对此，历来注释不一，众说纷纭。王冰注曰："阳有余则血少，故脉涩；阴有余则气多，故脉滑。"《脉经》则曰："滑者多血少气，涩者少血多气。"以气血两字互较盈虚。先生根据《内经》上下文义，认为"阳气有余，盖言阳热太过，消烁阴液则血少而脉为之涩滞不爽"，与下文"阳气有余，身热无汗"之义刚好合拍。所谓"阴气有余，则言阴液充足，即是血多，故脉为之滑利"。并进一步指出，脉涩间属血少，然气亦安能独多，果是气盛，脉亦何至涩滞不流？脉滑可谓血多，然气亦决不独少，气馁脉又何能圆滑流利？因而认为"涩者气血皆少，滑者气血皆充。"可谓切中肯綮，令人信服。

《脉学正义》全书六卷四章，洋洋四十万言，内容系统全面，是作者医著中的力作。本书首宗岐黄，附以诸贤，参以己意，予以编次分类，疏通证明，引而申之，触类长之，立意不落俗套，正义多有新意。本书更是先生对历代脉学理论的阐发正义，反映了脉学的精华，对后世脉学具有很大的影响，研究它对于掌握脉学具有一定的现实意义，可以说是研究脉学的不可或缺的著作之一。

### （四）临床专长和特色

#### 1. 治疗中风的经验

《中风斠诠》是先生论述中风病因病机和证候治法的专著。此书引古酌今，内容丰富，见解独到，颇多创新，对后世治疗中风有重要的影响。先生于中风病临证诊断用药，每获奇效，无论在诊法上，还是在辨证论治、用药上都有其独到见解；同时在学术上多有创新，很大程度上丰富和发展了中医中风理论。

（1）中风病因，辨析内外二风

《中风斠诠》开卷首篇即叙述风之为病应分为外风、内风两大纲领，指出"大率自外感受者，由浅入深，自经络而脏腑，变化百端，不可思议，古所谓善行而数变者，其故可思也。此外因之风邪……"。先生精研古代医家的医学理论，并结合自己多年的临床实践经验，提出外风为病诊治纲领，即以疏泄药祛风解表。接着又提出"大率自内而发者，因静生动，则猝然震撼，波澜之诡，一往无前，古所谓风为百病之长者，殆指乎次。此内因之风火……"。先生总结前人熄风之良法，提出风之为病内因证治之纲领系潜阳镇定。文中叙述风病之一外一内两纲，文章大意清晰可辨，为其后面的论述做铺垫。接着张先生又强调了明辨外、内两因的重要性，"假使病是外因而不为疏泄，则坐令深入……；病是内因而妄与发散，则狂飚益肆……"。并且对以上论述进行了详尽的总结，提出古时的中风，皆是自外感受，祛除外来的邪风，治疗必须用解表药物温散。而现在所说的中风，都是自内自发产生，是内动之风阳为患，治疗必以潜降镇摄为主。如果临证时不能清晰判别这外内二风之来源去委，则中风诊治，必难获显效。但是作者此处未陈述古今中风属同名异病，给观者留下错误影响。

（2）中风病名、病机和治疗，提出"中风八法"

先生指出，中风病名，早在《素问》已有记载，《甲乙经》《难经》《伤寒论》《金匮要略》均有叙述，下逮隋唐之《巢氏病源》《千金方》《外台秘要》等书，言之甚详。但各书所论，皆指风邪外中而言，与猝然昏仆之内风暴动病形机理不相类似，而用药则麻、桂、羌、防，辛温发散，无不以外因之寒风所中而设。金元以降，后贤辈出，以猝仆之脉证，确与外中风邪不同，论病渐重内因：如刘河间以平时将息失宜，心火暴盛立论；李东垣认为本气自病；朱丹溪则谓湿痰生热，热生风；薛立斋倡真水竭、真火虚之说；张景岳以病由内伤颓败持论，各家所说全殊，而认为病由内因所发，则属一致。而其论治河：河间既以中风为热盛，用药则以辛凉通络；东垣虽知非外来之风，仍用小续命汤、三化汤等方，不能脱出辛温发散以治外风之圈子；薛立斋、张景岳用药偏于腻补，在气火上升、挟痰涌逆之时，欲顾本之虚，遂用滋补，则适以助痰为虐。唯有缪仲淳所谓真阴亏而内热生风，猝然僵仆，初宜清热顺气开痰，而后继用培本，分作两层治法，尚合病机。

昏瞀猝仆之病名中风，本是汉唐以后之通称。证之古书，则《素问》中有是病，无是名。以此知《金匮》以下皆作外风治疗者，初非上古医学之正轨，张伯龙这一创新，突破中风病机之秘旨。先生在此基础上，引证古籍，进一步胪列《素问》各篇，如通评虚实论所谓"仆击、偏枯痿厥……甘肥贵人，则高粱之疾也"。《五脏生成篇》所谓"徇蒙招尤，目冥耳聋，下实上虚，过在足少阳、厥阴，甚则入肝"。《生气通天论》所谓"血菀于上，使人薄厥"。《脉要精微论》所谓"厥成为巅疾"。《至真要大论》所谓"诸风掉眩，皆属于肝。""诸暴强直，皆属于风。""诸热瞀瘛，皆属于火。"《脉解篇》所谓"甚则狂巅疾者，阳尽在上，而阴气从下，下虚上实，故狂巅疾也。"《宣明五气篇》所谓"搏阳则为巅疾。"《方盛衰论》所谓"有余者厥耶？答曰一上不下"等经旨，以说明肝胆火升，风阳陡动，扰乱神志，成为暴仆昏厥，或为目冥耳聋、强直猝死诸般症状，皆由气血并走于上，冲击入脑，震动神经而失其知觉运动之机理，进而融汇中西学说，使两千年来对中风病名、病因、治疗各方面混淆不清者，一扫而廓清之。

清·光绪中叶，山东蓬莱张伯龙著有《雪雅堂医案·类中秘旨》一书，言内动之中风，是为肝风自中而发，由于水亏木动，火炽风生，气血上奔，痰涎猝壅，此即《素问·调经论》"血之与气并走于上"之大厥，亦即西医所谓血冲脑经则昏不知人，肢体不动，口眼㖞斜，或半身不遂，左或右瘫痪等症。是以猝然昏仆，左右㖞斜，痰涎壅塞者，皆无凛寒身热外感见症，即间有微见发热者，亦断无畏风恶寒之象。确切地道明了中风病的机理。

在中风病机的阐述方面，先生最是服膺张伯龙，对其评价极高，称赞《类中秘旨》"是论之屏绝浮言，独标真义，尤为二千年来绝无仅有之佳作"，并提出"血冲脑经"病机学说。张氏在《雪雅堂医案·类中秘旨》的理论基础上，参合"西医冲脑气筋"理论及《素问》"大厥、薄厥、煎厥"等，提出中风发病的最主要病机是肝阳升浮，载气血上浮以扰动脑经，肝阳也可挟痰、气、火三者共同为病，为中风病的治疗奠定了新的病机理论基础。强调今人以昏瞀猝扑为脑病之不妥，他认为脑是受病之部位，而非酿病之本源，这样的论述得到后世医家的认可。张氏将《类中秘旨》所论之"脑气筋"补正为"脑经"，"西学脑经之论，其始译西人之书者，译之为脑气筋。或称为脑经者，以其发源于脑，而分布于全体也。"先生十分重视肝肾在中风发病中所起的作用，延用了张伯龙"卒发之'中风'证是上实，而上实由于下虚，则其上虽实亦为假实……而其下之虚"。认为中风证属上实下虚，水亏而火旺，原其始而探其终，虚阳之上升，比本于在下真阴之不足。张氏在此基础之上，通过临床的验证和发挥，形成了更完善的内风血冲脑经病机学说。先生强调对于上实下虚，必须分作两层来看，先申请病情之标本虚实缓急，治法之先后才有次序可定。张氏提出"盖肾水之虚，耗于平时，为是病之本；肝木之旺，肆于俄顷，为是病之标，急则治其标，缓则培其本"。

先生对猝倒昏仆之时，即用镇摄培补之治法，认为"不分缓急，殊欠允当，未敢苟同"；阴虚于下，亦多痰壅于上，独无治痰之法，亦是缺点。指出内风之动，由于肾水虚，肝木旺，则属至情至理。"肾虚肝旺"四字，必须分作二层，盖肾水之虚，耗于平时，为是病之本；肝木之旺，肆于俄顷，为是病之标，急则治其标，缓则治其本，先圣仪型，久有明训。且滋肾之虚，须当滋养，非厚腻不能填根本之真阴；治肝之旺，须当清理，非潜镇不能戡龙雷之相火，两法相衡，已难并行不悖。况且火升气溢，必挟其胸中之固有浊阴泛滥上冒，所以此病之发，未有不痰涎壅塞，气粗息高者，即使外形或无痰塞，而其实气火俱浮，中脘清阳之气，已为浊阴蒙蔽，断不能投以阴柔黏腻，助其室塞，所以治此证者，皆当守定镇肝息风、潜阳降逆一法，而佐以开泄痰浊，方能切合病情，而于肾虚之本，非唯不暇兼顾，亦必不能顾。至于对肾虚培补一层，先生认为"必至气逆已平，肝火已戡，痰浊不升，脉来和缓，然后徐图培本，滋阴之法，始可渐渐参用。"若不分次序，而于气火升浮、痰浊壅塞之初，即用滋腻潜阳并进，既缓摄纳之力，又助浊阴之凝，先生对中风之始，治分两层，说理明确，独具见地，这对于指导临床，具有重要价值。

对于中风的治疗，先生认为内风暴动，气血并走于上，颠仆痰涌，昏迷痉厥，症有闭脱之分，形状相同，治法则大有区别。闭者是痰气之室塞，脱者是正气之散亡，闭者宜开，脱者宜固，开关固脱，为治疗中风猝仆一实一虚两大法门。但症情复杂，审因论治，理法步骤，不可紊乱，如肝阳宜于潜镇，痰涎宜于开泄，气逆宜于顺降，心液肝阴宜于培养，肾阴宜渐滋填，偏瘫宜于直通，必须分清阶段，妥善用药。先生据多年经验，别开生面，提出"中风八法"，理法方药，均有精细独到之处。

其一，闭证宜开。先生认为，中风猝暴昏仆，由肝阳上升，气血奔涌，冲激入脑，扰乱神经，必挟胸中痰浊泛滥上凌，壅塞清窍。故症多目瞪口呆，牙关紧闭，喉中曳锯，鼻鼾气粗，是为气火升浮，痰塞隧道之闭证。治此证者，必以开其闭塞为急务，而潜阳降气，镇逆化痰，犹在其次。如气窒不能出者，必先通其气，通关散之搐鼻以取嚏，针水沟、合谷等穴以回知觉；牙关不开者，用乌梅肉擦牙，酸能抑木，摄纳肝阳，化刚为柔，而紧闭自启。俟晕厥既醒，声出牙开，则急进潜阳镇逆化痰之药。此等闭证，是痰气郁窒与夏令暑疫秽浊及南方山岚毒瘴不同，凡芳香逐秽，如诸葛行军散、痧气蟾酥丸等，皆非所宜。若用之则奔窜奋迅，适张其气焰，必至气不复返。即如牛黄、樟脑、麝香之开心气、通经络、走窜开泄之品，虽不致气厥不返，亦恐引痰深入，无可泄化，徒以酿成癫痫昏迷之痼疾，不可复疗。而欲开泄浊，则少参芳香正气、振动清阳、荡涤浊垢，如石菖蒲根之清芬化痰，庶不致窜散太甚。

其二，脱者宜固。先生指出，猝暴痉厥，由肝阳上升，热痰壅塞，多属闭证，然亦有真阴虚竭于下，致无根之火，仓猝飞腾，气涌痰奔，上蒙清窍，忽然痉厥，而目合、口开、手撒、冷汗淋漓，二便自遗，气息俱微之脱证。治法尤必以摄纳真阴，固护元气为急务，恋阴益液，潜镇虚阳，双方并进，希冀挽救一二。如用人参、阿胶、鸡子黄等滋养与龙牡、玳瑁、龟板、鳖甲等潜镇之品，浓煎频灌，若肢冷脉伏，或自汗、头汗如油如珠者，则阴亡而阳亦随脱，则必用参附其痰塞喉间，欲咳无力，药不能下者，必以真猴枣煎石菖蒲根汤先服，藉平其逆涌之势。局方黑锡丹之镇纳浮阳，温养下元而能坠痰定逆，也是必不可少之要药。且在数日之内，虽神志清明，亦多倦怠嗜睡，则必以大剂滋养继而投之以固根基，以扶正气。

其三，肝阳宜于潜镇。先生认为，猝暴昏仆之证，无论或闭或脱，其所以致此猝然之变者，皆木火猖狂，煽风上激，扰乱清空之窍，或龙雷奔迅，僭越飞扬，而离其安全之乡。盖木焰之鸱张、龙雷之暴动，无论为肝为肾，皆相火不安于窟宅，故潜藏为急要之良图。潜阳之法，莫如介类，珍珠母、石决明、玳瑁、牡蛎、贝齿、龟板、鳖甲数者，皆为潜阳妙剂。石类中之磁石、龙骨，具有吸引力者，其用亦同，药品虽甚寻常，呈效最为敏捷。金石类之黑铅、铁落、赭石、辰砂等，镇坠具长,痰火上壅,体质优富者宜之,虚脱者又当顾忌。余如石英、浮石、元精石、寒水石等,力量较薄,亦可为辅佐。若肝火炽盛,气火嚣张,弦劲实大,气粗息高,或扬手掷足,或暴怒躁烦,巅顶俱痛者,则用羚羊角之柔肝抑木,神化通灵者,驾驭其方张之势焰,抑遏其奋迅之波澜。古方如龙胆泻肝汤、当归龙荟丸、抑青丸等,皆可因时制宜,随症选用。

其四,痰涎宜于开泄。先生认为,卒中之证,肝阳上扰,气升火升,无不挟胸中痰浊,陡然泛滥,壅塞气道,以致性灵蒙蔽,昏瞀无知。盖气火之上凌,尚属无形,而痰涎盘踞,是其实证。故室塞喉关,声如曳锯,或盘旋满口,两吻流涎,不治其痰,则无形之气火,亦无由息降。治痰之法,形壮气实者,荡涤之,如稀涎散、滚痰丸、控涎丹、青州白丸子之类;形馁气衰者,泄化之,如二陈、杏仁、贝母、枳实、竹茹之属。胆星、天竺黄、竹沥、荆沥、桑沥数者,性最和平,而力量又堪重任,无论力虚力实,皆宜用为正将。唯痰本浊腻之质,芳香化浊之石菖蒲根,力能涤除垢腻,直抵巢穴。又有远志一味,味微辛,性微温,最是化痰良剂。先生特别指出,牛黄为清心化痰之要药,专走心经,以清心热之力有余,而化痰浊之效则显不足。若痰浊滞留脉络,用牛黄则可将痰涎引入心包而无可泄化,滞塞心窍而重者可致患者不省人事,轻者则频发癫痫,故临证须谨慎运用。众所周知,中风病是由于气血逆乱,或血溢脑脉之证,风、火、痰随之痹阻脑脉,痰浊是其中的一个重要极其重要的病理因素。由此可见,先生治疗中风,采用开痰泄浊,真可谓是洞见症结。

其五,气逆宜于顺降。先生认为,卒中之病,火升痰升,皆属于气逆为患。先生融汇当时西医血冲脑经之说,以为血为有形,剖验可见,气乃无质,剖验不可见,并解释当时西医家解剖所得脑中积水,乃气血上冲入脑,殆生机即绝,气不率血,则血为死血,血不利则化而为水。其说与《素问·调经论》"血之于气并走于上,则为大厥"相切合。先生认为治疗此证,不顺其气,则血不自降,而痰也不能平定,肝阳亦无法潜藏。如其气能降,即《素问·调经论》所谓之气反则生;其气不能降,即《素问·调经论》所谓之不反则死。顺气降逆的方法很多,如前所述潜阳镇逆、摄纳肝肾及化痰开泄等法皆寓有顺气之义。古方之乌药顺气散、八位顺气丸、匀气散等以顺气为名,但古人杂以麻黄、川芎、白芷等辛香之品，并不完全切合内风之用，对于痰壅气升之实证者，用参甘白术，反增满闷；至于古方二陈汤、温胆汤等亦可作为消痰降逆之辅佐。又有匀气散、乌药顺气散等方，也适合此证。先生评判世俗习用苏子降气汤虽以降气为名，而其用药多苏子、沉香、厚朴等辛温苦燥之品，治疗寒喘气粗尚可，治疗肝火痰热则谬。

其六，心液肝阴宜于培养。先生认为，卒中之患，其病标皆是肝阳暴动，其病本即为血液不充。盖肝之秉性，刚而易扰，必赖阴血濡涵之，则刚木柔驯，而无暴戾之变。所以治肝之法，急则定其标，固以镇摄潜阳为先务；而缓则培其本，必以育阴养血为良图。唯真阴之盛衰系之于肾，而血液之枯菀系于心，肝阳易动之人，必有惊悸、怔忡、健忘、恍惚诸症。肝病培本之计，虽宜滋肾之水，补母以及其子，亦必生心之血，助阴以涵其阳，此亦治疗肝阳者所必不可忽。养心正药，则枣仁、淮小麦、茯神，余则清热化痰，以安其固有之正气，以此宁神益智，安定心君。此养心宁神之法，清而不滞，淡而不浊，无助痰之患，有养正之功，可与潜镇抑降，并辔扬鞭，分途奏绩。又有培养肝阴之法，如滋水清肝饮、一贯煎等，皆主养阴，而能疏达肝气，苟其痰浊已化，亦可参用以图善后，此则治血虚风动之根本良法。

其七，肾阴宜渐滋填。先生指出，中风，以肝为病之标，肾为病之本，若肾水不亏于下，则肝火自不会逆于上。所以，治肝阳上亢者，滋肾填精之法必不可少。先生认为肾水之虚耗，积之有素，非一时之功，殆至木失水涵，而为肝阳暴动之候，"是为研究病本之远因，必非治疗见证之急务"。先生强调，临证治疗须分清标本虚实，定好缓急次序。肾水不足虽为内风之根本原因，但在肝阳暴动之时，急当潜镇摄降，若在此时应用滋肾黏腻之品，病必不能除，反而滋生痰浊，壅遏气机。只有在潜降摄纳之后，气火渐平，且痰浊不盛之时，方可徐图滋养，以培护根基，木得水涵，而肝阳可无复动之虑，是治疗善后的要点。只是滋养之法良多，量体裁衣，或补阴，或补中，无法尽述。但内风之气升火升，上激扰乱脑经，终属肝肾阴虚，虚阳浮动，必以滋养肝肾真阴，为善后必须方法。六味地黄丸、四物汤等补阴养血诸方，古人研析详尽，选药灵动，不呆不滞，可以应用。

其八，先生认为，中风虽以猝暴昏仆为主，但多兼有肢体不遂，肌肤不仁诸症。其平时无恙而突然肢体不用者，皆是脑神经被气血扰乱而致其功能失常。先

生指出，病虽在反映肢体上，病源实在脑神经处，得病之初，治疗不潜其阳、降
其气，则上冲之势焰不熄，即神经之扰攘必无已之时，并提出凡属通经宣络之药，
动而不静，走而不守，恰恰能助其上逆奔涌之势，万万不可轻用。古人治痹成方，
可以随机选用。唯有在数日之后，病势逐渐平息，气焰稍熄，其气稍和，而肢体
瘫痪症状仍旧如故，可见经络隧道已被痰浊所壅塞，血脉不通，气机已滞，成为
肢节络脉之瘤疾，此时正是运用之时。若尚在旬月之内，经脉窒塞不甚，或有疏
通之望。此时则通经宣络之法，必不可缓用。先生指出通络之法治疗中风，必需
把握住时机，若其肢体不遂发病已久，如械生锈腐蚀，虽有灵丹妙药，也难起效。
忽然出现肢体不遂，都是气血上涌，脑神经不用之病，治疗必以宣通经络之法，
活血疏风诸药不可以妄用。张氏认为桑之枝叶根茎皆可用，能通血气，达经络，
治肢节之病，其中以桑枝最为效用。

　　以上八法，先生说理清澈，洞见症结，特别是对肝阳浮越，气焰嚣张之时，
禁风药升欲以助气火，禁表药疏泄以速亡阳；不宜芳香走窜以散正气，不可温补
刚燥以耗真阴；滋腻养阴，必须切合；呆笨补中，反壅气化等等，理有可寻，明
白晓畅，言前人所未言，裨益后学，殊非浅显。

　　（3）总结中风脉象

　　先生通过在长期医疗实践过程中，通过对脉学专著的研究和临床验证，将中
风常见的脉象归纳总结为"弦、劲、滑、大、浮、数、浑浊，甚者上溢促击，虚
大散乱"。并对此进行了进一步的阐释，"弦而劲者，肝木之横逆也；滑而大者，
气焰之嚣张也；浮数者，阳越不藏，其势自不能沉着安静；浑浊者，痰阻气机，
其形自不能清晰分明。且也气血奔腾，横逆犯上，脉象应之，而上溢入鱼，促数
搏指，亦固其所。尤其甚者，则脑之神经，既为震动，而脉络周流，失其常度，
为豁大而无神，或且散乱而无定"。脱证脉当有力而弦劲；脱证当无力而虚大。张
氏认为愈大、愈促而且愈劲，上冲之势必定愈甚，而气血必将不下返；而脉愈大、
愈虚而且愈散，气血涣散之象昭明，则逆上之血亦将不返。指下模糊、浑浊不清
者，则系气血痰湿相凝集搏结之象。肝风内动之脉，以浮大促上最为常见。涩、
小、微、弱脉，在肝阳暴动的初期并不常见，然而闭证气机阻塞之极时，而周身
脉道位置阻塞，于是弦、滑、洪大之脉逐渐转变为伏、小之脉，这是气血不下返

的危候，临证当谨慎。而脱证先见虚、大脉者，逐渐转变为虚微、散乱，以及指下全无，这也是气血耗散而不可救的危象。由此可知张氏见微知著，临证功夫之深。

（4）概述中风先兆

先生认为内风类中生往往是顷刻即会发生，当其未发作的时候，其人虽行为举止如常，睡眠饮食无恙，但必定有先机征兆出现。张氏认为肾水的耗损往往是一个日积月累的过程，"病根潜伏，藏气变化，酝酿者深，乃能一触危机"。可以由此看出中风病（内风）的日常防护不容忽略。《中风斠诠》中告诫我们临床凡见如下表现中的任何一种出现，均提示系内风将要变动的征兆：①神志不宁；②头晕目眩；③夜寐不佳，梦扰纷纭；④脑力衰败，记忆力减退；⑤虚阳暴露，颧红颊热；⑥步履不稳，头重脚轻。应及早预防。并告诫人们善于养生者于危机乍露之初即慎为护持，静加调摄。疗疾于未病之时，当可以收到事半功倍的效果。

总之，先生《中风斠诠》主要学术思想在于：辨析内外二风；辨证中风病名，阐释中风病机，提出"血冲脑经"病机学说；辨析中风用药经验特色，总结中风八法：闭证宜开，禁用辛香走窜；脱证宜固，治当条分缕析；镇肝潜阳，须辨闭证脱证；开痰泄浊，当审体质虚实；顺气降逆，忌投风药升散；养心培肝，慎用厚味滋腻；滋肾填精，重分缓急次序；通经宣络，忌用疏风活血。并在此基础上总结中风脉象，概述中风先兆，便于后世医家及时诊断。

**2. 治疗疡证的经验**

先生继承黄墙朱氏之学，对疡科造诣尤深，医术精湛，所著《疡科纲要》《疡科医案平议》等，集中反映了他在这方面的学术特长和经验。

（1）判分阴阳

先生对疡患的辨证，首重分别阴阳。习惯所谓：热证为阳，寒证为阴；红肿焮热为阳，平塌坚硬为阴。先生认为不能仅囿于这一概念，指出：阴阳二证，虽无代表之字面，未尝无界限之可言，但取义也非一端，可据人体经络部位、结构之内外，病因之寒热虚实，病势之迟数，病形之浅深，肿痛之坚软缓急等而分辨之，绝不能就症而论。并强调红肿一症，未可定为阳证之代表，力辟《外科证治全生集》以"痈疽"二字判分阴阳，以高突红肿为痈，为阳证，坚块不红者为疽，为阴证之说，并阐明"痈疽"二字本义：痈者壅也，疽者止也，皆为气血壅闭，遏止不行之统称，绝不可执此二字而妄为分别。列举了脑背疽，病在太阳寒水之经，虽有外形红肿焮发，而患者脉多细小，舌必白腻，均是阴证之确候，于法必当温经宣托，方免内陷，误投凉药，危证立见。又如在论述阳证有皮色不变者说：疡发于肌表之里，去皮毛尚远，则内纵成脓，而肌表必不改色；或肩背肌肤致密之处，及其人之皮色苍老者，发病虽浅，色亦不变，又何得因其不红，而概为之阴证？认为辨别外疡之阴阳，必须审察其人之气体虚实及病源浅深，而始有定论。望色辨脉，兼验舌苔，能从大处着想，则为阴为阳，属虚属实，辨之甚易，若仅拘于局部部位、方寸间之形色，则于病情病理两无当也。

（2）辨治外候

肿疡外候，不离肿痛痒木诸症，因此分辨症候，审因论治，至关重要。先生认为肿之形势，各有不同；病之源流，亦非一致。大率肿在皮肤之表，肌肉之中，虽有大疡，尚多易治；若在筋骨之间，大节之界，起病虽微，亦多难疗。强调不宜单凭肿之大小缓急辨别轻重，要视病位之浅深，肿痛麻木之形势，及全身情况，综合判断。一般而言，肿势四围分明为顺；散漫无畔岸者为重。先肿而后痛者，其病浅，多为外疡轻症之常态；光痛而后肿者，其病深，非附骨大疽，即流痰、流注之属。但肿而不痛者，上为风邪，下为湿邪及赘瘤也。肿渐坚巨而渐痛者，内脓已成，难期全散；肿常绵软而不甚痛，气血必衰，真元败坏。凡肿势蔓延而痛在一处，脓毒有定，其形虽巨，可冀其聚而不散；肿势散漫而无处不痛者，毒邪四散，其势方张，肿疡恒无发痒之例，即有之，在上必兼风化，在下必兼湿化。唯疔疮大肿，脑背疽之漫肿，毒势未达，脓犹未成，走散内陷，为祸基矣！而溃疡流脓畅达，四围余肿渐消，此又气血流通，除旧布新之佳兆。古人尝谓："痛则不通，通则不痛。"然痛之形势、部位、情状不齐，症势大异，统论之以知痛则吉，不痛则凶，若肿势既束，痛反剧者，毒已成熟，由深及浅，此内脓已聚之征也。腐烂既巨，而始终不甚痛者，唯湿疡为然。皮肤之病，湿重热轻，如臁疮之类，治宜清燥；而脑背疽，元气式微，间亦有之，则非温补托毒不为功。要言之：痛者其症犹轻，必多易治；如其日久如故，竟不作痛，每多痼疾难疗。它如乳岩、石疽、瘰疬之属，附骨、流痰之伦，皆疡患之多酸少痛，总是重症。溃疡之毒去痛衰为吉，痛渐减，病渐瘥。若既溃而痛仍炽，非治疗不当，即手术之不精，或外治不合机宜，自然之坏证，尚是无多。先生认为所以不痛，皆因正不胜邪，无力相争之故，治之于早，其人体质犹强，能投滋补，亦多有效；若素禀不坚，而复迁延日久，邪势既张，正气更惫，则必不治。顽木不痛之症亦同，即疡患大症如头面疔毒，以及附骨之阴证，若不痛痒，多致变端，一般皮之疡，腐溃日久，反复频仍，流水不彻，痛痒俱忘，虽不为大患，然脂膏已耗，痊愈无期。先生之论肿痛痒木，既分且合，相互印证，验之临床，信而可征。

（3）审察脓（血）水

审察脓血水，以决病之虚实，又是先生疡患辨证之特色。疡患不散，终将化脓成溃，然脓之与水，皆其血肉所蕴，阅历者常以验体质之盛衰，决病情之险夷。先生深通其法，他说：以脓之形质言，宜稠不宜清；其色泽，宜明净不宜污浊。稠厚者，其人元气较充；淡薄者，其人本真必弱。若质稠而清华朗润者，气血充足，最是佳境；黄浊稠厚，色泽鲜明，为气血有余。指出凡普通疡患，常以溃脓为顺，流水为逆。如若溃已有日，其脓清澈不稠，或仅见黄水，或竟流清水，绵延渐久，是其人正气不充，滋养力薄，必以养胃健脾，助其生化之源。若疔毒不聚，有水无脓，及脑背疽化脓不成，仅见黄小隐隐，则肿必大坚，毒易内陷。石疽、失荣、乳岩，时有水、有血及坏证败浆，此又流水之最恶候也。且说：脓中兼血，则血络亦腐，血自络出之故；杂见鲜血者，即络中之血与脓俱泄也。脓血不分，形色不纯，已有正虚邪盛之虑；凡见紫暗晦滞，如腐败之猪肝，黑白难名，日久迁延，多有变幻。至于水疔、鹤膝症，有湿热、寒湿之别，早日以针泄水消肿，可免化脓大腐；血痣、血箭，至无故血溢，虽非外疡，皆由气火奔腾，治宜大剂清心肝之火，镇而抑之，庶几龙相安潜，波澜大定，医者又当别论。如是辨证，泾渭分明，可师可法。

（4）辨脓成否

肿疡已成，不能早知有脓，早决泄毒，则外不达而内溃日深，易成坏证。先生对此非常重视，指出习俗所谓：指按深凹者无脓；按而即起有脓。皮肤热者为有脓；不热者为无脓，甚至有谓漫肿无垠，以湿纸贴之，有一处先干，则其处有脓等，皆不足据，并总结了一整套指下辨脓的经验。如：漫肿不束，按之皆坚，病势未基，脓未成也；若按之已痛，而以指端重按一处，其痛最差者，其中必已成脓，但深在肉里，未便即动刀针，仍须围药以束其四周，而服透达之剂，提脓外边，一两日其肿较高其脓较浅，再按之指下已软，可以奏刀矣！若漫肿坚巨，以指端按之四围坚硬，而中有软陷者，肿成而尚在浅处；或肿势散开，延及盈尺，按之皆坚，而以二指距离一两寸，彼此迭按，坚肿之下，隐隐软陷者，亦深处之已成脓者也；若至漫肿燉起，皮肤绷紧光亮，则不必手按，则已知皮内皆软，脓必盈盆矣！对于某些部位辨脓较难者，更要求能明辨秋毫，指出劳力之人，指节生疡，其皮坚老而厚，肉又极少，发肿之时，是否成脓，最难辨认，其肿势未巨，而亦不高突者，则必以指尖细按，果有一点已软，即为成脓之症。又有腹部空软之地，内发肠痈，肿必不高，形亦不巨，内虽成脓，而指下殊难分辨，若重按之，则腹部本软，随手下陷，是其常态，然既有坚块，果能以指尖于成块处，细细体会，自能得心应手。谆谆告诫：辨脓虽难，而尤不可不辨之于早，盖疡生臂膈臀腿等处坚实部位，脓成三五日而不能早决，不过内攻渐巨，痛苦较多，尚未必遽有奇变，唯腹部空虚之地，果已成脓，而不能早泄其毒，势必内溃日，不幸而穿肠，或破内膜，即为坏证。医者之决断少迟，即病人性命出人之界，胡可不慎之又慎？另外，先生对背疽、脑疽、腹皮痈三者，认为与他证之脓成皮里者，显然不同，内必以托毒外出为主，外以呼脓拔毒，非精良之药不为功，苟得脓毒透达，即可十全无憾。头面之疔，外治同前，内服又当重用清解。凡此，皆是得之临床的经验之谈。

（5）据脉辨证

先生还强调据脉辨证，形神合参。历代脉学之精微，大率皆为内科而言，先生根据多年经验，针对外疡诸证特点认为证发于外，脉见于里，亦自有彼此影响，历验不爽之理，并就 28 种脉象，切合外疡者，详其形态，溯其源流，以定吉凶、以别疑似，务必见微知著，心与神归。

就疡科计，先生认定，切脉辨证之时，必随四时阴阳，其人禀赋虚实，气体动静而相与变迁，凡 28 种脉象无一不当作如是观。择要而论，浮沉者，仅浮主表，沉主里，已不能切中病机，符合事理，以脉对证，浮唯上焦风热诸证，病本在表而又属风邪热毒；沉则附骨大疽，痃癖积聚，寒凝络室，气血壅塞者偶有之，绝非轻恙。但疡患为肌肉之病，虽曰痛则不通，脉必不宜过于浮露然壅者不化，结者不开，脉常沉涩不起。迟数者，脉之缓急也。肿疡脉数，皆为病邪之有余，其势方张，其毒方盛；脉迟多属正气不支，寻常之疡所不应有。脉之大小言，一般为禀赋使然，如从病脉计，肿疡已成，气滞血凝，其脉宜大不宜小；溃疡即气泄血耗，其脉宜小而不宜大。滑涩者，脉之气势也。肿疡脉盛或湿邪停滞，皆实邪窒塞，气行不利，脉象多涩；酿脓之际，气血相搏，脉象多滑。故肿疡已成、未成之时，阅历者即可以脉之滑涩决之。只是溃疡脓泄，脉以滑利为顺，涩滞为逆。滑则正气之充，涩则血灌已耗。长短脉虽随人之禀赋，临证却可决正邪虚实。肿疡脉长无非阳邪势盛；脉短则大毒坚凝。溃后排泄，短看似尚合宜，长者必多变幻。虚实者，脉学之纲领，难于肿疡不可等视。肿疡脉虚，虽曰病有余，脉不及，然苟非大证，形神未馁，未必遽为大害；肿疡脉实，虽非病为实邪，脉证相合，然大毒盘踞，蒂固根深，究属可虑。又弦紧革牢从实治；软弱微散从虚求。芤主失血，为疡不恒有此，有则补养滋填，势不可缀。动脉主痛，伏脉亦然，唯伏脉苟非病邪之深邃，则阴寒之凝固，必非一朝一夕之故。至于结代脉，代死结生，显有区别，而疡证不当有此，非内痈固结，或痛势极炽，即真元不续，终非佳兆。促脉，短速之义，多为上部实热壅而为疡。上鱼入尺，主病有余，上则心肝阳盛，为疡多见头面疔毒实火之症；下则肝肾火炽，二阴毒火诸恙方张。水疗阳发，时亦见之。先生据脉辨证，既论其常，又析其变，非仅仅拘于脉之形迹，强调要各随其病势进退而相宜得失，阅历有得之见，尽在其中。

（6）行气为要，从痰论治

古人治疡，注重气分，洵为握要之图。为此，先生倡说：疡之为患，必肿必痛，贵其因，气血壅滞，窒塞不通而已，其治唯行气理瘀必要，而行气可万全无害，抑且血之壅，即由于气之滞，苟得大气斡旋，则气行血行，一举两得，故凡通达经隧，宣导络脉之法，无一不在"行气"二字之中者矣。

外疡从痰论治，又是先生心得之一。恒谓肺为生痰之源，胃为贮痰之器，以肺为呼吸之机，胃为水谷渊薮，此痰饮潜滋暗长于之中，显而可据。对此，他独具见地，尝谓：若夫经络肌肉亦多痰病，则非肺胃之痰可以随气血流行以入经隧，责其运行不健，营卫周流偶滞，遂令络中固有津液，留顿于不知不觉之中，此四肢百骸，皮里膜外所以停痰积饮之渊源，可外发痈疡之多痰证。并且指出：痰能为疡，其基础本于气机之阻滞，其成就亦别感触之原因，同是痰病，浅深、部位不一，果能分别源流，投机处治，当亦可以十全八九。其论别开生面，多有发挥。

（7）清润寒凉，温养补益

疡患肌肤灼痛，内腐成脓，无非热郁于中，消烁为害，故先生首肯世俗注意于清润寒凉一途，主张用药宜轻灵而不泥。他说方有不齐，求其分量咸宜，似亦不易，仅记芩、连、膏、黄、银花、地丁数味，难尽疡医之能事，并引证临床认为：宜于大剂寒凉，而不虑其太过，唯毒火疔疮、红丝疔之属。足部水疔乃湿火，毒火相合，治当微分门径，犀、羚、芩、连可救危难，而必以淡渗辅之。至于溃疡，则视症之险夷，苟非阳发水疔，绝少大凉之法。虽说溃后有火宜清，但最宜顾其元气，而尤以调和胃气为主。若寒损胃，且耗真元，若不知分量，唯以清凉解毒，不但无功，反致贻害。

温养补益，治疡者亦为必备之法，先生谓：外疡宜于温养大约只有两种：一则脑背疽，寒在经络，其外形且多红肿发热，唯病发脑后，部位属阴，且太阳寒水之经，外证必恶寒畏风，舌必淡白无华；其湿痰盛者，则多白腻、腻厚，舌亦必不红绛，脉必细涩无力；即间有浑浊大者，则毒盛肿盛之故，于法必温经宣化，且必升举大气，通行经络，虽有大证，效如反掌、误投凉解，危象立见。一则附骨环跳之寒在筋骨，初起经掣骨痛，不能行动，甚者足短不伸，动则大痛，而皮肤肌肉尚未肿也，治亦温经散寒，通经宣络。然此类证候，先生特别指出：日久势必寒邪化热，热药必不可过度，过则热化，助其脓成，与脑背疽始终治从温化，同中有异。它如寒湿证，虚寒证用药，均须从此。另又告诫：痰核疬串，乳疬乳岩，失荣石疽诸顽证，其始坚硬异常，未始非阴寒凝结之象，而此等病源，皆挟郁火，且多阴虚之体，和血养阴，犹虞不济，慎不可辨证不清，一味盲从。至于补益之法，他认为：除虚损流痰，腰疽肾俞，附骨环跳，绝少虚证，而此类疡证，皆为气血俱衰、运化不健，痹着不行，非得补益之力，流动其气机，则留者不行，着者不去，然必非恃参芪可以溃中。此外，脑背疽，既经腐化，脓毒不畅，息肉不脱，无非气血不充，不能托毒外泄，亦非补益不为功。老人虚人，尤宜温补。就溃疡而论，其人果有虚证，必当补养，然以宣络行气为先务，因毒未清，终防死灰复燃，补而益炽，习俗之滥用黄芪之弊端，直是养痈贻害。并说：医以治病，非以治虚，有病则以去病为主，"补养"二字，绝非通治百病之法。至于提毒拔毒，在疡患之成，初无托里之法，唯附骨大疽，脓成于里，不能透达外泄，一时未便奏刀，则不得不投透脓之剂，速其外达，皂刺、山甲固也偶为借重，漫肿无脓，不可轻投。先生列举脑背疽，以有脓外达为顺，无脓内陷为危，非用透脓之法，不过宣通气机，疏达腠理而已，川芎、当归、续断，足以了之，非皂刺、甲片之任也。轻重缓急，恰到方寸。尤须注意的疔毒大疡，解毒清热，必不可杂以透脓之药而脓自无不透，此外疡又不可不知。而对于溃疡善后，他提出要以养胃为主，认为只要毒焰已衰，无论如何大证，但得胃气一调，转机立见，纵其溃烂巨，亦可指日收功。还指出：溃疡脓泄已多，正气须顾，但厚腻必所不胜，早投蛮补，碍胃减食，尤多变幻，能守轻清养胃，才是疡医老手。待脓去痛定，余肿渐消，胃气旺则鲜猪白肉在所不禁，取其清热化毒，又可养阴以助津液，血肉有情，竹破竹补，正是疡家应需妙品。

（8）内服外治，中西结合

先生对疡患的治疗，内服外施，诸法咸备。疮疡为病，发见于外，病本内因，治宜内服外施，交互为用，不可偏废。尤其是大痈大疽，非通乎内科学，不能措手。他盛赞余听鸿氏《外证医案汇编》注重内证论治，一洗外科通用套方之陋，理法精密、颇得治疡正轨。先生在强调内治的同时，也指出外治的重要性，他说：凡轻浅之证，专恃外治，固可以收全功，而危险大疡，尤必赖外治得宜，交互为用。亦指出：疡之外候，层出不穷，按之实际，无不以内证为权衡，而对于外证，如消毒止痛，去腐生新之类，必须有二三味合宜之药为之导引，而后内外各如其分，否则全无关系，又安能收复杯取效之应？先生认为疡家药剂，必随其人寒热虚实、七情六淫、气血痰湿诸证而调之。并列举了退消、行气、治痰、清热、理湿、温养、补益、提脓拔毒、溃后养胃等内服之法，条分缕析，探本穷源。至于外治诸药，退毒围毒、温散凉散、提毒消毒、止痛止血、收湿止痒、去腐生新，诸法咸备，与内服煎剂，各收效果。在内服诸法中，他首先强调退消为大法。所谓未成者必求其消，治之于早，虽是大证，而可以消散于无形。并说，消肿之法，最为细密，一病有一病之来源，病本外因，则风寒暑湿之浸淫，各随其感触而成疡患；病本内因，则气血痰郁之壅滞，流注于经隧而发大痛，故须正本清源。外感者，撤其邪；内伤者，理其气，行其血，导痰涤饮，无一非退消之良剂。并明确指出诸疡之系于六气者，乃由气化之偏，时邪之胜，袭于肌腠筋肉而成，与内科时病，殊途同归，理无二致，其治必先撤其外邪，而癌肿乃有消失之望。

先生认为：薄贴末子洗涤等事，允为专门学术，非研究有索，阅历深而细心体会，亦不能悟彻此中神化。综观先生外治之法，张药不必贵而奇，唯在适用而有实效，反对汇集重价之品，一陶同冶。他说：世俗治疡，珠黄以外，血珀、珊瑚，号为八宝，其值兼金，然试按性情、效力，无非借此之名，聊以自高身价，何尝有切合之影响？指出：纵曰珠黄解毒，脑麝宣通，意亦犹是，究竟一金之值，买得几何？少服力量甚微，多服可破中人之产，费而不惠。故常以牡蛎粉代珍珠，人中白代牛黄，如生肌收口之珊瑚粉，不过借重其名，只用血竭、石脂、牡蛎、海螵蛸等之类，功效昭著，比诸珠玉宝贵，实无愧色。它如急性子消坚肿；乌梅肉炭平胬肉；壁虎尾尖用拔瘘管；龙眼核炭以止血；麻油调石灰清水治烫伤；乌芋粉，目赤星翳，允为实火目病之神丹；西瓜霜治喉痛红肿……简而有效，功如新定加减锡类散。足见其用药之功底。其次是方药的选用，制丸服法，注重药效，如铁埽丸方解：脘腹痛以致痞结有形，酿为疡患，无非气滞血凝，治之活血行气，宣通结滞，已无余义。但病在皮里膜外最多，汤药荡涤，急则徒伤肠胃，不达病所；缓则病重药轻，亦复无济。是方丸以缓治，直达下焦，留连以宣通之，所以投之辄应。作为大丸，欲其久藏而香气不泄，打作小块吞咽，欲其缓缓消化，方能达到肠间，犹有力量以及患所。丸以米饮，取其黏结而不速化，制方之意极精。另外，还反映在退毒敷药、薄贴诸方，执温凉二种，亦已无施不可，简而能赅，是可法也。特别是围毒移毒，移毒使偏，可保骨节不致损害，亦为治疡一法。化腐投毒、收湿止痒，三仙为本，而其制作，功夫独到。

同时，先生还主张中西药，取长补短，择效而用，选择当时有效西药，与中药合用。先生虽自知不中不西，亦中亦西，但以疗效为重，治学严谨，其吸收西药西法，必究其药理，详其用法，明其利弊，执其两端，而用其中，傅世之效法者，不致因盲从而误用偾事。其用西药时，则按中医用语规定主治指征，从中也说明先生善于吸取新知的科学态度。

如锌养油膏下称："治大毒巨腐，脓水甚多，及湿服顽疮，淹久不收等证。"更于方解下详为比较中西两法之优劣。他首先指出："大毒腐化已巨，旧法薄贴，粘力太富，既不能收湿吸脓，而又餐满疮口，闭塞毒气，颇有流弊。甚至遏抑热度，秽臭难闻。西法是膏，其力量不过保护疮口，使不受空气侵袭，免染菌毒，初无化毒化腐效果。治彼之学者，固无不以为恒用之品，而万病一律，太嫌呆板，功效殊不足言。"这是就中西两法之缺点而言。继而又指出："然棉纱棉花，吸收脓水，能令疮口洁净，不生秽气，是其所长，可以补旧法薄贴之未逮。"这是就西法之优点而言。先生全面看问题的思想方法，十分可贵。在取长补短的思想指导下，他说："颐借用其长，以治腐烂数寸之大疡，即以旧法应用化毒化腐，生肌收口末子，量度用之，既能吸尽脓水，使疮口洁净，而复有化毒去腐之能力，庶几互济其美，呈功尤速。"

又如关于碘酒之正确使用方法，先生于方解中详细阐述了它的功过："此西法也。西药家亦以为普通用品，然碘片之力极厉，贮入磁瓶中，如以木塞口，则其木不三五日，即黑腐如泥。如摊于木器上，木器顷刻焦黑，等于炙炭。故浸酒用之，自能深入肌腠，以消坚块。但药性自外而入，几如硝钮性质，频频用之，即令肌肤发腐，而内之坚块如故。所以止能治小小之疖，浅在皮里，方能有效。若肿块稍深，则药力亦不及病所。纵使外皮腐烂，亦不能消其坚肿。恒见有并以治瘰疬痰核，深藏经络之证，则未见其利，止见其弊。是不知药物性质上体会研究者也。"

## （五）笺正《沈氏女科辑要》

先生对于中医妇产科也有着很深的造诣，其绝笔之作《沈氏女科辑要笺正》是先生对《沈氏女科辑要》的笺正，其中凝集了他丰富的辨治妇科疾病的临床经验。1933年冬，先生胃疾复发，仍抱病修改此书，1934年3月，他久病不愈，自知不久于人世，遂自拟挽联："一枝半生，精诚所结，鬼神可通，果然奇悟别开，尽助前贤，补其罅漏；孤灯廿载，意气徒豪，心肝呕尽，从此虚灵不泯，唯冀后起，完续残编。"于本年6月19日（农历初八）与世长辞。

**1. 对《沈氏女科辑要》的评价**

张山雷极其推崇《沈氏女科辑要》，认为前人之女科专书，自陈良甫《大全良方》之后，以王孟英准绳最为丰富，后世大多依此论述，大多专书"陈陈相因，腐气满纸者，以裒集古人空泛议论，绝少切要发明，则通套之词未免隔膜，而搔不着痒处"，惟《沈氏女科辑要》"精当处勘透隐微，切中肯綮，多发前人所未发，实验章章，始觉轩爽豁目""虽仅小小两册，大有取之无尽，用之不竭之妙"。先生"治妇女病即从是书，入手临证以来，获益不少"，由"近来旧刻极不易得"，而"沪上新有石印本在潜斋医药丛书十四处内缮写不精，错落处至不可读"，于是先生重新辑录，并"引申其余义""以示女科之涯，略附以二十余年阅历所得，作为笺注"。先生融入西学，阐发质疑，为之笺疏，用于兰溪中医专门学校的妇科教学，遂于 1922 年成书《沈氏女科辑要笺正》，并收入《三三医书》。全书接沈氏原注，孟英按语，贯彻古训，融汇新知，发前人所未发，反映了近代妇产科发展与演变，对于后世妇产科临床大有裨益！

**2.《沈氏女科辑要笺正》体例**

先生对《沈氏女科辑要》非常推崇，认为这部书"大有取之不尽，用之不竭之妙"，并结合自己运用此书在临床上二十余年的临床经验，融汇西方医学的理念和观点，更改编撰体例，对这部书进行逐条阐述，反复剖析，加入自己的独特的理解，以为笺证之意。全书分为上、中、下卷。

"沈氏女科辑要笺正卷上"，有月经病（经水、月事不来、辨色及痛、淋漓不断、血崩）；带下病；求子；受胎；辨胎；妊娠病（子痫症、初妊似老、喘、恶阻、子烦、子悬、妊娠经来）。

"沈氏女科辑要笺正卷中"，有妊娠病（子淋、妊娠滞下、妊娠腹痛、妊娠腹内钟鸣、腹内儿哭、养胎、胎动不安、胎死腹中）；妊娠药忌；附英医合信氏《全体新论》诸说；临产（产脉、胞衣不下）；产后病（产后喜笑不休、恶露过多不止、恶露不来、九窍出血、黑气鼻衄、眩晕昏冒、发狂谵语、不能语、声哑、呃逆、喘、发热、乍寒乍热、头汗、泄泻、产后滞下、便秘、头痛、腰痛、遍身疼痛、浮肿、咳嗽、口眼㖞斜、腰背反张、小便不通、尿血等）。

"沈氏女科辑要笺正卷下"，有产后病（产后玉门不闭、玉门肿胀㿗痛、阴脱、子宫下坠、产户下物、水道下肉线）；乳证（乳汁不通、回乳、乳头碎裂、吹乳、乳痈红肿方发、乳痈已成、乳岩）；妇科杂病（热入血室、咽哽、脏燥、阴寒、阴吹、阴痒、阴挺）、女科书大略、补养、诸方（治肾虚腰痛、祛寒、祛风、化痰、理气、理血、外科、胎产、安胎方）。

全书对女性经、带、胎、产的生理和病理，尤其是女科诸病的辨证施治作了较全面而系统的阐述。王氏按语每多画龙点睛之处，可补沈氏之不足，其附以合信氏《全体新论》之泰西胎孕诸说，亦可见王氏吸纳西学之主张。先生对其进行笺证，既有肯定之处，亦有不同看法，从中可窥见先生之中西汇通之理念，但又不拘泥于用西学之生理解剖死板硬套到中医学术之中，积极推崇中医理论体系的博大精深！

### 3. 辨治月经病临证经验

（1）寻因辨证，注重理气

先生辨治月经病，注重寻因辨证。先生认为妇女容易情绪郁怒，是"气结之真源"，赞同孟英之"调经必先理气"，不必摒除香燥滋腻之品，加以气药，防止滋腻不利。

（2）月经先后期，辨别寒热，注重经色

先生指出，月经病多为先期有火，后期火衰，如虚不能摄，则虽无火，亦必先期；或血液渐枯，则虽有火，亦必后期。在治疗方药上，认为：六味之丹、芩、泽泻，渗泄伤阴，非滋养之正品；对不及期而经多，认为是肝气疏泄无度，固涩注犹虞不及。若再以柴胡疏肝，为害奚若。对绵延不绝者，指出更必大封大补。所谓补中汤者，即是东垣益气之类、肝肾阴虚于下，而欲升提以拔其根株，则必反致危殆。过期纵是火衰，六味之丹、泽何用？温经之药，又岂可独恃一艾叶；脉迟，色淡，亦岂专恃一肉桂。

经色淡者，前人多认为属于虚寒、而先生认为是属气血交亏，指出所以其色不能化赤，是虚字为重，寒字为轻，但宜益阴养血，而少加温和之药以流通之、化育之。若但知其寒而忘其为虚，刚燥温辛，益耗其血，则其虚愈甚，变爻在自意中。批评赵养葵所说淡自无火，是只知其一，不知其二。并从沈翘寸、王孟英二氏在书中所列二个经色淡白的病例进行分析，指出两案皆是虚证，一以肉桂而难作，一以清养而即安，借以指出前人之不足，启迪后学诊治的思路。它如经水色黄，为湿热之征，宜清理，结合舌脉可辨证。

（3）痛经辨治，须探前后

经前腹痛为肝气不疏，治以疏肝行气为主，但选血中气药，如香附、乌药、玄胡之类，不可专恃辛温香燥耳。痛在经前，为气滞亦血滞，以香附、青皮与桃仁并用，行血中之滞，清肝木之横，则玄胡、金铃尤为捷验。经期阵痛，须脉证互参，血热气实或虚寒者。阴血虚而月事不至，无少腹胀痛等证，不可误攻，即使有腹胀腹痛，肝络不疏，宜滋养肝肾，兼以宣络。

（4）月事不来，血虚、积冷、结气三因辨治

先生对月事不来之证，认为《金匮》所列：血虚、积冷、结气三者，是本证之三大纲。前二者皆血滞不行，宜通，冷者温经行血，金匮归芎胶艾汤主之，《千金》中也有很多温辛逐瘀之法，而非肉桂一味。至于瘀通之后，又必养荣调之，是为善后最不可少之法。若气结者，宜逍遥散，香附、乌药等宣通气分，玄胡乃血中气药，合用则万全无弊。如虚而无血可行，则补水、补火、补中气乃是要诀，补水用一贯煎，补火用地黄饮子，补中用归脾汤。如无少腹胀满等证，必不可妄用攻破，希图速效。误攻则崩漏之祸作矣，指出即或有腹胀腹痛之证，亦是血少而肝络不疏，宜滋养肝肾真阴，兼之宣络以疏达气滞，方是正本清源之治。但人之体质各不相同，还需斟酌。

（5）崩漏多虚阳妄动，治以潜摄

先生在《笺正》中指出：崩症多因气火横逆，下扰冲任，以致关闸不守，漏泄无恒，理气洵为要图。其有火者，诚宜清而固之。然即使是火，亦是虚火，非实热可比，纵当清热，只有地榆、紫草、柏叶、柏皮、栀子、丹皮之类，择其一二。宜于芩、连者，已不多见，本无纯用寒凉之理。况失血之后，阳气亦馁，更无频服寒凉之法，气火之所以动者，原为肝肾阴虚，阴气既虚，则无自主之权，而孤阳乘之，所以失其常规，而暴崩直注。且肝气善于疏泄，阴虚者水不涵木，肝阳不藏，疏泄太过，此崩中一证，所以多虚阳妄动也。并指出此证为：固摄无权，非大封大固，而清理血分之热，亦无以制其阳，必以介类潜阳，收摄横逆龙相之火，因血之所以妄行，全是雷龙相火，疏泄无度，惟介类有情，能吸纳肝肾

泛滥之阳，安其窟宅，正本清源，不治血而血自止。龙齿、牡蛎、旱莲、女贞、紫草、地榆之属必须相辅而行，始有捷效。对于大崩而后腹痛，血既脱而气愈乱，固不比乍崩腹痛，血色紫癜，成块成片者，当用导滞消瘀之法，至于离经之血，一时未即下脱，即成紫色，其说甚是，亦不可执定紫为瘀血，必投攻破。盖所失既多，断无不以固摄为急之理，若复见痛即破，见紫即攻，虚者益虚，落阱下石，为祸益烈。但紫血之虚寒症，毕竟不多，芍、归加姜、附，决非必能止崩之法，是当以脉症参之，不可执一而论。惟脱血既多者，必以补脾养胃，峻滋肝肾真阴，而合封固摄纳为治，庶可无投不利。腹痛者，固当运气和肝，如香附、乌药、川芎、玄胡索之属，必不可少；即无痛者，参、术、归、芪、阿胶、杞、地等，气血双补方中，亦必加香、砂、青、陈一二味，方能补而不滞，否则失之呆笨，非徒无效，且有中满凝化之弊。

另如经行泄泻，先生认为多因脾阳不振，宜加干葛少许，以升清气，还需注意肝木侮土。带下多为湿热及相火不藏，临经带下，是因下元失于固摄，阳虚下陷，治宜摄肝肾，举清阳。

### 三、对中医教育事业的贡献

民国时期，教育模式迅速转变，院校式教育逐渐取代传统的师徒授受和世袭家传方式，成为中医药教育的主流。先生与先贤朱阆仙创办了全国最早的中医学校—黄墙中医学校，改变了当时人自为师，家自为政，固步自封的教学方式。1920年夏，由上海神州学校介绍，先生受聘于浙江兰溪中医专门学校，担任教务主任15年。在中医教育教学中，先生扶持国学，造就真才，受业学生遍江、浙、皖、赣、沪等地；先生学有渊源，根深底厚，融训诂、校勘、文、史、哲理、医理、临证于一体；先生精选教材，逐条笺正，先后完成各种教材及著作200余种，计25万字；先生对于临床学科，注重实践，各类《笺正》记载了先生许多治验。总之，先生潜心教育，矢志不渝，是一位成功的中医教育家，其教学过程始终遵循"博学之，审问之，慎思之，笃行之"的教学思想，是当代教育工作者的楷模，以培养出新一代的中医人才而盛称于世。

综上所述，先生治学注重医经的研讨，根基扎实，且熟谙本草，对脉诊颇多发挥，临证擅长中风、痎症的诊治，对《沈氏女科辑要》加以笺正，阐发辨治妇科体会，在理论和实践上均有重大建树，并对中医教育事业做出巨大贡献。当然，由于时代和条件的限制，先生在学术上也有偏执之处，特别是对叶天士、汪切庵等医家的学术观点，持有门户之见，对此我们应该有所分析，客观地予以评价。总之，先生的学术成就巨大，在振兴中医药的今天，应对其学术思想和经验加以整理和研究，使之发扬光大，更好地为人民保健事业服务。

# 附录二　本书中药异名对照表

胡大海——胖大海

大力子——牛蒡子

川古勇——黄连

九孔子——路路通

生军、生锦文——生大黄

巨胜子——黑芝麻

杜兜铃——马兜铃

玄武版——龟板

家韭子——韭菜子

子术——白术

紫绛——绛香

元地——生地

茅术——茅苍术

# 附录三　主要参考文献

[1] 张山雷（著），刘丽莎（点校）. 张山雷医话医案［M］. 天津：天津科学技术
　　出版社，2010.

[2] 董利利，李绍林，王春峰，等. 张山雷《本草正义》之学术思想述要［J］. 世
　　界中西医结合杂志，2014，9（6）：573－575.

[3] 孟君，张大庆. 近代名医张山雷与《沈氏女科辑要笺正》［J］. 新中医，2016，
　　48（2）：228－230.

[4] 程志清，郑红斌.《脉学正义》的学术特点与成就［J］. 浙江中医学院学报，
　　1991，15（2）：34－35.

[5] 王峰. 张山雷释《难经》三焦概念［J］. 浙江中医药大学学报，2012，36（11）：
　　1161－1164.

[6] 魏治平. 试论张山雷先生的疡科学术经验——重温《疡科纲要》［J］. 湖北中
　　医杂志，1980（5）：37－40.

[7] 安国文. 张山雷《中风斠诠》学术思想研究［D］. 新疆医科大学，2013.

　　※本文引用《伤寒论》原文未标明出处者，均引自《伤寒论讲义》，梅国强主
编，人民卫生出版社，2003年1月1日，第1版，条文顺序亦按照此本教材；引
用《金匮要略》原文未标明出处者，均引自《金匮要略》，张家礼主编，中国中医
药出版社，2004年9月1日，第1版，条文顺序亦按照此本教材。